JN419116

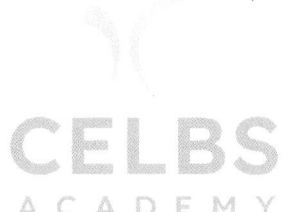

유영열

저자 유영열 (물리치료전공 이학박사)은 물리치료 분야에서 오랜 임상 경험과 학문적 전문성을 쌓아온 재활 전문가이자 교육자입니다. 현재 인천더드림병원 물리치료 실장을 역임하며, 첼브스 운동 아카데미 대표 디렉터이자 대한치료과학회 회장으로 활동하고, 현장에서의 풍부한 치료 경험과 학문적 성과를 바탕으로 환자와 치료사 모두에게 실질적인 도움을 주는 교육과 연구를 이어가고 있습니다.

세종병원, 러스크 기념병원, 브론코 기념병원 등 국내 주요 의료기관에서 치료 주임과 실장, 부장을 역임하며 다양한 신경계 손상 환자 및 외상·척추·관절 환자의 재활을 이끌어왔습니다. 또한 한국 보바스협회 학술이사, 대한노인물리치료학회 교육연수 이사로 활동하며 학문적 발전에도 기여했습니다. 그의 전문성은 국제적으로도 인정받아 2018년부터 3년 연속 세계 3대 인명사전인 *마르퀴즈 후즈후(Marquis Who's Who)*에 등재되었으며, 독일 SLK 병원에서 노인재활 실습을 진행하는 등 글로벌한 활동 영역을 넓혀왔습니다.

교육자로서도 활발히 활동하여 신구대학교, 을지대학교, 대원대학교, 한림대학교 등 여러 대학에서 물리치료학과와 재활치료학과 강의를 맡으며 후학 양성에 힘써왔습니다. 주요 강의 과목은 신경과학, 임상 운동학, 운동 치료학, 운동 조절론 등으로, 이론과 임상을 아우르는 통찰을 바탕으로 학생들과 현장 치료사들에게 깊이 있는 지식을 전달해왔습니다.

저자는 특히 "근거 기반 재활(Evidence-Based Rehabilitation)"을 강조하며, 뇌졸중, 외상, 척추, 관절 질환 환자를 위한 실제적이고 과학적인 치료 접근을 꾸준히 연구·보급해왔습니다. 이번 저서 『외상, 척추, 관절 수술 후 재활 접근 이해하기』는 임상에서 반드시 필요한 원칙과 프로토콜을 집대성한 결과물로, 단순한 이론서가 아닌 환자 곁에서 치료사들이 즉시 활용할 수 있는 든든한 길잡이가 될 것입니다.

외상, 척추, 관절 수술 후
재활 접근 이해하기

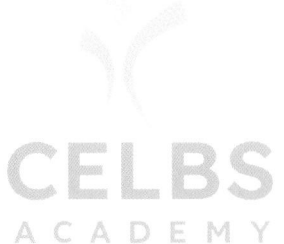

"움직임은 최고의 치료이며,
운동은 가장 강력한 약이다."

"Movement is the best therapy,
and exercise is the most powerful medicine."

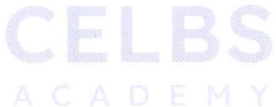

"회복은 기다림이 아니라,
용기 있는 실천이다."

"Recovery is not about waiting,
but about courageous action."

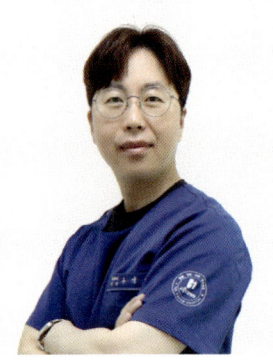

저자

유영열 | 물리치료사 (물리치료전공 이학박사)

• 현 인천더드림병원 물리치료실장
• 현 첼브스 운동아카데미 대표디렉터
• 현 대한치료과학회장
• 현 신구대학교 물리치료과 외강교수
• 전 한림대학교 대학원 재활치료학과 겸임교수
• 전 한림성심대학교 물리치료학과 겸임교수
• 전 대원대학교 물리치료학과 겸임교수
• 전 을지대학교 물리치료학과 외강교수

외상과 척추, 관절 질환 환자를 치료하다 보면, 통증을 단순히 줄이는 것만으로는 충분하지 않다는 걸 절실히 느끼게 됩니다. 환자들은 다시 빠른 시간내에 일상생활로 돌아가기를 원하고, 우리는 그 과정에서 끝까지 함께하는 동반자가 됩니다.

하지만 현장에서 환자를 마주할 때마다, 교과서적인 지식만으로는 설명되지 않는 수많은 상황을 경험하게 됩니다. 이 책은 바로 그런 고민에서 출발했습니다. 임상에서 꼭 필요한 재활 접근에서 프로토콜에 기반하고 근거 중심의 치료를 할 수 있어야 하는 부분을 강조하면서, 물리치료사들이 환자 앞에서 한 걸음 더 자신 있게 나아갈 수 있도록 돕고 싶었습니다.

특히 외상 및 척추, 관절 질환 환자에게 적용할 수 있는 통증 기전 이해, 그리고 기능 회복을 위한 구체적인 치료 단계 접근까지 현장에서 필수적으로 꼭 이해하여야 하는 내용을 정리했습니다. 이 책이 단순한 이론서가 아니라, 환자 곁에서 땀 흘리는 물리치료사들의 든든한 가이드가 되기를 바랍니다.

원고를 준비하면서 함께 고민해 주시고 격려해 주신 인천 더드림 병원 물리치료실, 도수치료실 선생님들에게 깊은 감사를 드리며, 그리고 무엇보다 꼼꼼히 내용을 검토를 해주신 감수자 인천더드림병원 김충규 병원장님께 진심으로 감사드립니다.

무엇보다도 치료 과정속에서 늘 저에게 배움과 성찰을 주었던 수많은 인천더드림병원 내원 환자분님들에게 고개 숙여 깊이 감사드립니다.

2025년 10월

유 영 열 | 물리치료전공 이학박사

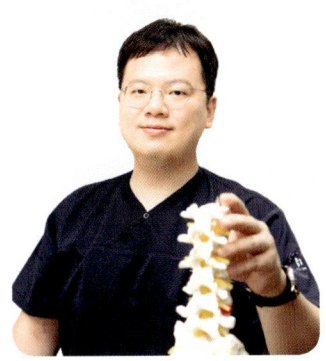

감수자

김충규 | 인천더드림병원장

- 정형외과 의학박사
- 강동경희대학교병원 정형외과
- 외래교수 및 협력의
- 강동경희대학교병원 척추 전임의
- BESS(2채널 척추내시경 수술) 연수
- 대한정형외과학회 정회원
- 대한척추외과학회 정회원
- 대한골절학회 정회원
- 대한골대사학회 정회원
- 대한의사협회-NAVER 지식iN 의료상담 우수답변의사
- AO spine member
- AO trauma member
- APSS(Asia-Pacific Spine Society) 2017 Best clinical research award 수상

　외상 및 척추, 관절질환은 임상에서 물리치료사들이 가장 자주 마주하는 문제 중 하나입니다. 하지만 그만큼 다양한 손상 기전과 복합적인 증상으로 인해 치료 방향을 설정하는 데 어려움이 따릅니다. 본서는 이러한 임상적 요구를 충실히 반영하고자 한 결과물입니다.

　저자는 풍부한 임상 경험과 재활적 사고를 바탕으로, 환자의 평가에서부터 치료적 접근, 각 단계의 프로토콜 적용까지 일련의 과정을 체계적으로 정리했습니다.

　특히 외상 후 초기 관리에서부터 만성기 환자의 기능 회복 단계까지 아우르는 내용은 치료사들이 환자 치료 과정 전체를 조망하고 계획하는 데 실질적인 도움이 될 것입니다.

　또한 이 책은 단순히 이론을 나열하는 데 그치지 않고, 현장에서 바로 적용할 수 있는 실질적인 가이드를 제시합니다. 환자의 상태에 따른 치료 단계의 기준이 명확히 제시되어 있어, 임상가들에게 유용한 길잡이가 될 것입니다.

　감수자로서 원고를 검토하면서 저자 특유의 성실한 임상적 시각과 환자 중심적인 접근에 깊은 인상을 받았습니다. 이 책이 많은 물리치료사와 재활 전문가들에게 신뢰할 만한 지침서로 활용되기를 기대합니다.

　김충규 | 정형외과 의학박사, 인천더드림병원장

목 차

외상·척추·관절 수술 후 재활 접근 이해하기

1

외상·척추·관절 환자 재활을 위한
물렁조직 손상과 회복 이해하기

안녕하십니까. 지금부터는 우리 몸의 **물렁조직(연부조직, soft tissue) 손상**과 **손상 이후의 회복** 과정, 그리고 **회복 이후 관리**는 어떻게 이루어져야 하는지에 대해 함께 이야기해 보도록 하겠습니다. 자, 물렁조직이라고 하면요, 우리가 흔히 연부조직(soft tissue)이라고도 부르죠. 이 물렁조직을 통틀어서 soft tissue injury, 즉 물렁조직 손상이라고 할 수 있고, 이후 회복(recovery) 과정과 전반적인 관리(management)까지의 과정을 살펴보는 것이 이번 강의의 주요 내용입니다. 그리고 이 내용에서는 특히, 각각의 손상에 대한 용어 정의를 간단하게 짚고 넘어가겠습니다. 용어를 정확히 이해하는 것이 임상적 사고의 기초가 되니까요. 근골격계 물렁조직(musculoskeletal soft tissue)의 손상을 정확히 확인하는 것이 가장 첫 단계입니다.

어느 부위에, 어떤 방식으로 손상이 발생했는지를 확인하는 게 기본이죠. 이런 확인은 객관적인 소견(objective findings)을 기반으로 해야 합니다. 즉, 처음 일차적 확인은 의료진에 의해 이루어지고, 이때는 객관적인 평가 소견과 함께 주관적인 증상(subjective symptoms)까지 종합적으로 판단하여, 손상이 어느 부위인지, 손상의 범위가 어느 정도인지, 손상의 정도(severity)는 어떤지 이런 부분들을 확인하게 됩니다. 손상 이후 치료 접근이 확인되면, 그다음 단계는 각 손상의 특성에 맞는 치료 중재(intervention)를 선택하는 것입니다. 이 중재는 다양한 방법이 있을 수 있습니다. 예를 들어 약물치료(pharmacological intervention)를 할 수도 있고, 보존적 요법(conservative management)을 적용할 수도 있으며, 경우에 따라 수술적 처치(surgical approach)가 필요할 수도 있겠죠. 여기서 중요한 건 뭘까요? 바로, 근거에 기반(evidence-based clinical)한 임상 접근입니다. 즉, 단순히 "이 환자는 이랬으니까, 이런 치료를 하자" 식의 감각적인 대응이 아니라, 경험이 뒷받

침되더라도 **반드시 과학적 근거(evidence)가 있고, 그 효과성이 입증된 접근을 선택**해야 한다는 점입니다. 손상은 무조건 확인부터 시작입니다. 그리고 나면 그 손상에 맞는 적절한 치료적 중재(therapy intervention)를 시행해야 하고, 이때 반드시 필요한 것이 근거 중심 사고입니다.

자, 그러면 이제 손상 부위를 어떻게 평가할 수 있는지 알아봐야겠죠. 이런 손상 부위를 평가하려면, 기본적인 해부학적 구조(anatomical structure)를 먼저 이해하고, 그다음에는 손상 이후의 회복 단계(recovery phase)를 파악해야 합니다. 즉, 지금 이 환자가 회복 과정의 어느 시점에 와 있는지, 그 단계별 특징을 알아야 정확한 평가와 중재가 가능한 거죠.

자, 그래서 **손상 관련 용어들을 먼저 정리**해보겠습니다.

우리가 흔히 말하는 **염좌(sprain)** 있죠. 일반적으로 삐었다라고 표현할 때, 그게 바로 염좌입니다. 그리고 자주 혼동하는 **좌상(strain)**도 있습니다. 현장에서 보면 염좌(sprain)와 좌상(strain)을 비슷하게 쓰는 경우가 많은데요, 기본적으로 구분해볼 필요가 있습니다. 염좌는 주로 인대(ligament) 손상을 말할 때 사용합니다. 예를 들어, 발목 앞목말종아리인대(앞쪽 전거비 인대, anterior talofibular ligament) 손상 같은 게 대표적이죠(그림 1). 이런 인대 손상은 일반적으로 손상 정도 (severity)에 따라 3단계로 나뉘게 됩니다(그림 2). 1도 손상은 인대의 약 20% 이하가 손상된 경우로 주로 보존적 치료(conservative management)로 접근합니다. 2도 손상은 20~40% 정도 손상으로 보조기 착용이나 손상의 범위에 따라 다른 중재가 필요합니다. 3도 손상은 50% 이상 손상으로 수술적 치료(surgical intervention)가 필요한 경우도 많습니다. 요약하자면, 염좌(sprain)는 인대 손상이고, 그 손상의 정도에 따라 치료 방법이 달라진다는 점, 꼭 기억해 주세요.

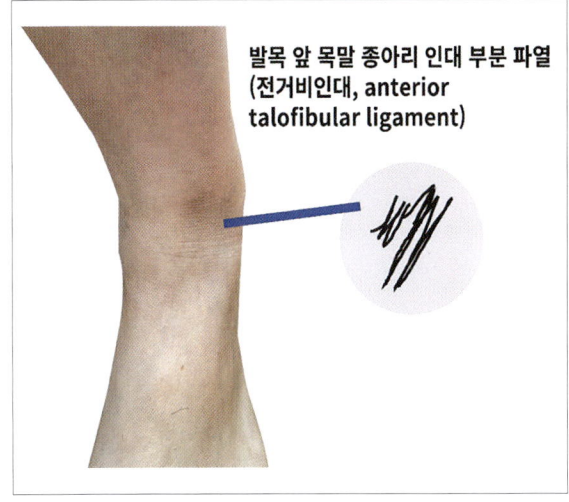

(그림 1) 발목 앞목말 종아리 인대(앞쪽 전거비 인대, anterior talofibular ligament) 손상 부위 예시.

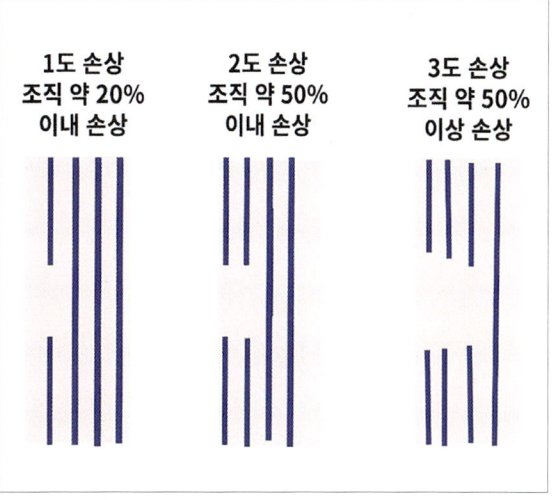

(그림 2) 인대 손상은 일반적으로 손상 정도에 따라 1도 손상, 2도 손상, 3도 손상의 3단계로 나누어집니다.

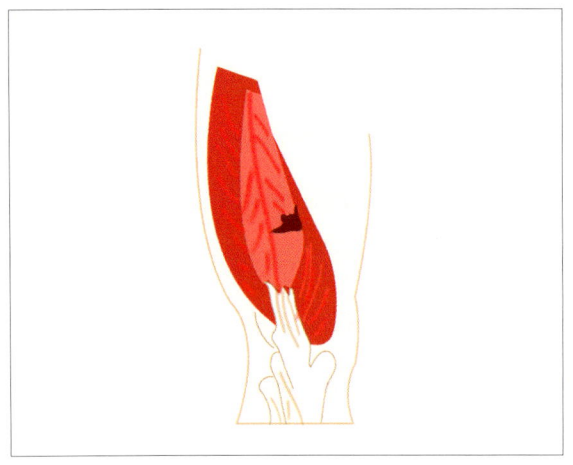

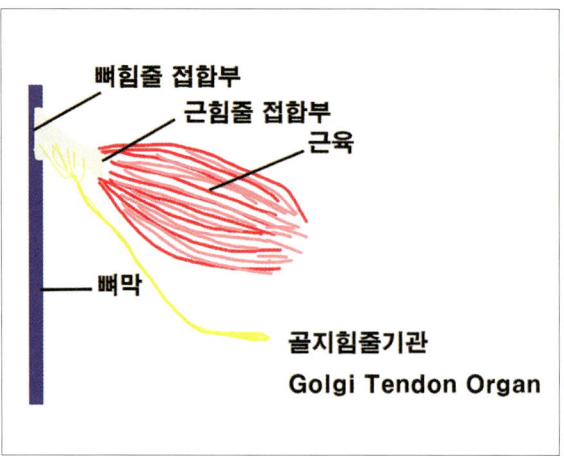

(그림 3) 근육좌상(muscle strain)을 보여주는 그림. 근육섬유 손상을 일으킨다.

(그림 4) 뼈막, 뼈힘줄 접합부, 근힘줄접합부, 근육, 골지힘줄기관을 나타내는 주변 부위를 보여주는 그림.

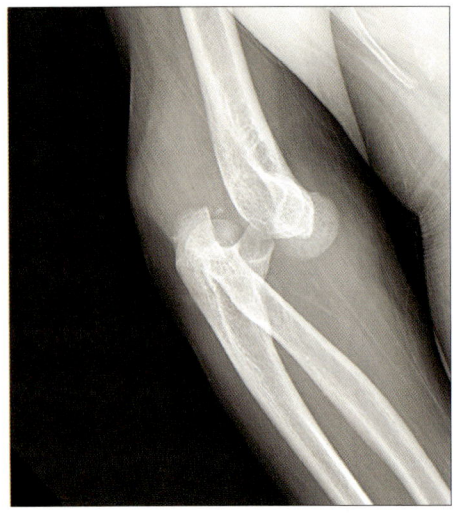

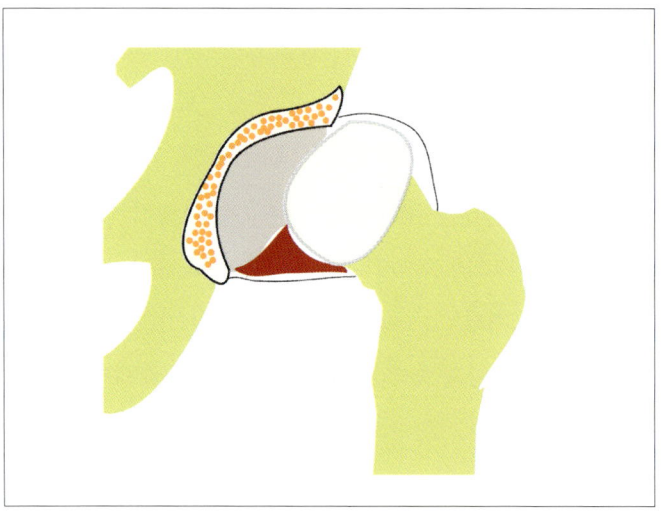

(그림 5) 팔꿈치 탈구를 보여주는 X-ray 사진.

(그림 6) 엉덩관절 부위 아탈구 현상을 보여주는 사진.

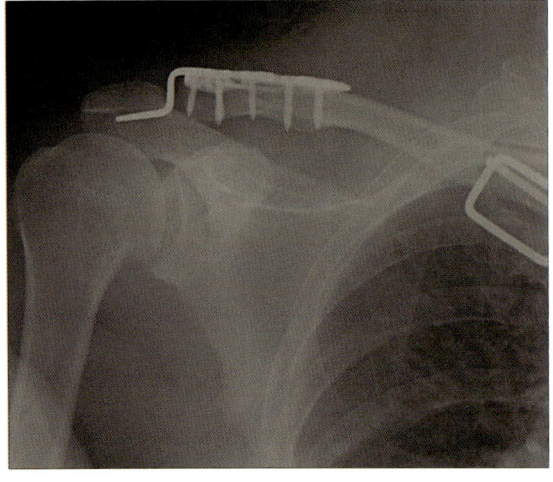

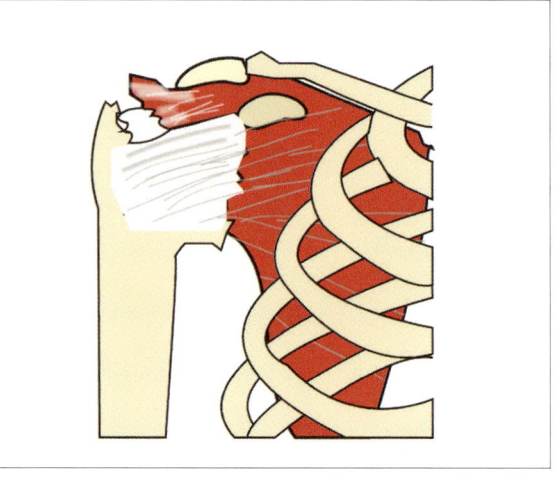

(그림 7) 빗장 관절 부위 손상으로 갈고리형 플레이트(hook plate) 내부 고정술을 시행한 X-ray 사진.

(그림 8) 어깨 가시위근 파열(rupture)을 보여주는 그림.

반면에 좌상(strain)(그림 3)은 주로 근육(muscle)이나 힘줄(tendon), 특히 그 연결 부위, 즉 근육힘줄 접합부(musculotendinous junction)(그림 4)에 생기는 손상을 말합니다. 다시 말해, 좌상(strain)은 근육(muscle) 힘줄(tendon) 또는 그 부착 부위에 생기는 손상입니다. 염좌보다 손상 정도는 덜한 경우도 있지만, 운동 중 반복적인 과부하로 자주 발생하기 때문에 잘 구분해서 봐야 합니다.

자, 그다음으로 중요한 손상이 **탈구(dislocation)**(그림 5)입니다. 탈구란, 관절을 이루는 뼈들이 제 위치에서 이탈(displacement)된 상태를 말합니다. 이로 인해 관절 주변 조직(periarticular tissue)이 손상되고, 염증(inflammation)이나 통증(pain), 근육경련(muscle spasm) 같은 증상이 나타날 수 있습니다. 관절은 보통 두 개 이상의 뼈가 만나 이루어지며, 그 관절을 안정화시키는 주요 구조물이 바로 인대(ligament)입니다. 그런데 외부 충격 등으로 인해 이 뼈와 뼈의 연속성이 깨지면, 그게 바로 탈구(dislocation)죠. 두 뼈의 접촉면이 완전히 빠진 상태를 탈구(dislocation), 일부 접촉면이 남아 있는 상태를 아탈구(subluxation)(그림 6)라고 합니다. 탈구된 관절은 정복(reduction), 즉 제 위치로 다시 맞추는 과정이 필요하고, 이후에도 인대가 손상되어 관절의 안정성(joint stability)이 떨어질 수 있습니다. 이럴 경우에는 보강 수술, 보조기 고정 또는 장기간의 안정화 기간이 필요할 수 있습니다. 예를 들어 탈구의 가장 흔한 예가 바로 어깨 관절 탈구입니다. 넘어지면서 손을 짚거나 바닥에 어깨가 부딪히면 봉우리 빗장 관절(acroclavicular joint, AC joint) 또는 어깨 관절(glenohumeral joint, GH joint)에서 탈구가 자주 발생하죠. AC 관절에서는 갈고리형 플레이트(hook plate)(그림 7)로 고정하는 경우도 많고, GH 관절에서는 완전한 탈구보다는 아탈구(subluxation)가 더 흔히 발생합니다. 또한, 발목의 목말밑 관절(subtalar joint) 역시 외부 충격으로 탈구될 수 있고, 이런 손상도 주로 불안정성, 관절면 손상, 물렁조직 손상을 동반하게 됩니다.

이런 탈구와 아탈구는 주변 조직에 2차 외상(secondary trauma)을 유발할 수 있기 때문에 주의해야 합니다. 여기서 말하는 주변 관절 조직(periarticular tissue)에는 신경(neural structure), 혈관(vessel), 근육(muscle), 관절 주머니(joint capsule) 등이 포함됩니다. 따라서 단순히 탈구, 아탈구만 문제가 아니라, 그로 인해 발생할 수 있는 염증, 근경련, 2차 손상 등을 반드시 함께 평가하고 관리해주어야 합니다.

자, 이번에는 근육이나 힘줄의 파열(rupture) 또는 열상(tearing)에 대해 말씀드릴게요. 이런 손상은 흔히 우리가 찢어졌다라고 표현하는데, 의학적으로는 근육 파열(muscle rupture), 힘줄 파열(tendon rupture)이라고 부릅니다. 예를 들어, 돌림근띠(rotator cuff) 중에서도 특히 가시위근(supraspinatus, SSP)의 파열(그림 8)은 많이 발생하죠. 그래서 SSP rupture라는 표현, 자주 들어보셨을 겁니다. 이 부위가 찢어지게 되면 어떤 문제가 생기냐면, 팔을 들어올릴 때 심한 통증이 발생하거나 염증반응(inflammation)이 나타날 수 있습니다. 또한 파열은 부분 파열(partial rupture)

일 수도 있고, 완전 파열(full-thickness rupture)일 수도 있어요. 예를 들어, 완전 파열이 되면 근육이나 힘줄의 수축(contraction)이나 신장(stretching) 시에도 통증이 없을 수 있습니다. 왜냐하면 이미 조직이 끊어져 있으니까 움직여도 자극이 안 가기 때문이죠. 하지만 기능적으로는 움직임 제한(limited ROM)이나 근력 저하가 분명히 나타납니다. 예를 들어 돌림근띠(rotator cuff) 파열 손상 중에서 대표적인 예가 SSP rupture, 즉 가시위근 파열인데요, 이럴 때 우리가 흔히 사용하는 테스트가 빈 깡통 검사(empty can test)(그림 9)입니다. 팔을 들어서 엄지를 아래로 향하게 한 뒤, 위쪽으로 저항을 줄 때 통증이 유발되면 가시위근 손상을 의심할 수 있어요. 또 하나는 니어 검사(neer's test)와 같이 충돌 증후군(impingement syndrome) 여부를 확인하는 검사입니다. 이런 충돌은 봉우리밑 공간(subacromial space)에 힘줄이 끼이면서 통증을 유발하게 되죠. 이런 반복된 충돌은 결국 힘줄의 파열을 악화시키는 요인이 됩니다. 재파열의 경우 한 번 수술로 잘 치료하고 회복을 했더라도, 근육과 힘줄이 약해진 상태에서 다시 움직이다 보면 재파열(re-rupture)이 생길 수도 있어요. 이때도 마찬가지로, 환자가 크게 아프진 않은데 팔이 안 올라가요라고 말하는 경우가 있습니다. 이건 통증보다는 기능 저하가 먼저 나타나는 경우죠.

다른 부위를 예로 들면 아킬레스건(achilles tendon) 파열도 자주 발생합니다. 특히 점프하거나 갑작스럽게 방향을 전환할 때, 종아리 근육이 급하게 수축하면서 힘줄이 파열되는 거죠. 힘줄-근육 연결 부위(musculotendinous junction)는 파열이 자주 발생하는 부위입니다.

지금부터는 힘줄에 염증이 생기는 경우, 즉 **힘줄염(tendinitis)**에 대해 알아볼게요. 이건 반복적인 미세 손상(microtrauma)이 누적되면서 생기는 경우가 많습니다. 대표적으로 어깨 전면부에 있는 긴위팔두갈래근(long head of biceps)이죠. 이 부위에 염증이 생기면, 팔꿈치를 굽혔을 때 또는 팔을 위로 들었을 때 어깨 전면부에 통증이 유발됩니다. 이때 두갈래근고랑(bicipital groove)을 촉진(그림 10)해서 확인할 수 있습니다. 통증이 있는 경우에는 흉터 조직(scar tissue) 또는 칼슘 침착(calcium deposit)이 같이 관찰되기도 하죠.

힘줄집염(tenosynovitis)은 힘줄뿐 아니라, 힘줄을 싸고 있는 힘줄집(tendon sheath)이나 윤활막(synovial membrane)에 염증이 생기면 힘줄집염이라고 합니다. 힘줄 자체의 염증은 힘줄염(tendinitis)(그림 11), 힘줄집의 염증은 힘줄윤활막염(tenosynovitis), 힘줄 안쪽 윤활막의 염증은 윤활막염(Synovitis)으로 불리우지만 세 가지 모두 완전히 구분해서 진단하기는 어려운 경우가 많다고 합니다. 하지만 이 주변 구조 전체(peritendinous region)에 염증이 발생해 통증, 압통, 기능 제한 등의 증상을 유발할 수 있다는 점은 꼭 기억해 주셔야 합니다.

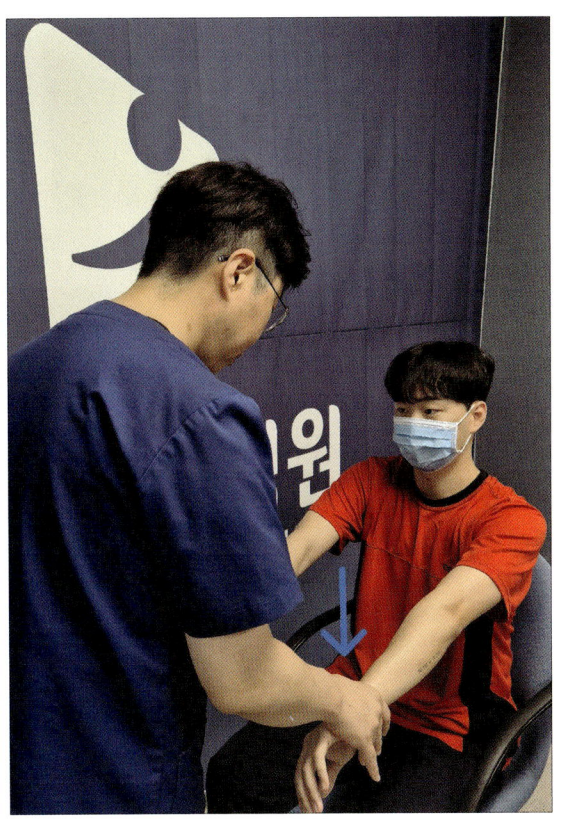

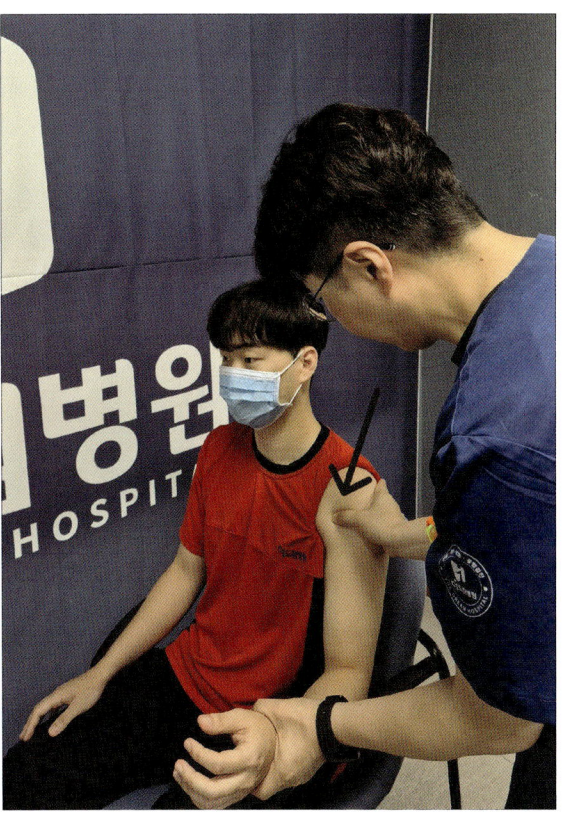

(그림 9) 어깨충돌증후군 임상 검사를 위한 빈깡통검사(empty can test)를 보여주는 사진.

(그림 10) 어깨 전면부 통증을 유발하는 요소인 두갈래근의 힘줄이 지나가는 위팔뼈 고랑(bicipital groove)을 치료사가 촉진하는 모습.

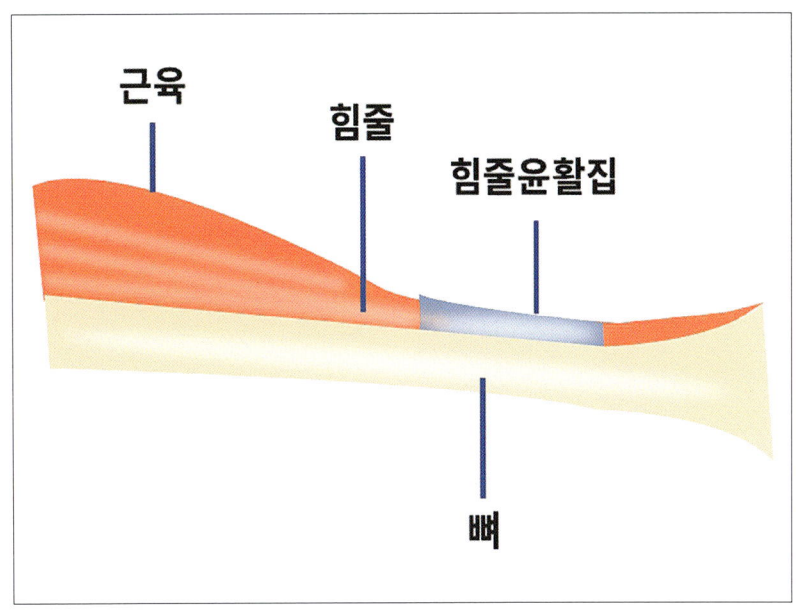

(그림 11) 근육, 힘줄, 힘줄윤활집. 힘줄집이나 윤활막에 염증 발생 시 힘줄집염이라 부른다.

우리가 흔히 말하는 관절에 물이 찼다는 표현 다들 들어보셨죠? 이건 바로 윤활막(synovial membrane)에 염증이 생기면서 윤활액(synovial fluid)이 과도하게 분비되는 상태를 말합니다. **윤활막염(Synovitis)**은 주로 관절 내부에 존재하는 윤활막(synovial membrane)에서 염증반응이 생기고, 그로 인해 활액이 과다 분비되면서 관절 내 압력이 증가하고 통증을 유발하게 됩니다. 자주 보이는 부위는 무릎 관절(knee joint)이죠. 무릎에 물이 찼다라고 표현하는 경우가 많은데, 이건 윤활막염으로 인한 윤활액 과다 분비가 원인일 수 있습니다. 골관절염(osteoarthritis, OA)과의 차이는 연골(cartilage)이 닳아 없어지면서 생기는 퇴행성 질환을 골관절염이라고 하는데 연골의 마모에 의한 통증이 주된 특징이죠. 윤활막염(synovitis)은 연골이 아니라 윤활막 자체에 염증이 생기고 그로 인해 윤활액이 과다하게 분비되고, 윤활막이 두꺼워지는 현상이 나타나게 되는 겁니다. 즉, **골관절염은 기계적 마모와 연골 손상이 주된 문제고, 윤활막염은 염증성 변화와 윤활막 비후(hypertrophy)가 주요 내용**입니다.

다음으로는 **결절종(ganglion cyst)(그림 12)**에 대해 보겠습니다. 결절종은 주로 손목이나 손등 부위에서 잘 발생하죠. 이건 관절주머니(joint capsule)나 힘줄집(tendon sheath)이 풍선처럼 부풀어 오르면서 생기는 일종의 낭종입니다. 원인은 명확하진 않지만, 반복적인 외상(trauma)이나 류마티스 관절염(rheumatoid arthritis)과 같이 관절 내 염증성 질환과 관련되어 발생할 수 있습니다. **촉진해보면 말랑말랑한 혹처럼 느껴지고, 간혹 통증을 유발**하기도 합니다. 이게 바로 우리가 말하는 결절(ganglion)입니다.

그 다음은 **관절혈증(hemarthrosis)(그림 13)**입니다. 말 그대로 관절 내 출혈(bleeding into the joint)이 발생한 상태를 말하죠. 외상이나 수술 이후, 또는 혈우병(hemophilia)과 같은 혈액응고장

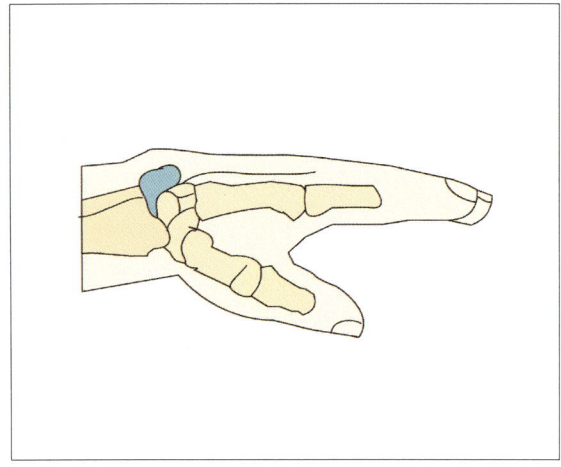

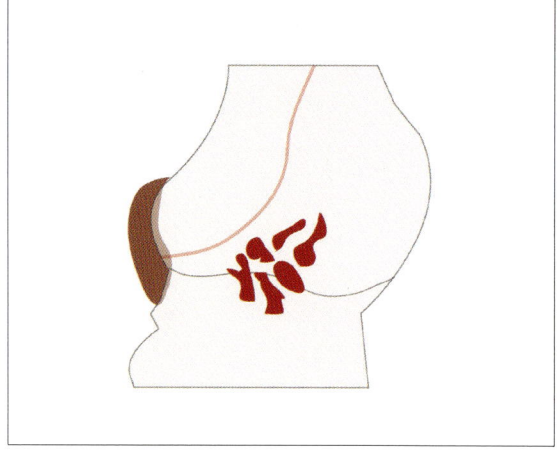

(그림 12) 주로 손목이나 손등 부위에 잘 생기는 결절종 (ganglion cyst) 그림.

(그림 13) 관절 내 출혈, 관절 내 혈종이 형성되었을 때 관절혈증이 발생할 수 있다.

애(coagulation disorder)가 있는 경우 관절 안에 혈종(hematoma)이 형성됩니다. 이런 출혈이 많아지면 **관절 내 압력이 증가**하고 염증반응이 동반되며 **관절 운동이 제한**되고 **심한 통증**이 발생할 수 있습니다.

자, 이번에는 우리가 자주 보게 되는 **점액낭염(bursitis)**에 대해 이야기해 보겠습니다. 우리가 어깨가 아프다거나, 어떤 특정 움직임에서 통증이 생긴다 하면 첫 번째로는 근육 자체 또는 힘줄의 손상(tendon tear)을 생각할 수 있겠죠. 예를 들어, 돌림근띠 파열(rotator cuff rupture) 또는 충돌 증후군(impingement syndrome) 같은 것들이 대표적인데요,그런데 이런 경우 말고도, 그 주변을 둘러싸고 있는 점액낭(bursa)에 염증이 생겨도 똑같이 통증이 생길 수 있습니다. 이게 바로 점액낭염(bursitis)이에요. 점액낭은 인체 곳곳에 존재하면서 **근육과 뼈 사이, 힘줄과 뼈 사이, 피부와 뼈 사이에서 윤활 작용(lubrication)**을 도와주는 구조입니다. 즉, 일종의 기름칠하는 주머니라고 생각하시면 되는데요, 이게 반복적인 마찰(friction)이나 압박(compression), 또는 외상(trauma)으로 인해 염증이 생기면 부풀어 오르고, 통증이 유발되는 겁니다. 어깨 부위의 돌림근띠 부위 점액낭염이 발생하면

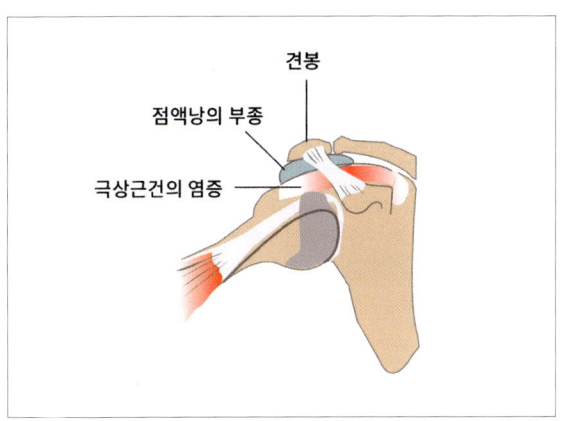

(그림 14) 어깨 부위 통증 발현 시 봉우리밑 점액낭염(subacromial bursitis)이 많은 요소 중 통증 발생 원인일 수도 있다.

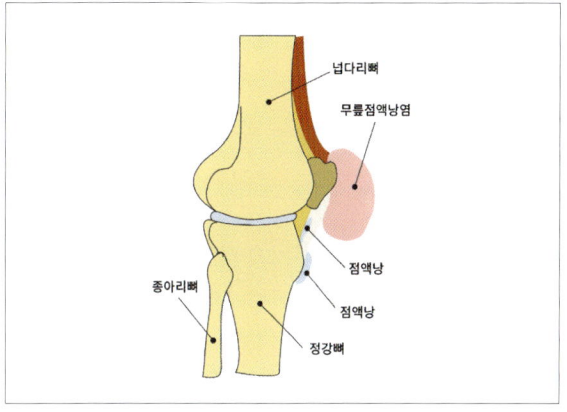

(그림 15) 무릎 앞쪽에서 발생하는 대표적인 무릎 앞 점액낭(prepatellar bursitis)를 보여주는 그림으로 무릎에 지속적인 물리적 마찰시 발생할 수 있다.

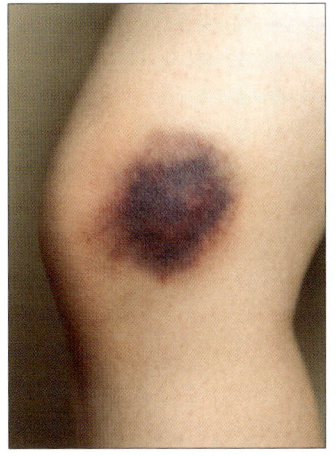

(그림 16) 직접적인 외상으로 피부 아래 모세혈관이 파열되면서 출혈과 부종이 생기는 타박상을 보여주는 사진.

돌림근띠 손상(rotator cuff injury)이나 힘줄염(tendinitis)과 혼동될 수 있습니다. 예를 들어, 봉우리밑 점액낭(subacromial bursa)(그림 14)에 염증이 생기면 팔을 들어 올릴 때마다 돌림근띠와 점액낭이 같이 충돌하게 되죠. 이게 바로 충돌 증후군(impingement)의 핵심 병리 중 하나입니다. 그래서 단순히 힘줄만이 문제가 아니라 점액낭도 함께 염증이 생길 수 있다는 점, 꼭 기억하셔야 합니다.

무릎 앞쪽에도 대표적인 점액낭들이 여러 개 있습니다. 그 중 대표적인 게 바로 무릎 앞 점액낭(prepatellar bursa)(그림 15)입니다. 이 부위는 바닥에 무릎을 대고 반복적으로 앉거나 기는 작업을 많이 하면 지속적인 마찰과 압박으로 인해 점액낭에 염증이 생깁니다. 결국, 무릎 앞쪽이 부풀어 오르면서 통증이 생기는 거죠.

다음으로는 타박상(contusion)(그림 16)에 대해 설명드릴게요. 우리가 흔히 부딪혔다, 멍이 들었다 하는 경우죠. 타박상(contusion)은 직접적인 외상(direct trauma)에 의해 피부 아래 모세혈관이 파열되면서 출혈과 부종이 생기는 것입니다. 초기에는 눈에 잘 띄지 않다가 시간이 지나면 멍 색깔이 붉은(red)색에서 푸른색(blue) 그리고 노란색(yellow)으로 점점 색이 변하며 멍(bruising)이 퍼져 나가게 됩니다. 이런 경우, 출혈(bleeding), 염증반응(inflammation), 부종(swelling)이 동반되며 압통(tenderness)이 나타나는 게 일반적인 경과입니다.

자, 그다음은 과사용 증후군(overuse syndrome)에 대한 내용입니다. 말 그대로 너무 많이 사용하는 거죠. 이쪽 저쪽, 계속 반복해서 사용하게 되는 겁니다. 과사용 증후군은 흔히 누적성 외상(cumulative trauma disorder)이나 반복성 손상(repeated loadinginjury)이란 말과 거의 비슷하게 쓰입니다. 이건 반복적인 부하나 마찰이 지속적으로 가해지면서 생기는 문제예요. 즉, 근육이나 힘줄에 반복적인 스트레스가 쌓이면서 결국 염증(inflammation)이나 통증(pain)을 일으키게 되는 거죠. 그래서 반복적으로 한 동작을 오래 하시는 분들이나, 혹은 무게 중심을 계속 받는 운동, 예를 들어 웨이트 트레이닝(weight training) 같은 걸 무리하게 하는 분들한테 잘 생깁니다. 이렇게 생기는 외상성 통증을 우리가 보통 과사용 증후군이라고 부릅니다. 결국, 핵심은 뭐냐? 염증과 통증을 유발한다. 이거예요. 자, 이런 외상이나 병리로 인한 문제가 있을 때, 우리가 봐야 할 건 물렁조직(soft tissue)의 손상이죠. 근데 이게 생각보다 간단하지는 않습니다. 왜냐하면 일차적인 병리(primary pathology)를 정확히 파악하기가 쉽지 않거든요. 예를 들어, 어깨에 과사용 증후군이 있다고 할 때 이게 단순히 뼈의 문제인지, 아니면 윤활막염(synovitis)인지, 혹은 힘줄염(tendinitis), 힘줄집염(tenosynovitis), 근육힘줄 접합부 병변(musculotendinous junction lesion)인지 이런 걸 정확하게 다 감별하기가 어려운 거예요. 그리고 또, 이런 물렁조직 손상은 회복 과정에서도 제한적인 경우가 많습니다. 즉, 잘 낫지 않거나 중간에 회복이 멈추는 경우도 많죠. 왜냐하면 이 조직들이 원래 가지고 있는 생리학적 특성상 완전한 회복이 어려울 수 있고, 결국 그렇게 되면 이차적인 기능 손실(secondary functional loss)이 생길 가능성이 커지는 겁니다.

임상에서 기능장애가 있다고 말할 때는 단순히 통증뿐만 아니라 근육 단축(muscle shortening), 유착(adhesion), 근력 약화(muscle weakness) 같은 요소들이 복합적으로 작용하고 있다는 뜻이에요. 즉, 외상이나 병리로 인한 손상이 있으면 그에 따른 이차적인 기능 소실이 생길 수 있다는 걸 먼저 인식해야 해요. 그리고, 그 이차적인 문제들이 어떤 것들이 있는지, 왜 이런 문제들이 생기는지, 또 그것들을 해결하기 위한 임상적 접근은 무엇이 있는지를 우리가 함께 고민해야 합니다. 결국 중요한 건 뭐냐면, 손상된 조직에 대한 평가와 관리를 통해 실제 어떤 임상적 문제가 나타나는지를 잘 파악하는 겁니다. 그래서 우리가 문제 목록(problem list)을 잘 정리할 줄 알아야 해요. 이 목록을 만들 때 가장 중요한 건 뭐냐? 객관성(objectivity)이에요. 주관적인 느낌이나 경험이 아니라, 객관적 소견(objective findings)과 임상적 근거(clinical evidence)를 기반으로 판단해야 한다는 겁니다. 물론 가설적인 추론도 필요하죠. 하지만 너무 막연한 가설보다는, 이런 객관적 징후가 있으니 이런 문제가 있다고 구체적이고 근거 있는 판단을 내리는 게 중요합니다. 결론적으로, 임상적 문제는 굉장히 다양하게 나타날 수 있습니다. 그리고 그 다양한 문제들 각각이 왜 생기는지를 우리가 알고 있어야, 그에 맞는 해결 방법을 찾아낼 수 있겠죠.

자, 그래서 결국 기능장애(dysfunction)가 나타나는 겁니다. 여기서 가장 중요한 건 물렁조직(soft tissue)에서 일어나는 변화예요. 대표적으로는 적응성 단축(adaptive shortening)을 들 수 있습니다. 예를 들어서 관절이 굳었다, 근육이 뻣뻣하다, 자기 역할을 제대로 못 한다, 늘어나지 않는다, 스트레칭이 잘 안된다 이런 표현들 많이 하시죠? 이게 다 결국 적응적 단축 때문이에요.

그다음으로는 유착(adhesion)(그림 17)이 발생합니다. 그리고 또 하나 중요한 게 근육 약화(muscle weakness)죠. 이런 요소들이 복합적으로 작용하면서 결국 다양한 기능 문제들이 생기기 시작합니다. 그리고 이때 나타나는 대표적인 문제 중 하나가 바로 우리가 자주 이야기하는 정상적인 관절 가동범위(Range of Motion, ROM)의 소실입니다. 즉, 관절이 정상 범위만큼 움직이지 않는다는 거예요. 그런데 이걸 잘 생각해보면, 단축(shortening)이나 유착, 근육 약화, 관절 가동성 소실 같은 것들이 전부 다 기능장애로 이어지는 주요 원인이 된다는 걸 알 수 있습니다. 그래서 임상에서는 왜 관절가동범위가 정상적으로 안 나오는가를 먼저 따져봐야 해요. 그리고 나서 유착이 있는지, 근육이 약한지, 이런 걸 하나하나 추론해 나가는 거죠. 즉, 단순히 움직임이 제한된다고 보기보다는, 그 안에 숨어 있는 기능 장애의 원인들을 꼼꼼히 찾아가는 과정이 굉장히 중요하다고 보시면 됩니다.

말씀드렸던 것처럼, 기능장애의 대표적인 예 중 하나는 관절 가동범위(Range of Motion, ROM)의 제한이죠. 특히 윤활관절(synovial joint) 같은 경우에는 정상적인 관절 움직임에서 꼭 필요한 관절 놀이(joint play)가 일어나야 하는데요, 이 관절 놀이가 소실되는 경우가 많습니다. 윤활관

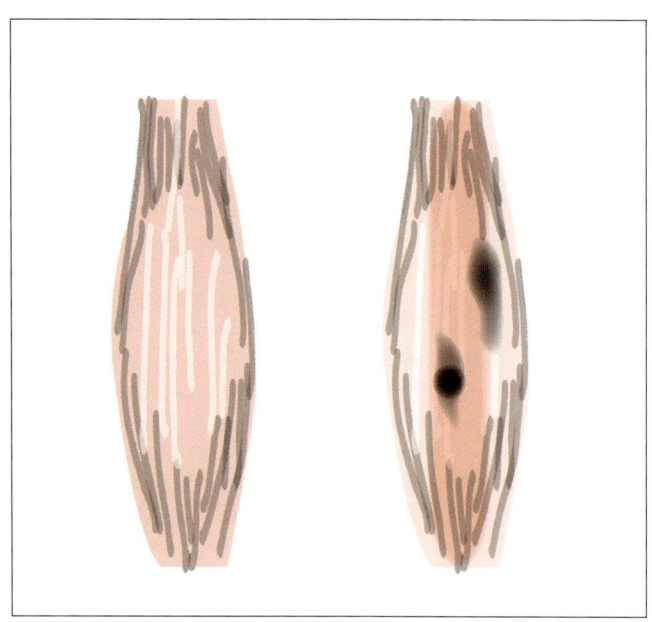

(그림 17) 근육 조직 내에 손상 이후 회복 과정에서 콜라겐의 비정상적 과잉 생산으로 신장성에 제한이 생기게 되는 유착(adhesion)을 보여주는 그림.

절, 즉 가동관절(movable joint)의 특징은 관절 내에 윤활막(synovial membrane)이 있어서 자유로운 움직임과 활주(gliding)가 가능해야 하는데, 이 기능들이 제한되면서 관절의 기능장애가 시작되는 거예요. 그럼 이런 관절 기능장애를 촉진하는 요소들에는 뭐가 있을까요? 가장 먼저는 염증(inflammation)입니다. 염증이 생기면 관절 구조물들의 움직임이 제한되고, 통증 때문에 사용을 꺼리게 되죠. 그리고 또 하나는 비사용 상태(disuse)입니다. 예를 들어, 다치고 나서 오랜 시간 스프린트(splint)나 보조기(brace)를 착용하면 관절을 거의 사용하지 않게 되잖아요. 이런 비사용 상태가 지속되면 관절이 굳어버리게 됩니다. 이외에도 노화(aging)나 기저 질환 같은 병리적 상태(pathological condition)가 심한 경우에도 관절의 기능 회복을 어렵게 만들고, 결국 기능장애를 더 악화시키는 요인이 됩니다.

자, 이쯤 되면 우리가 꼭 짚고 넘어가야 할 개념이 있습니다. 바로 구축(contracture)이죠. 구축이란 건 쉽게 말해서, 피부(skin), 근막(fascia), 근육(muscle), 그리고 관절 주머니(joint capsule) 등의 조직이 적응성 단축(adaptive shortening) 또는 경직(stiffness)이 생기면서 정상적인 가동성과 유연성이 제한된 상태를 말합니다. 예를 들어, 우리가 흔히 보는 듀피트렌 구축(dupuytren's contracture)(그림 18) 같은 경우는 손바닥 안쪽에서 힘줄(tendon)이 단축되고, 섬유조직(fibrous tissue)이 두꺼워지면서 손가락을 완전히 펴지 못하는 상황이 되는 거죠. 이런 상태에선 관절 가동성도 제한되고, 신장성(extensibility), 즉 늘어나는 능력도 저하됩니다. 결과적으로 우리는 이 상태를 구축이라고 진단하게 됩니다. 자, 여기서 중요한 게 또 하나 있습니다. 구축(contracture)과 함께 많이 쓰이는 개념이 바로 유착(adhesion)입니다. 많은 분들이 헷갈려하시는데요, 두 개념은 비슷해 보이지만 엄연히 다릅니다. 구축(contracture)은 앞서 말한 것처럼 조직이 오랜 시간 동안 적응적으로 단축되고, 정상적인 길이와 움직임을 회복하지 못한 상태라면, 유착(adhesion)은 조직 내에 콜라겐(collagen)이 비정상적으로 과잉 생성되면서 정상적인 탄력성(elasticity)과 활주(gliding), 즉 신장성에 제한이 생기는 겁니다. 이때 주변 조직에 반응성 섬유조직(reactive fibrous tissue), 즉 흉터 조직(scar tissue)이 형성되기도 하죠. 결국 유착은 비정상적인 콜라겐 생성으로 인해 정상 조직의 유연성과 활주 기능을 떨어뜨리고, 이로 인해 움직임에 제한이 생기는 현상이에요. 그래서 구축과 유착은 실제 임상에서 함께 많이 나타나기도 하고, 장기간 고정 상태(immobilization)가 있었던 경우나 골절 후 고정(cast)을 오랫동안 한 경우에도 회복 이후에 유착이 발생하는 경우가 많습니다. 다시 정리하자면 구축(contracture)은 조직이 오랜 시간 단축되어 정상적인 범위로 돌아가지 못하는 상태이고, 유착(adhesion)은 조직 내 콜라겐의 과잉 생성으로 인해 탄력성과 활주성이 제한되는 상태 이 두 가지 개념은 기능장애를 이해하는 데 있어 매우 중요하니까 꼭 구분해서 기억하셔야 합니다.

　자, 그다음은 **반사적 근육방어(reflex muscle guarding)**입니다. 이건 뭐냐면, 근육에 통증 자극이 생기게 되면, 우리 몸은 그 부위를 스스로 보호하려는 반응을 나타내게 되죠. 그때 근육이 더 뻣뻣하게 굳어버리는 현상, 이걸 우리가 근육방어(muscle guarding)라고 부릅니다. 좀 더 정확하게는 반사적 근육방어(reflex muscle guarding) 또는 **반사적 근육 수축(reflex muscle contracture)(그림 19)**이라고도 표현합니다. 이건 통증 자극에 대한 신경 반사 반응으로, 근육이 지속적으로 수축하면서 손상된 조직을 움직이지 못하게 막는 거예요. 왜 그렇게 될까요? 우리가 손상된 조직을 움직이면 더 큰 통증이 생기니까, 몸은 본능적으로 그 부위를 움직이지 않게 하려는 거죠. 일종의 자기 보호 메커니즘이라고 볼 수 있습니다. 그래서 이런 반사적 근육방어는 손상 조직의 회복을 위한 방어적

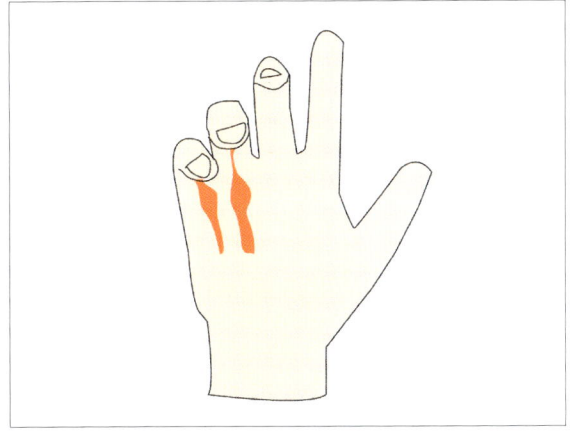

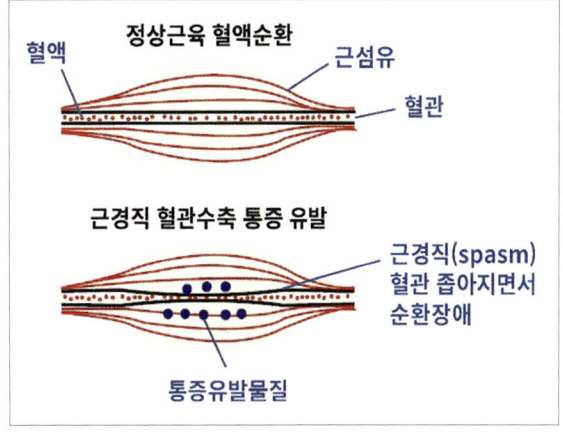

(그림 18) 듀피트렌 구축(Dupuytren's contracture) 그림. 손바닥 안쪽에서 힘줄이 단축되고 섬유조직이 두꺼워져 손가락을 완전히 펴지 못하는 상황.

(그림 19) 통증 유발 물질로 인한 반사적 근육 수축으로 근육 경직이 발생하면서 혈관수축의 허혈성 통증 악순환을 보여주는 그림.

반응이라고 이해하시면 됩니다. 그리고 시간이 지나거나 통증 자극이 줄어들면 이 근육방어 반응도 자연스럽게 풀려나가기 시작합니다.

자, 그다음은 우리가 흔히 말하는 쥐가 났다는 상태죠. 이건 바로 **근육경련(muscle spasm)**입니다. 근육경련은 특정 근육이 비정상적으로, 갑작스럽게, 지속적으로 수축하는 현상이에요. 주로 국소적인 순환장애(local circulatory disturbance)나 근육 내 대사 변화(metabolic change)로 인해 발생합니다. 여기서 말하는 대사 변화는 근육 내부의 화학적 물질의 불균형(chemical imbalance)에 대한 반응을 의미합니다. 예를 들어 젖산(lactic acid) 축적, 전해질 불균형(electrolyte imbalance) 등이 여기에 해당되죠. 근육경련은 다음과 같은 상황에서 잘 생깁니다. 너무 차가운 환경(cold exposure), 고정 상태(immobilization)가 너무 오래 지속되었을 때, 심리적 긴장(psychological stress) 또는 직접적인 외상(direct trauma), 즉 타박이나 충격이 있었을 때 등입니다. 이러한 다양한 원인들로 인해 근육이 지속적으로 수축하게 되면 비정상적인 경직(stiffness)이 동반되면서 근육경련(Muscle Spasm)이 나타나는 거죠.

자, 이제 다음은 **근육의 약화(muscle weakness),** 즉 약증(weakness)입니다. 근육 약화는 다양한 원인으로 발생할 수 있지만, 가장 대표적인 원인은 바로 신경계 손상(neurological injury)입니다. 크게 나눠서 보면, 중추신경계 손상(Central Nervous System; CNS) 말초신경계 손상(Peripheral Nervous System; PNS) 이 두 가지로 나눌 수 있어요. 중추신경계는 뇌(brain)와 척수(spinal cord)를 말하고, 말초신경계는 이들로부터 뻗어나간 말초신경(peripheral nerve)들이죠. 이 신경들이 손상을 받게 되면 근육이 제대로 수축(contraction)하지 못하게 됩니다. 근육의 미세 섬유에서 액틴(actin)과 미오신(myosin)의 연결 작용(cross-bridge interaction)이 잘 일어나지 않게 되면서 수축이 일어나지 않거나 굉장히 약해지는 거예요.

중추신경계 손상의 경우는 근긴장도 이상(muscle tone abnormality)이 흔하게 나타나는데요, 예를 들어 강직성(spasticity) 또는 반대로 이완성(flaccidity) 상태가 됩니다.

말초신경계 손상의 경우에는 신경 전도(nerve conduction)가 차단되고, 신경 섬유가 변성(degeneration)되기 시작합니다. 그 결과, 근육은 점점 더 약해지고, 감각 저하나 위축(atrophy)이 동반되기도 하죠. 이후 시간이 지나면 축삭(axon)이 다시 재생되면서 신경이 점차 회복되는 경우도 있지만, 이때도 회복까지는 일정 시간이 필요합니다. 뿐만 아니라, 꼭 신경 손상이 아니더라도 직접적인 근육 손상(muscle injury)이나 비활동 상태(disuse), 즉 운동 부족에 의해서도 근육이 약해질 수 있습니다. 우리가 흔히 말하는 근육이 힘이 빠졌다, 이런 표현이 바로 비활동성 약증(disuse weakness)에 해당되는 거예요.

자, 그다음은 **근막 구획 증후군(myofascial compartment syndrome)**입니다. 이건 상당히 위험하고, 의료적으로도 응급 처치가 필요한 상태입니다. 자, 먼저 우리 근육 안에는 근육 자체뿐만 아니라 혈관, 신경 등이 같이 들어 있어요. 이 조직들이 모여 있는 공간을 우리가 근막 구획(compartment)이라고 부르죠. 근막이 일종의 막처럼 이 구획을 감싸고 있는 구조입니다. 그런데 이 안에서 어떤 외상성 손상, 예를 들어 타박(contusion)이나 근육 파열(rupture)이 발생하거나, 혹은 골절 같은 이유로 심한 부종(swelling)이나 혈종(hematoma)이 생기게 되면, 이 구획 안의 압력이 급격히 상승하게 됩니다. 이 압력이 너무 커지면 어떻게 될까요? 근육을 싸고 있는 근막(fascia)은 그 자체가 딱딱하고 탄성이 별로 없기 때문에 압력이 올라가도 그걸 흡수하거나 늘어나질 못해요. 그래서 내부에서 압력이 계속 높아지면, 결국 그 안에 있는 혈관, 근육, 신경이 압박을 받게 됩니다. 특히, 압력이 심해지면 혈류(circulation)가 차단되고, 이로 인해 산소와 영양분 공급이 줄어들고, 결과적으로는 신경 기능 저하, 근육 손상, 조직 괴사(tissue necrosis)까지 이어질 수 있습니다.

정리하자면, 근막 구획 증후군(myofascial compartment syndrome)은 구획 내의 압력이 급격히 올라가면서 혈관, 근육, 신경을 압박하게 되는 상태**(그림 20)**고, 조직의 순환을 방해하여 기능 손실이나 괴사를 유발할 수 있습니다. 빠르고 적극적인 의료적 처치가 필요한 상황이라는 점, 꼭 기억하셔야 합니다.

자, 여기서부터는 우리가 흔히 말하는 **조직 손상 후 회복 단계(그림 21)**에 대한 이야기입니다. 크게 보면 **급성기(acute phase), 아급성기(subacute phase), 만성기(chronic phase)**의 세 가지 시기로 나눌 수 있죠.

그럼 먼저 **급성기 반응**부터 살펴보겠습니다. 물렁조직(soft tissue)이 손상되었을 때 가장 먼저 나타나는 초기 염증 반응입니다. 이 시기에는 다음과 같은 특징들이 있어요. 심한 통증(pain)이 발생

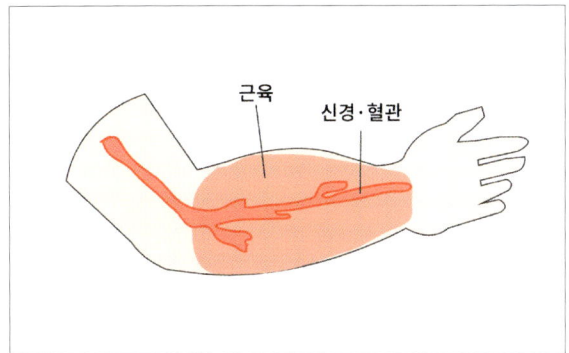

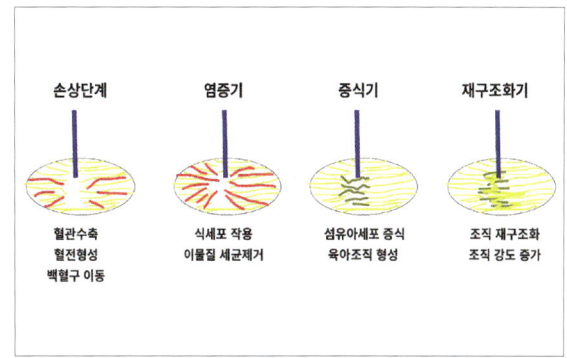

(그림 20) 근육내의 압력이 급격히 올라가면서 혈관, 근육, 신경을 압박하게 되는 근막 구획 증후군(Myofascial compartment syndrome)을 보여주는 그림.

(그림 21) 조직 손상 후 염증 반응, 조직 재생 및 재구조화의 회복단계를 보여주는 그림.

하고 움직임 제한(limited movement)이 동반됩니다. 그래서 이때는 과도한 움직임이나 평가 자체가 손상 조직에 부담됩니다. 너무 많은 평가를 시도하다 보면 이차적 손상(secondary injury)이 발생할 수도 있으니 주의해야 할 시기인 거죠. 이 시기의 통증은 주로 통증 수용을 담당하는 신경 종말(nerve endings)이 염증성 화학물질(inflammatory chemical mediators)에 의해 자극되면서 발생합니다. 대표적인 물질로는 히스타민(histamine), 프로스타글란딘(prostaglandin), 브래디키닌(bradykinin) 등이 있죠. 그래서 이 시기의 통증은 굉장히 예리하고 날카로운(sharp) 통증이에요. 가만히 있어도 아픈 시기라고 보시면 됩니다. 또 하나 중요한 건, 조직의 긴장 증가가 나타납니다. 이건 부종(edema)이나 관절 삼출물(effusion) 때문에 생기는 현상인데요, 조직 내부 압력이 올라가면서 통증도 함께 증가하게 되는 거죠. 급성기 시기는 보통 3~6일 정도 지속 되는 경향이 있습니다. 간단하게는 72시간 이내까지를 급성기로 보기도 해요. 이 시기 가장 중요한 것은 염증과 부종(inflammation & edema) 관리입니다. 초기에는 조직을 과도하게 자극하지 않는 것이 가장 중요합니다.

급성기 이후, 통증이 다소 가라앉고 나면 이제 본격적인 조직 회복과 치유 과정이 시작되는데, 이 시기를 우리가 아급성기(subacute phase)라고 부릅니다. 이 시기에는 다음과 같은 변화들이 나타납니다. 콜라겐(collagen)과 섬유아세포(fibroblasts)가 증식(proliferation)하면서 손상 부위의 조직을 회복하려는 활동이 활발해집니다. 그래서 이 시기를 증식기(proliferation phase) 또는 복원기(repair phase)라고도 합니다. 이 시기의 통증은 조금 다릅니다. 급성기처럼 가만히 있어도 아픈 게 아니라, 움직일 때, 특히 관절 가동범위(range of motion)를 넘어서는 자극이 들어갈 때 이럴 때 통증이 발생합니다. 왜 그럴까요? 새롭게 형성된 조직은 아직 탄력성(elasticity)이나 저항성(resistance)이 약하기 때문에 그 저항의 한계를 넘는 스트레스가 가해지면 다시 자극과 손상이 발생할 수 있는 거죠. 아급성기는 보통 10~17일 정도 지속되지만, 조직 종류에 따라 더 길어질 수도 있습니다. 예를 들어, 힘줄(tendon)과 같이 혈류 공급이 제한적인 조직의 경우에는 최대 6주까지 지속될 수 있습니다. 이런 경우에는 반드시 의료적 판단(medical decision)이 함께 병행되어야 해요. 예를 들어, 단순 염좌이거나 수술 후 회복일 때는 기간이 달라질 수 있겠죠. 이런 객관적 정보와 임상 판단에 따라 재활의 속도와 강도를 결정하게 됩니다.

자, 우리가 급성기, 아급성기를 지나 이제는 **만성기(chronic phase)** 단계에 들어가게 되면요, 이 시기에는 손상된 조직이 성숙(maturation)하고, 또 리모델링(remodeling)되는 과정에 대해 잘 이해하고 있어야 합니다. 만성기 단계에서는요, 조직이 성숙하면서 자기 고유의 특성을 되찾아가는 시기라고 보시면 되겠습니다. 다시 말해, 조직의 구조가 재형성되고, 원래 기능을 되찾기 위한 방향으로 계속 회복이 진행되는 시기예요. 예를 들어 근육 부위가 손상되었을 경우, 그 이후에는 흉터 조직(scar tissue)이 약 20일쯤 지나면 어느 정도 완성이 됩니다. 이 말은, 손상된 근섬유 조직이 다시 어느 정도 안정화되면서, 비록 원래 근육처럼 완전한 기능은 아니더라도 점점 움직임이 가능해지는 상태가 된다는 거죠. 빠르면 2주 정도에도 이런 회복이 이루어질 수 있다고 합니다. 근육 조직은 회복 속도가 상대적으로 빠른 편인데요, 그 이유는 바로 혈액 공급(blood supply)이 풍부하기 때문입니다. 이런 특성 덕분에 근육 아세포(myogenic fibroblast)의 활동이 활발해지고, 결국 흉터 조직의 수축도 약 21일쯤에 마무리되는 경우가 많다고 해요. 그리고 이 시점부터는 본격적으로 리모델링(remodeling)이 이루어지는데요, 이때 중요한 건 콜라겐(collagen)의 재배열(rearrangement)입니다. 대략 21일에서 길게는 60일 정도까지는 이 콜라겐이 재배열되면서 흉터가 성숙해지고요, 이 시기를 지나게 되면 더 이상 흉터의 크기가 커지지는 않습니다. 쉽게 말해, 손상이 일어난 뒤 처음에는 흉터가 점점 자라면서 조직을 메우는데, 약 60일(약 8주) 정도 지나면 그 흉터도 더 이상 커지지 않고, 조직 내에서 자리를 잡는다고 보면 됩니다. 이렇게 성숙과 리모델링이 이루어지는 과정에서 중요한 건, 콜라겐이 어떻게 배열되느냐예요. 이 배열이 조직에 적절한 장력(tensile strength)을 주면서 정상적인 구조로 자리 잡아야 하는데요, 만약 콜라겐이 서로 엉겨 붙거나 뒤틀린 방향으로 배열된다면 문제가 될 수 있죠. 그래서 이런 비정상적인 배열을 바로잡기 위한 치료가 필요합니다. 예를 하나 들어볼게요. 우리가 흔히 사용하는 심부 마찰 마사지(deep friction massage) 같은 경우, 잘못 배열된 콜라겐 섬유에 수직 방향(perpendicular direction)으로 자극을 줘서 그 조직을 뜯어내듯 자극합니다. 그렇게 되면, 조직이 다시 재정렬될 수 있는 기회를 갖게 되는 거죠. 이렇게 비정상적인 콜라겐 배열을 교정하고, 정상적인 재배열을 유도하는 치료적 접근이 바로 이 시기에 중요한 전략입니다.

자, 이렇게 **조직의 성숙(maturation)과 리모델링(remodeling)**이 잘 이루어지려면요, 몇 가지 중요한 조건들이 있습니다. 먼저, 고정(immobilization) 기간이 얼마나 되었느냐가 굉장히 중요한데요. 쉽게 말해서, 손상 부위를 얼마나 오래 움직이지 않고 고정했느냐에 따라서 회복이 달라집니다. 이 고정 기간이 길수록 콜라겐(collagen)의 재배열(rearrangement)이나 조직 리모델링에 이차적으로 부정적인 영향을 줄 수 있어요. 그리고 또 중요한 건 병변의 위치(location of lesion)입니다. 손상이 어디에 일어났는가, 즉 혈류 공급이 풍부한 조직이냐, 아니면 혈액 공급이 적은 부위냐에 따라서 회복 속도도 달라지죠. 혈액이 잘 공급되는 조직은 대체로 치유가 빠르고 리모델링도 잘 되는 반면, 그렇지 않은 조직은 치유 속도가 느릴 수밖에 없습니다. 또 하나 중요한 요소는 조직에 가해지는 스트레스입니다. 여기서 말하는 스트레스는 우리가 흔히 말하는 압박이나 무리가 아니라, 회복 과정에서 조직에 가해지는 적절한 장력(tensile load)을 의미해요. 이 스트레스가 너무 과하면 재손상(re-injury)이나 재파열(re-rupture)로 이어질 수 있기 때문에 현재 회복 단계에 맞는 수준에서 조절해줘야 합니다. 그다음은 섬유아세포(fibroblast)의 밀도(density)와 활동 수준인데요. 쉽게 말해, 젊을수록 세포의 활동이 활발하고 회복이 빠르다는 걸 의미하죠. 이런 세포 활동의 수준에 따라 조직의 회복 속도도 크게 달라집니다. 그리고 마지막으로 꼭 기억하셔야 할 건, 손상된 조직이 점점 자신의 고유한 장력(tensile strength)을 회복하며 성숙해지는 데는 최대 1년 정도 걸릴 수 있다는 겁니다. 예를 들어볼게요. 우리가 피부를 다쳤다고 가정해보면, 겉으로는 보통 2주 정도 지나면 꿰맨 자국이 아물고, 육아조직(granulation tissue)이 형성되면서 살이 차오르기 시작합니다. 겉은 어느 정도 멀쩡해 보일 수 있지만, 피부 조직 밑은 여전히 치유 중입니다. 그래서 이런 치유 과정을 최대 1년 정도까지 본다고 하는 건, 장력 회복, 즉 조직이 원래의 힘을 되찾는 데 걸리는 시간 때문이에요. 이걸 돌림근띠(rotator cuff) 수술 사례로 설명해보면요, 수술 후에는 보통 4주에서 6주, 길게는 12주까지 팔을 능동적으로 움직이지 못하게 합니다. 즉, 능동적으로 팔을 쓰지 않게 고정시키는 거죠. 그런데 이 시기에 무리하게 저항 운동(resistive exercise)을 하거나 스스로 팔을 들어 올리려고 하면, 회복 중인 조직에 과도한 장력이 가해져서 재파열의 위험이 생깁니다. 다시 말해서, 아직 조직이 충분히 치유되지 않았기 때문에 힘이 부족한 상태라는 거예요. 그래서 만성기 단계에서는, 우리가 환자에게 이런 질문을 받을 수 있습니다. "언제쯤 저항 운동을 시작할 수 있나요?", "능동적으로 운동해도 괜찮을까요?" 이럴 때는 단순히 시간만 따지기보다는, 손상의 부위, 파열의 정도, 회복 경과, 통증 정도 등을 모두 고려해서 판단해야 합니다. 즉, 환자의 상태에 맞는 회복 속도와 기능 수준을 잘 관리(management) 해주는 게 우리 역할이라는 겁니다.

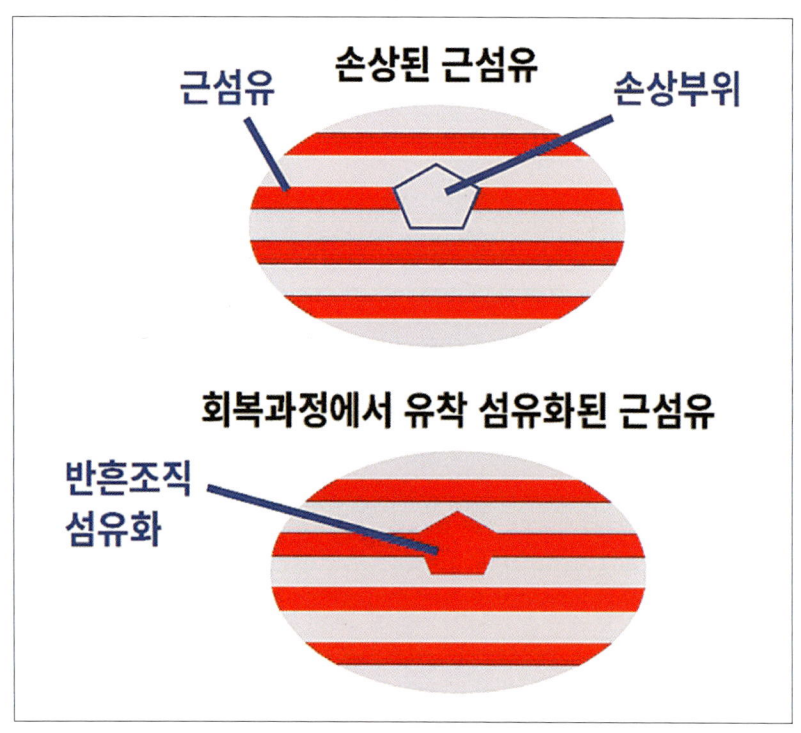

(그림 22) 조직 손상 후 회복과정에서 미성숙한 콜라겐이 주위 조직과 유착을 일으키며 나타나는 흉터조직(반흔조직, scar tissue)을 보여주는 그림.

자, 이렇게 진행되는 조직 리모델링(remodeling) 과정에서는요, 우리가 마지막 단계에서 보게 되는 흉터 조직(scar tissue)이 굉장히 중요한 역할을 합니다. 흉터 조직이라는 건 결국 우리가 흔히 말하는 반흔 조직이라고 볼 수 있죠(그림 22). 이 흉터 조직은 미성숙한 콜라겐(collagen) 분자들로 구성되어 있고요, 이 콜라겐들이 주위 조직과 잘 유착(adhesion)을 일으킵니다. 자, 근데 이 '잘 유착된다'는 말은 결국 뭐냐면요, 조직 간에 움직임이 잘 일어나지 않는다는 뜻이에요. 다시 말해, 조직이 서로 뻣뻣하게 엉겨 붙어 있는 상태라는 거죠. 그러면 자연스럽게 신장성(extensibility), 즉 늘어나는 능력에도 제약이 생깁니다. 쉽게 말해, 잘 안 늘어난다는 겁니다. 그리고 이렇게 유착이 있는 부위에서는 통증이 자주 발생합니다. 예를 들어 손가락 같은 경우, 관절이 잘 안 펴지고 잘 안 굽혀진다면 그건 대부분 이 유착된 조직 때문이에요. 이 유착 부위는 약한 조직일 가능성이 높고요, 과하게 스트레칭하거나 무리한 자극을 주면 손상되기 쉬운 구조이기 때문에 신중하게, 점진적으로 신장성 치료(stretch-based treatment)를 적용해줘야 합니다. 이런 리모델링 과정은 최대 10주까지도 계속 진행될 수 있습니다. 특히 콜라겐 섬유가 주변 조직과 유착되어 있을 때, 우리가 앞서 말했던 흉터 조직이 형성되고요, 8주에서 10주 정도가 지나면 더 이상 새로운 흉터 조직은 생기지 않는다고 봅니다. 다시 말해, 이 시기가 지나면 조직의 유착이나 재배열이 어느 정도 멈추는 구간이라는 거예요. 그렇다면 초기 3주~6주 정도의 고정 기간(immobilization)을 거친 후에는 이제 조직의 기능을 회복시켜야 하는 시기로 들어갑니다. 이때는 치료 관점에서 조직의 신장성 향상이라든가, 장력(tensile strength)의 회복 같은 기능적 목표들을 염두에 두고 접근해야 합니다. 물론 더 큰 조직 손상이나, 병리적인 문제가 있었던 경우에는 이 리모델링에 더 긴 시간이 필요할 수 있습니다. 이런 경우엔 조직의 특성과 병리 상태에 따라 회복 기간이 더 길어질 수 있다는 것도 염두에 두셔야 합니다.

이제 정리해보면요, 우리가 앞에서부터 계속 봐온 것처럼, 급성기(acute phase)에서 아급성기(subacute phase) 그리고 만성기(chronic phase)까지 이어지는 과정에서 각각의 시기마다 필요한 기간의 소요와 치료 방향이 다릅니다. 예를 들어, 수술을 받은 환자라면 우리가 POD(Post-Operative Day, 수술 후 경과일) 기준으로 상태를 봅니다. POD 몇 일이냐, 또는 수술 후 몇 주가 지났느냐를 따져서 현재 시기에 따라 적절한 접근을 해야겠죠. 예를 들어, 손목 골절 수술 후 4주가 지났다 그럼 이제는 캐스트(cast)를 제거(off)하고 수동적 운동(passive exercise)을 시작할 시기입니다. 이때는 관절의 움직임과 조직의 신장성 확보를 위해 수동 운동만 해주고요, 아직 능동적으로 자기가 스스로 움직이게 하면 안 됩니다. 그렇게 6주까지 수동적 운동을 하고 나면, 이후에는 능동적 운동(active exercise)을 점진적으로 시작할 수 있습니다. 그리고 10주쯤부터는 저항 운동(resistive exercise)을 포함시켜서 조직이 실제로 기능적으로 회복되도록 돕는 거고요, 12주 이상이 지나면 점차 파워풀하고 액티브한 움직임까지 가능하게끔 하는 훈련으로 넘어갑니다. 이런 흐름이 우리가 흔히 말하는 기본적인 재활 프로토콜(basic rehabilitation protocol)이에요. 결국 중요한 건, 이 각 시기별 회복 단계에 따른 적절한 기전(pathophysiology)과 병리적 판단을 통해 그에 맞는 운동 및 치료 계획을 세우는 거라는 거죠. 이런 프로토콜과 이론들을 잘 정리해서 이해해두면, 앞으로 임상에서도 훨씬 더 효율적인 판단을 하실 수 있을 겁니다.

자, 그래서 일반적으로 24주(약 6개월)가 지나고 나면요, 흉터 조직(scar tissue)은 더 이상 리모델링(remodeling)되지 않는다고 봅니다. 즉, 이 시점을 지나게 되면 흉터 조직의 구조나 기능은 거의 변화가 일어나지 않는다는 거예요. 그렇기 때문에 이 시기의 흉터 조직은 더 이상 신장성(extensibility)에도 잘 반응하지 않고, 통증을 유발하는 원인이 되기도 합니다. 그래서 이런 흉터 조직은 반드시 적절하게 치료가 되어야 합니다. 앞서 설명드린 것처럼, 흉터 조직을 치료하는 방법에는 여러 가지가 있어요. 예를 들어, 스스로 근수축(muscle contraction)을 유도하거나, 스트레칭(stretching)을 통해 조직을 늘려주는 방법이 있고, 또는 치료적 중재(therapeutic intervention)로는 심부 마찰 마사지(deep friction massage)를 적용하거나, 혈액 공급(blood flow)과 조직 순환(circulation)을 활성시키는 방법들도 있습니다. 이처럼 흉터 조직 주변의 조직들이 원래 가지고 있던 길이와 움직임을 회복할 수 있도록 이완(relaxation)을 유도해줘야 합니다. 즉, 흉터 주변 조직의 긴장을 풀고 유착을 해소해주는 다양한 조직 이완술(soft tissue release techniques)이 치료에 포함되어야 하는 거죠. 결국 핵심은 뭐냐면요, 이 흉터 조직이 통증 없이, 자기 고유의 길이를 유지할 수 있도록 해주는 것, 바로 이것이 물리치료(physical therapy)와 재활치료(rehabilitation therapy)의 가장 기본적인 치료 목표라고 보시면 되겠습니다.

자, 이제 만성기 환자분들에게는요, 운동을 점점 더 많이 시키게 됩니다. 처음 급성기(acute phase)나 아급성기(subacute phase) 단계에서는 사실 운동을 강하게 시키기 어렵죠. 왜냐하면 이 시기에는 금기사항까지는 아니더라도 주의해야 할 사항들이 많기 때문입니다. 운동 중에서도 특히 과도한 장력(tension)이 들어가거나, 과도한 신장(stretching)이 발생하는 경우는 급성기나 아급성기에는 반드시 주의해 주어야 합니다. 하지만 만성기(chronic phase)로 넘어가게 되면요, 우리는 환자의 기능적인 회복을 위해 조금 더 레벨업된 운동 접근이 필요해집니다. 예를 들어, 유연성(flexibility)이나 신장성(extensibility), 그리고 장력에 대한 저항력, 즉 강도(strength) 측면에서도요, 이제는 어느 정도 성숙한 결합조직(mature connective tissue)이 되었기 때문에 스트레스를 안전하게 제공할 수 있는 운동을 적용해줄 수 있어야 합니다. 이때 중요한 건, 환자의 개별적인 능력과 손상의 기간 및 손상 정도를 고려해서 그에 맞는 역학적 스트레스(mechanical stress)를 제공해야 한다는 점이에요. 물론, 여전히 과도한 스트레스는 피해야겠죠. 앞서 설명드렸던 것처럼, 반흔 조직, 즉 흉터 조직(scar tissue)은 스트레스를 받으면 통증을 유발할 수 있습니다. 또는 유착(adhesion)된 조직에 신장(stretching)이 강하게 되면 결국 근육통(myalgia)이 나타날 수 있고요. 그래서 너무 과하게 하거나, 비정상적으로 긴장(tension)을 유발하게 되면 예전처럼 이 정도는 괜찮겠지 하고 운동을 시켰다가 재손상(re-injury)이나 재파열(re-rupture)이 발생할 수 있어요. 그 결과로 만성염증(chronic inflammation)이 생길 수도 있겠죠. 이와 같은 악영향을 피하려면, 항상 손상 이후에는 조금 보수적인 접근이 필요합니다. 그리고 어느 정도 조직이 안정화(stabilized)되었다고 판단될 때, 단계적인 프로토콜에 맞춰서 운동을 적용해나가는 것이 가장 안전하고 일반적인 치료 방식이라 할 수 있겠습니다.

자, 이제 만성기(chronic phase)가 지나고 나면, 이런 말씀을 하시는 분들이 계세요. 아우, 계속 아파요. 바로 이 상태가 **만성 재발성 통증(chronic recurrent pain)**입니다. 지금까지는 급성기(acute phase)인 염증 반응이 주요한 시기와, 아급성기(subacute phase)인 섬유화(fibrosis)가 진행되고 섬유아세포(fibroblast)의 활성이 나타나는 시기, 그리고 만성기(chronic phase)인 흉터 조직(scar tissue) 및 콜라겐(collagen)의 유착(adhesion)이 발생하는 시기, 이렇게 각 시기의 조직 반응에 대해 이야기했었죠.

우리가 보통 콜라겐의 유착은 6~8주 정도를 기준으로 생각합니다. 그 이후 시간이 점점 흐르면 회복이 되어야 할 텐데, 어떤 경우엔 통증이 다시 재발하게 됩니다. 왜 이런 재발성 통증이 생길까요? 회복되지 않은 결합조직(connective tissue) 상태에서 과도한 스트레스가 반복적으로 가해졌기 때문입니다. 이런 경우가 대표적이죠, 빨리 회복되려면 운동을 많이 해야해 하면서, 아직 회복 사인이 충분하지 않은데도 지나치게 운동을 반복하는 겁니다. 이걸 과사용(overuse)이라고 합니다. 이렇게 회복 능력을 초과하는 스트레스가 반복되면 급성기의 염증은 끝났더라도 염증 반응이 지속화되면서 만성 염증(chronic inflammation)으로 진행됩니다. 마무리로 말씀드리면 **만성 재발성 통증은 회복이 완료되지 않은 조직에 반복 스트레스가 가해졌을 때 발생**합니다. 무조건 운동을 많이 해야 좋아진다는 잘못된 믿음은 만성염증을 유발할 수 있습니다. 통증이 줄어들지 않고 뻣뻣함과 기능 제한이 증가한다면 이는 재발성 손상의 가능성이 높습니다. 항상 환자의 주관적인 소견과 함께 객관적인 징후를 확인하여 운동 강도 및 빈도를 조절해야 합니다. 프로토콜을 철저히 이해하여야 지금 환자분이 어느 정도의 수준에서 회복이 이루어지고 있는지 객관적으로 이해하실 수 있을 겁니다.

2

물렁조직 특성 이해하기

자, 이번에는 **물렁조직(soft tissue)의 특성과 그 기본 개념**에 대해 한번 살펴보겠습니다. 우리가 흔히 말하는 물렁조직은 근골격계 질환(musculoskeletal disorders), 즉 근육(muscle)이나 뼈대(skeleton) 관련 질환에서 치료의 주요 대상이 됩니다. 통증을 유발하는 부위이기도 하고, 기능에 제약을 주는 부위이기도 하죠. 그리고 이런 물렁조직은 손상이나 변화가 생기면 그 성격(characteristic) 자체가 달라지게 됩니다. 그래서 우리는 치료 목적으로 이 물렁조직을 바라보게 되는 경우가 많습니다. 그렇다면, 치료를 위해 물렁조직을 다루려면 기본적인 특성을 이해하고 있어야 합니다. 그래야 치료 전후에 어떤 변화가 일어나는지, 기능적인 면뿐 아니라 조직 치유 과정까지도 이해할 수 있겠죠. 그래서 이번 시간에는 물렁조직의 특성과 그 성격을 먼저 이해하고, 점차적으로 치료 대상이 될 때 어떤 병리적 변화가 나타나는지도 살펴보겠습니다.

자, 먼저 물렁조직을 정의해보면 크게 어려운 개념은 아니지만, 조금 헷갈릴 때가 있습니다. 물렁조직은 뼈(bone)나 연골(cartilage)을 제외한 모든 조직을 말합니다. 구체적으로는 근육(muscle), 근막(fascia), 힘줄(tendon), 인대(ligament), 관절주머니(joint capsule), 피부(skin), 지방(fat) 등이 포함됩니다. 반대로 뼈와 연골은 결합조직(connective tissue)에 해당하죠. 그런데 이 물렁조직(soft tissue)도 다시 나눌 수 있습니다. 바로 수축성 조직(contractile tissue)과 비수축성 조직(non-contractile tissue)입니다. 수축성 조직은 주로 근육이 해당되고, 비수축성 조직은 관절주머니, 인대, 힘줄, 근막 등이 포함됩니다. 정형 치료방법의 대가인 시리악스(cyriax)의 분류에서도 이 두 가지 개념을 구분해서 설명합니다. 결국 우리가 임상에서 물렁조직을 다룬다고 하면, 가장 많이 접근하는 부분은 근육입니다. 치료에서는 주로 수축성 조직에 대한 접근이 많다고 하지만, 관절주머니

(joint capsule)나 인대, 힘줄 같은 비수축성 조직도 굉장히 중요합니다. 왜냐하면 이 모든 조직은 결국 움직임(movement)과 기능(function)에 관여하기 때문입니다.

　　이제 물렁조직이 움직임에 어떤 영향을 주는지 알아보겠습니다. 가동성(mobility)에 제한을 줄수 있습니다. 그렇다면 이런 가동성 제한은 언제 많이 생길까요? 대표적으로 수술 후(post-surgery), 손상 후(post-injury), 그리고 질병(특히 퇴행성 변화, degenerative changes) 이후에 나타납니다. 이런 상황에서는 결합조직의 신장성(extensibility)이 떨어지면서 가동성에 제한이 생기게 됩니다. 결국 관절의 정상적인 범위(range of motion)가 제한되고, 구축(contracture), 단축(shortening), 타이트니스(tightness) 같은 문제가 발생합니다. 그래서 우리가 이런 문제를 해결하기 위해 사용하는 방법이 바로 신장 기법(stretching technique)입니다. 하지만 여기서 중요한 점은, 단순히 가동성이 떨어진다고 무조건 스트레칭을 하는 건 아니라는 거죠. 손상 후 또는 수술 후 회복 과정에서 어떤 기전으로 가동성이 제한되는지, 그리고 해당 조직이 정상에 가깝게 회복되도록 어떻게 접근해야 하는지를 이해하고 적용해야 합니다.

　　자, 이번에는 **물렁조직(soft tissue)의 신장성(extensibility)에 영향을 주는 요인**에 대해 이야기해 볼게요. 우리가 스트레칭을 잘 하려면, 즉 좋은 신장 효과를 얻으려면 몇 가지 조건이 영향을 줍니다. 먼저, 조직의 온도(temperature)입니다. 조직 온도가 올라갈수록 스트레칭 효과가 더 좋아지죠. 쉽게 말하면 따뜻할 때 근육이 더 잘 늘어난다는 겁니다. 우리가 흔히 마사지(massage)의 효과 중 하나로 이야기하는 것도 이거예요. 마사지를 하면 근육 온도가 올라가죠. 근육을 흔들어주거나 문질러주면 조직 온도가 조금씩 상승합니다. 단, 여기서 말하는 온도 상승은 염증성 반응(inflammatory response) 때문에 열이 나는 게 아니라, 정상적인 생리적 조건에서 온도가 올라가는 걸 의미합니다. 그다음은 긴장 정도(tightness)예요. 타이트니스가 심하면 당연히 스트레칭이 잘 안 되겠죠. 또 하나는 신장을 하는 방향(direction)입니다. 근육 스트레칭을 할 때는 근육섬유 방향을 따라 늘려야 효과가 있습니다. 그리고 속도(speed)도 중요합니다. 스트레칭을 너무 빠르게 하면 오히려 근육이 수축해버립니다. 이건 신장반사(stretch reflex) 때문이에요. 우리가 PNF(Proprioceptive Neuromuscular Facilitation) 기법에서 근수축을 이용하는 것도 이런 생리학적 원리를 활용하는 거죠. 빠른 스트레칭(quick stretch)은 근육에 저항을 일으키기 때문에 피해야 합니다. 다음은 강도(intensity)와 빈도(frequency), 그리고 기간(duration)이에요. 잠깐 스트레칭하고 마는 건 효과가 없겠죠. 꾸준히, 적절한 강도로, 일정 기간 반복해야 합니다. 결국 요약하면, 조직의 온도, 타이트니스 정도, 신장 방향, 속도, 강도와 빈도, 그리고 기간이 신장성에 영향을 주는 주요 요인입니다. 대상자마다 이런 조건이 다르기 때문에, 스트레칭 방법도 상황에 맞게 조절해야 합니다.

자, 이제 조금 더 깊이 들어가서 손상 이후 물렁조직이 어떻게 반응하는지 알아보겠습니다. 우리가 배우는 과정에서 생체역학(biomechanics), 생화학(biochemistry), 그리고 생리학(physiology)적인 내용을 다루는데, 사실 이걸 사람에게 실험하기는 어렵습니다. 예를 들어, 힘줄(tendon)이나 인대(ligament)가 손상된 후 회복 과정에서 장력이 얼마나 떨어지고, 얼마나 시간이 지나야 다시 강도를 회복하는지, 이런 건 주로 동물실험으로 규명합니다. 예를 들어 전방십자인대(Anterior Cruciate ligament, ACL)는 손상 후 약 8주 정도 지나야 장력이 서서히 회복되기 시작합니다. 물론 8주 만에 다 회복되는 건 아니고, 완전한 회복에는 1년에서 1년 6개월까지 걸릴 수 있죠. 이런 회복 과정은 관절주변 조직(periarticular tissue)을 포함해서, 근육이나 힘줄, 인대 등에서 비슷하게 나타납니다. 사람의 근육이나 힘줄에서 뻣뻣함(stiffness) 정도를 평가할 때는 주로 탄성 그래프(elastic modulus graph)를 사용합니다. 탄성계수가 감소하면 뻣뻣함이 줄어든 거죠. 즉, 근육이 부드러워졌다는 의미입니다. 근육이 부드러워진다는 것은 유연성(flexibility)이 좋아지고, 이완(relaxation)이 잘 된다는 겁니다. 예를 들어, 환자가 근육이 너무 뻣뻣해요. 스트레칭해도 잘 안 늘어나요라고 말한다면, 우리는 스트레칭을 반복하거나, 근육을 흔들어주거나, 열감을 올려주거나, 마사지를 해주죠. 그러면 근육의 뻣뻣함이 줄어들고, 혈류량이 증가하면서 점점 부드럽게 움직이게 됩니다. 결국 탄성계수의 감소는 근육 신장성의 개선으로 이어진다고 볼 수 있습니다. 이 정도는 꼭 알고 계시면 좋아요.

자, 이제 물렁조직(soft tissue)이 가진 중요한 특징들에 대해서 이야기해볼게요. 크게 세 가지가 있습니다. 탄성(elasticity), 점탄성(viscoelasticity), 그리고 가소성(plasticity)이에요. 먼저 탄성(elasticity)부터 볼까요? 탄성이란, 우리가 스트레칭을 했을 때 단기간의 신장이 일어나지만, 그 힘을 제거하면 원래 길이로 돌아가는 성질을 말합니다. 쉽게 말해서 고무줄을 생각하면 돼요. 고무줄을 잡고 쭉 늘렸다가 놓으면 어떻게 되죠? 다시 원래 자리로 돌아오죠. 이게 바로 탄성입니다. 탄성계수(elastic modulus)가 높다는 건 그만큼 뻣뻣하고, 늘어나는 데 힘이 많이 든다는 의미예요. 그다음은 점탄성(viscoelasticity)입니다. 이건 탄성과는 조금 달라요. 예를 들어 고무줄을 당길 때 처음에는 늘어나는 걸 강하게 저항하죠. 그런데 계속 당기다 보면 점점 늘어나는 걸 허용합니다. 그리고 당기는 힘을 제거하면 다시 원래 상태로 돌아가요. 근육도 마찬가지예요. 처음 스트레칭할 때는 뻣뻣하고 잘 안 늘어나지만, 반복해서 당기거나 마사지(massage) 같은 자극을 주면 점점 부드러워집니다. 하지만 놔두면 결국 원래 상태로 돌아가죠. 이게 바로 점탄성입니다. 마지막으로 가소성(plasticity)이에요. 가소성은 변화에 적응하는 성질이에요. 즉, 스트레칭을 한 다음에 힘을 제거해도 원래 길이로 돌아가지 않고 새로운 길이에 적응하는 것을 말합니다. 나무가지를 예로 들어볼게요. 나뭇가지에 10kg짜리 무게를 잠깐 매달았다가 빼면 다시 원래 위치로 돌아가죠. 이게 탄성입니다. 그런데 이 무게를 오랫동안 매달아두면 어떻게 될까요? 나뭇가지가 휘어진 채로 그대로 남습니다. 이게 가소성이에요. 근육이나 인대(ligament)도 마찬가지입니다. 꾸준한 스트레칭과 적응을 통해 길이가 변화할 수 있어요. 이 원리를 치료적으로 활용하면 좋은 효과를 낼 수 있죠. 하지만 반대로, 나쁜 자세(poor posture)나 비대칭적인 자세(asymmetrical posutre) 사용이 오래 지속되면 어떻게 될까요? 그 상태로 조직이 변형돼서 원래 길이로 돌아가지 않을 수도 있어요. 이런 게 바로 가소성의 부정적인 영향입니다. 결국 요약하면, 물렁조직은 탄성, 점탄성, 가소성이라는 특성을 가지고 있고, 이 특성 때문에 우리가 운동치료나 스트레칭을 할 때 시간이 중요한 거예요. 짧은 시간으로는 변화가 어렵고, 일정 기간 꾸준히 해야 조직이 적응하고 길이가 바뀝니다.

이 외에도 물렁조직은 다양한 특성을 가지고 있어요. 앞으로는 이 조직을 구성하는 해부학적 요소(anatomical components)와 생리학적 요소(physiological components)를 함께 살펴볼 거예요. 이걸 이해해야 왜 퇴행(degeneration)이 일어나고, 손상(injury) 후 회복이 어떻게 되는지 알 수 있습니다. 그리고 중요한 건, 손상 후 재손상(re-injury)이나 재파열(Re-rupture)이 생기지 않도록 하는 거죠. 또 염증 반응(Inflammatory Response)을 최소화하는 것도 중요합니다. 앞으로는 물렁조직이 가지고 있는 이런 특성과, 손상 이후의 변화, 그리고 회복 과정에서 우리가 고려해야 할 점들을 계속 살펴보도록 할게요.

자, 이제는 물렁조직(soft tissue) 중에서 비수축성 조직(non-contractile soft tissue)에 대해 살펴볼게요. 우리가 물렁조직을 크게 나누면 **수축성 조직(contractile tissue)**과 **비수축성 조직(non-contractile tissue)**으로 나눌 수 있습니다. 수축성 조직의 대표적인 예는 근육이죠. 반면, 비수축성 조직은 근육이 아닌 근막(fascia)이나, 관절 주변을 둘러싸고 있는 구조물들로 구성됩니다. 비수축성 물렁조직은 우리 몸 전체에 매우 다양하게 퍼져 있어요. 이런 조직들은 주로 구조적 지지(structural support) 역할을 하고, 대부분 결합조직(connective tissue)으로 이루어져 있습니다. 결합조직의 가장 큰 역할은 바로 신체의 구조물을 지지하고, 서로 연결해주는 거예요. 즉, 인대(ligament), 힘줄(tendon), 관절주머니(joint capsule), 그리고 근육을 둘러싼 근막(fascia)들이 모두 비수축성 물렁조직에 속합니다. 근육에서도 이런 비수축성 요소를 찾아볼 수 있어요. 예를 들어 근육 섬유(muscle fiber)를 둘러싸는 막, 즉 근바깥막(epimysium), 근주위막(perimysium), 근속막(endomysium) 등이 있습니다. 이 밖에도 피부(skin)나 피하조직(subcutaneous tissue) 역시 비수축성 구조물 중 하나입니다. 이런 조직들은 손상(injury), 퇴행(degeneration), 혹은 병리적 변화(pathological change)가 생기면 두 가지 문제가 자주 발생합니다. 바로 유착(adhesion)과 구축(contracture)입니다. 유착은 주변 조직끼리 서로 들러붙는 현상이고, 이로 인해 움직임(movement)이 제한됩니다. 반면, 구축은 조직이 단축(shortening)되어 신장이 잘 되지 않는 상태를 말해요. 비수축성 물렁조직도 이런 유착이나 구축이 생길 가능성이 충분히 있다는 점을 꼭 기억해야 합니다.

그렇다면 이 비수축성 조직의 신장력(sxtensibility), 즉 늘어나는 능력은 어떤지 알아보겠습니다. 스트레칭(stretching)을 적용했을 때 반응이 달라집니다. 강하게, 짧은 시간 스트레칭을 하느냐, 아니면 약하게, 오랜 시간 하느냐에 따라 조직의 반응이 달라요. 이 과정에서 가장 중요한 개념이 바로 리모델링(remodeling)입니다. 리모델링은 손상된 결합조직이 회복되는 과정에서, 본래의 구조적 형태와 장력을 다시 회복하려는 과정을 말합니다. 즉, 조직이 손상된 후 치유되는 동안 적절한 기계적 자극(mechanical stress)과 시간이 필요해요. 이 과정을 이해하고 관리해야 비수축성 물렁조직이 제대로 회복되고, 재손상(re-injury)이나 기능 제한이 생기지 않습니다. 정리하자면, 비수축성 물렁조직은 우리 몸 전체에 분포하면서 구조를 지지하고 연결하는 역할을 하며, 손상이나 병리적 변화 시 유착, 구축이 생길 수 있고, 이를 예방하고 회복하기 위해서는 신장 자극과 리모델링 과정이 매우 중요합니다.

자, 이제 **결합조직(connective tissue)의 구성**을 살펴볼게요. 결합조직은 크게 두 가지로 이루어집니다. 첫째, 섬유(fibers), 그리고 둘째, 바탕질(ground substance)이에요. 섬유에는 세 가지 종류가 있습니다. 콜라겐 섬유(collagen fiber), 엘라스틴 섬유(elastic fiber), 레티큘린 섬유(reticulin fiber), 이 세 가지 섬유 외에도 프로테오글리칸(proteoglycan)과 당단백(glycoprotein)이 포함된 바탕질(ground substance)로 구성되어 있어요. 그런데 중요한 건, 인대(ligament), 힘줄(tendon), 피부(skin) 등 우리가 앞서 얘기한 구조들에서 이 섬유들이 어느 정도 비율로 포함되어 있느냐에 따라 조직의 특성과 강도(strength)가 달라진다는 거예요. 예를 들어, 콜라겐이 많이 들어 있으면 조직이 강하고 뻣뻣해지고, 엘라스틴이 많으면 더 탄력적입니다.

콜라겐 섬유에 대해 이야기 해보면, 콜라겐은 조직의 강도(strength)와 뻣뻣함(stiffness)을 결정하는 핵심 요소입니다. 콜라겐 함량이 많을수록 역학적 안정성(mechanical stability)이 높아져요 쉽게 말해, 콜라겐이 많으면 장력tension)에 대한 저항이 커지고, 조직이 강해진다는 거죠. 그리고 이 콜라겐 섬유는 배열(arrangement)에 따라서도 기능이 달라집니다. 힘줄(tendon)은 콜라겐이 평행(parallel)으로 곧게 배열되어 있어요. 그래서 한 방향으로 강한 힘을 받는 데 적합합니다. 인대(ligament)는 콜라겐이 여러 방향(multi-directional)으로 배열되어 있어요. 관절(joint)이 다양한 방향에서 힘을 받으니까, 여러 방향의 힘을 견딜 수 있도록 되어 있는 거죠. 피부(sink)는 콜라겐 배열이 불규칙(irregular)해요. 그래서 힘에 대한 저항력이 인대나 힘줄보다는 약합니다. 결론적으로, 콜라겐의 함량과 배열 패턴은 결합조직의 강도와 장력에 대한 저항성을 결정하는 중요한 요소입니다.

다음은 엘라스틴 섬유(elastic fiber)에 대해 이야기해보면 이름 그대로 탄성(elasticity)을 담당합니다. 조직이 신장(extension)될 때 늘어날 수 있는 능력, 그리고 늘어난 후 다시 원래 길이로 돌아가는 성질을 제공합니다. 엘라스틴 함량이 많으면 늘어나는 능력(extensibility)이 커지고, 다시 원위치로 돌아가는 탄성도 좋아요. 즉, 엘라스틴이 많을수록 조직은 더 부드럽고 잘 늘어나면서도 회복력이 좋습니다.

레티큘린 섬유(reticulin fiber)는 주로 조직의 세포 구조를 지지(support)하는 역할을 합니다. 크기나 세부 구조에 영향을 주지만, 강도나 탄성과는 크게 관련이 없어요.

정리하면, 콜라겐(collagen)은 강도와 뻣뻣함 제공, 엘라스틴(elastic)은 탄성, 신장성 제공, 레티큘린(reticulin)은 조직 지지, 구조 유지를 합니다. 그리고 이 섬유들의 비율과 배열 방식에 따라 결합조직의 특성이 달라집니다. 예를 들어, 힘줄처럼 강한 장력이 필요한 부위는 콜라겐이 많이 들어 있고 규칙적으로 배열되어 있는 반면, 피부는 콜라겐이 불규칙하게 배열되어 있어 상대적으로 강도가 낮아요(그림 23).

다음으로 위의 세가지 섬유들과 함께 반드시 기억해야 하는 것이 바로 바탕질(ground substance)이에요. 바탕질(ground substance)은 수분(water)을 많이 함유한 겔(gel) 형태의 물질입니다. 이게 정말 중요해요. 왜냐하면 바탕질이 하는 역할이 매우 크거든요. 첫째, 섬유 사이의 공간을 확보해 마찰을 줄여줍니다. 둘째, 과도한 섬유 간 교차(cross-linking)를 방지해요. 쉽게 말하면 유착(adhesion)이 생기지 않도록 도와주는 겁니다. 셋째, 영양분과 대사 산물의 운반 역할을 합니다. 특히, 연골(cartilage)과 척추사이원반(intervertebral disc)에서 이 바탕질의 역할이 매우 큽니다. 왜냐하면 여기에 수분 함량이 떨어지면, 엑스레이(X-ray)나 MRI 상에서 까맣게 보이거든요. 그게 바로 퇴행성 변화(degenerative change) 때문에 조직이 마르고 딱딱해진 상태라는 뜻입니다. 수분이 줄어들면 영양 공급과 대사가 원활하지 않게 되고, 결국 퇴행이 진행됩니다. 그래서 이 바탕질, 특히 수분을 얼마나 잘 유지하느냐가 정말 중요합니다. 손상된 조직이나 퇴행이 있는 부위가 MRI에서 까맣게 보이는 이유도 바로 수분 함량이 떨어졌기 때문이에요.

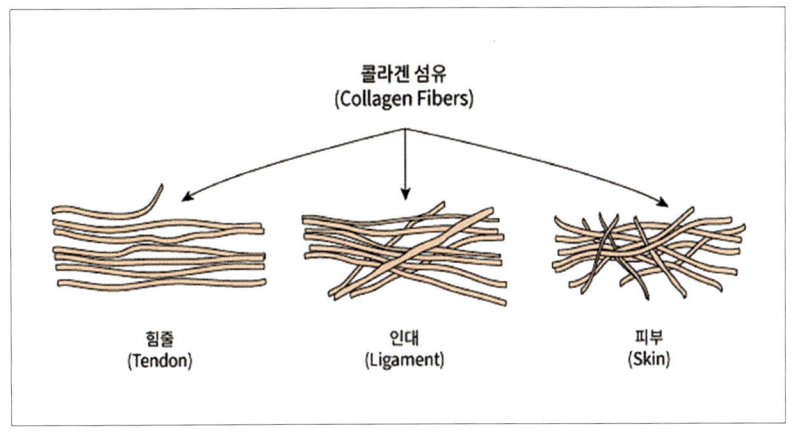

(그림 23) 강한 장력이 필요한 힘줄은 콜라겐이 규칙적으로 배열되고, 피부처럼 콜라겐이 불규칙한 배열은 상대적으로 낮은 강도를 가지게 된다.

수직압박하중(vertical compression load) 내용이 척추사이원반 손상에서 가장 중요하게 다루어지는 손상 역학의 한 요인이라는 설명은 많이 들었을 것입니다. 장력에 잘 버티는 조직은 콜라겐 함량이 많습니다. 큰 압박 하중을 이겨내는 조직은 프로테오글리칸(proteoglycan) 비율이 높아요. 왜냐하면 프로테오글리칸은 바탕질의 주성분인데, 이게 수분을 붙잡는 역할을 하거든요. 그래서 압박을 받는 부위, 예를 들어 척추사이원반(disc)이나 관절연골(articular cartilage)에서는 프로테오글리칸이 많을수록 체중 부하를 잘 견딜 수 있어요.

장력이나 압박이 장시간 제대로 가해지지 않거나, 반대로 너무 과도하게 가해지면 어떻게 될까요? 조직의 구성 성분이 변합니다. 여기서 말하는 구성 성분은 세 가지 섬유(콜라겐, 엘라스틴, 레티큘린), 그리고 프로테오글리칸, 당단백이에요. 이런 변화는 결국 조직 기능 저하로 이어집니다. 쉽게 말해, 적당한 신체 활동이 꼭 필요하다는 거예요. 근육이 오래 사용되지 않으면 수축 기능이 떨어지는 것처럼, 비수축성 물렁조직(non-contractile soft tissue)도 움직임이 없거나 과부하가 지속되면 변성됩니다.

이제 중요한 개념 중 하나인 **스트레스-스트레인 곡선(stress-strain curve)**(그림 24) 이야기를 해 볼게요. 쉽게 이해하려면 고무줄을 예로 들어보면 됩니다. 고무줄을 늘리면, 처음에는 탄성 영역(elastic range)에서 늘어나요. 예를 들어, 원래 길이에서 약 150%까지 늘어난다고 가정해봅시다. 이 범위에서는 고무줄을 당겼다가 손을 놓으면 다시 원래 길이로 돌아옵니다. 이게 바로 탄성 특성(elastic property)이에요. 하지만 이 탄성 한계점(elastic limit)을 넘어서 계속 늘리면 어떻게 될까요? 그때부터는 고무줄이 원래 길이로 돌아가지 못하고, 약간 늘어난 상태로 남게 됩니다. 이걸 가소성 영역(plastic range)이라고 해요. 즉, 원래 성질을 일부 잃어버리고 길이가 늘어난 거죠. 이 상태에서 더 당기면 병목 구간(necking zone)이 생기고, 결국 파손점(failure point)에 도달해 고무줄이 끊어져 버립니다. 이런 원리는 비수축성 물렁조직(non-contractile soft tissue)에도 똑같이 적용됩니다.

우리 몸의 **물렁조직에 가해지는 힘**은 크게 세 가지로 나눌 수 있어요. **장력(tensile stress)**은 조직을 길게 늘리는 힘으로, 예를들면, 스트레칭 시 인대(ligament)나 힘줄(tendon)이 받는 장력을 들 수 있으며 장력이 너무 커지면 파열(rupture)이 발생할 수 있어요. 그다음은 **압박(compressive stress)**으로 조직을 누르는 힘입니다. 예를들면 무릎의 반월상연골(meniscus) 손상, 척추의 척추사이원반 탈출증(Herniated Intervertebral Disc, HNP) 등 압박이 과도하면 찢어지거나 변형됩니다. 마지막으로 **전단(shear stress)의 힘**이 있습니다. 두 개의 힘이 서로 반대 방향으로 작용해 조직이 비틀리거나 밀리는 힘이에요. 예로서는 관절의 비정상 움직임에서 발생하는 인대 손상으로 조직이 이런 힘을 버티지 못하면 쉽게 파손됩니다. 결국 장력, 압박, 전단과 같은 스트레스가 우리 몸에 들어오면, 조직은 처음에는 잘 견딥니다. 하지만 습관적으로 잘못된 자세, 갑작스러운 큰 힘, 장기간의 반복적 하중 등 이런 요인들이 있으면 조직이 점점 약해지고, 결국 가소성 영역(plastic range)을 지나 손상이 발생할 수 있어요.

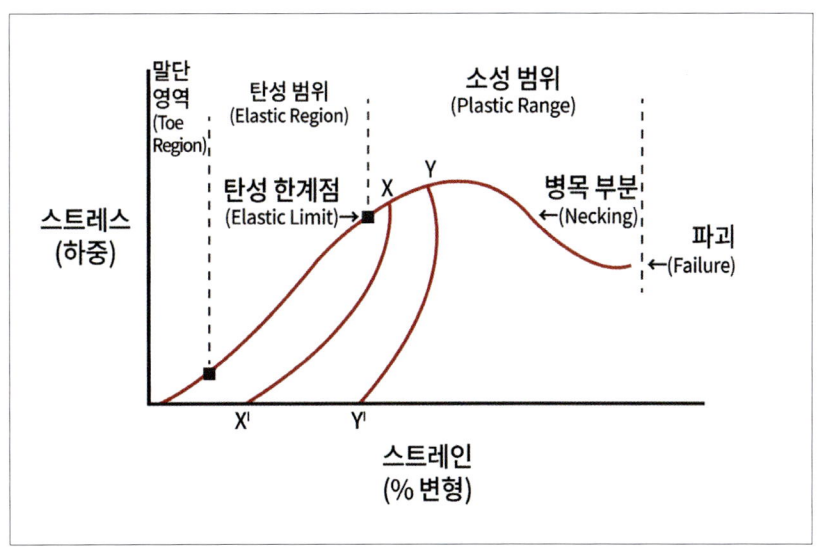

(그림 24) 스트레스-스트레인 곡선(stress-strain curve). 물렁조직의 탄성범위, 소성범위, 파괴범위를 보여주는 그림.

이제 **물렁조직(soft tissue)의 특성을 바탕으로, 우리가 치료(재활)적으로 무엇을 할 수 있는지 정리**해볼게요. 핵심은 두 가지입니다. 손상된 결합조직이 본래 성질로 돌아가도록 돕는 것, 그 과정에서 적절한 자극을 통해 리모델링(remodeling)을 촉진하는 것입니다.

먼저, 결합조직이 회복되는 동안에는 장력(tension), 신장성(extensibility), 안정성(stability)을 다시 세팅해줘야 합니다. 이때 중요한 건 자극의 강도입니다. 자극의 강도(intensity)가 너무 약하면 변화가 없고, 너무 강하면 파열(rupture) 위험이 커집니다. 또한 빈도(frequency)와 기간(duration)도 영향을 주는 것으로 일정한 주기로, 충분한 시간 동안 반복되어야 가소성(plasticity) 기반의 긍정적 변화가 자리 잡습니다. 움직임에 대한 방향(direct) 역시 잘 생각하여야 하는데 특히 비수축성 조직(non-contractile tissue)을 다룰 때는 섬유 배열(fiber orientation)을 고려한 방향성 스트레칭이 필요합니다. 속도(Speed)에서 주의하여야 할 점은 급격한 신장은 신장반사(stretch reflex)를 유발할 수 있으니, 점진적이고 지속적인 방식이 안전합니다.

이런 원칙 아래에서 우리가 적용하는 것이 바로 운동(exercise therapy)과 신장(stretching), 그리고 상황에 따라 저강도 지속 하중(long-duration stretch) 같은 방법들이에요. 목적은 단순히 늘리는 것이 아니라, 리모델링 과정에서 올바른 조직 정렬(alignment)과 역학적 특성(mechanical property)인 장력, 신장성, 안정성을 다시 설계해주는 것입니다.

정리하면, 지금까지 설명한 물렁조직의 탄성, 점탄성, 가소성, 그리고 스트레스-스트레인 곡선(stress-strain curve)에 대한 이해가 있어야, 손상 후 리모델링(remodeling) 단계에서 어떤 운동에 대한 자극을, 얼마나, 어떤 방식으로 적용할지 결정할 수 있다는 것 잘 이해하셔야 합니다.

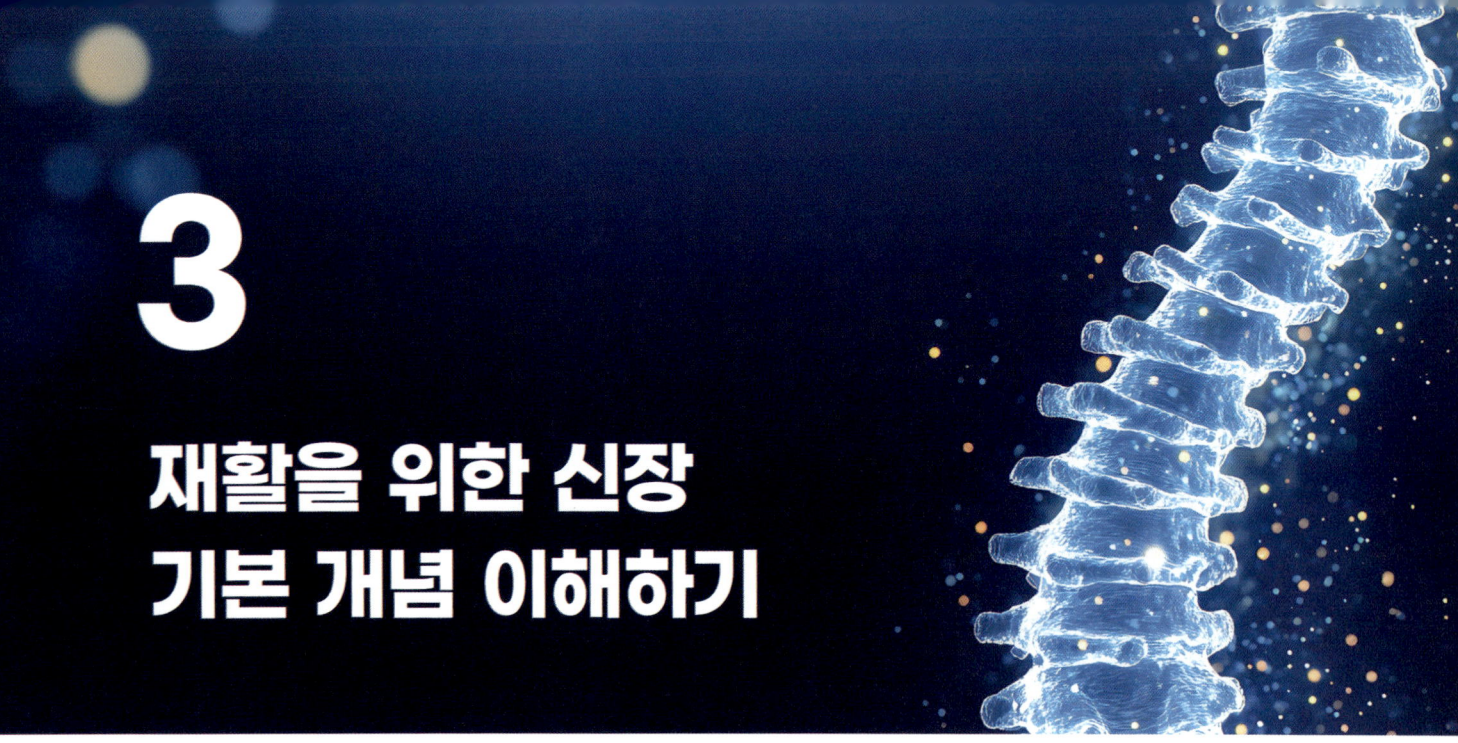

3

재활을 위한 신장
기본 개념 이해하기

안녕하세요. 오늘은 **신장(stretching)**, 즉 우리가 흔히 말하는 **스트레칭에 대한 기본 개념**을 이야기해 보겠습니다. 많은 분들이 스트레칭이라고 하면 단순히 근육 늘리기나 관절 늘리기 정도로 생각하죠. 또 유연성이 떨어졌다, 한쪽이 굳었다 이런 표현을 쓰면서 몸을 늘려야 한다는 개념으로 접근하는 경우가 많습니다. 사실 이런 접근도 틀린 건 아니지만, 우리가 진짜로 스트레칭의 정확한 의미와 관련 용어를 이해하는 게 훨씬 중요해요. 그래야 치료나 운동에서 제대로 활용할 수 있거든요.

그럼 스트레칭이 뭘까요? 간단히 말하면, 물렁조직(soft tissue), 예를 들면 근육이나 결합조직(connective tissue), 관절 주변조직(periarticular tissue)의 신장성(extensibility)을 높이는 겁니다. 즉, 이 조직들의 길이가 변화될 수 있도록 치료적인 방법으로 늘려 주는 거예요. 우리가 스트레칭을 하는 첫 번째 이유는 **유연성 향상(flexibility improvement)**이고, 두 번째는 **관절 가동범위(range of Motion) 증가**입니다. 이 두 가지가 결국 신체 기능과 활동성 향상으로 이어지죠. 이런 기능이 제한되는 원인은 다양해요. 그중에서도 주로 통증(pain), 손상(injury), 부종(edema), 회복 과정에서의 유착(adhesion during healing) 등 이런 요인들이 관절과 조직의 움직임을 제한하기 때문에, 스트레칭으로 이런 제한을 풀어 주는 겁니다.

스트레칭과 관련된 중요한 개념 중 하나가 **가동성(mobility)**입니다. 가동성은 해부학적 구조물(anatomical structures) 즉, 관절이나 척추 분절(spinal segments)이 정상적인 범위 내에서 움직일 수 있는 능력을 말합니다. 이 가동성은 관절 가동범위와 물렁조직의 유연성(soft tissue flexibility)에 크게 영향을 받습니다. 관절 주변에는 관절주머니(capsule), 막(membrane), 그리고 물렁조직(soft tissue)이 있는데, 이 조직들이 충분히 늘어나 줘야 관절이 잘 움직일 수 있어요. 하지만 중요한 건, 단순히 늘어나기만 하면 되는 게 아니라는 거죠. 늘어나면서도 관절의 안정성(stability)을 유지해야 합니다. 그래서 스트레칭 시에는 수동적 장력(passive tension)이 적절히 유지돼야 하고, 이렇게 움직이면서도 안정성을 유지하는 걸 동적 안정성(dynamic stability)이라고 합니다.

그럼 가동성이 떨어지는 이유에 대해 알아보겠습니다. 대표적인 원인이 적응성 단축(adaptive shortening)과 신장성 감소(decreased extensibility)입니다. 물렁조직이 점점 짧아지고 덜 늘어나게 되면, 움직임의 범위가 줄어들고 결국 저가동성(hypomobility) 상태가 되는 거죠. 그래서 우리가 스트레칭을 하는 목표로는 물렁조직의 신장성 향상, 유연성 증가, 관절 가동범위 확대, 나아가 신체 기능과 활동성 회복입니다. 정리하면 스트레칭은 단순히 근육을 늘리는 게 아니라, 물렁조직의 길이와 유연성을 개선 및 가동성을 향상시켜 신체 기능 회복을 하는 과정이에요. 그리고 그 안에서 중요한 키워드는 가동성(mobility), 유연성(flexibility), 관절 안정성(dynamic stability)입니다.

자, 이번에는 물렁조직(soft tissue)의 저가동성(hypomobility)에 대해 이야기해 볼게요. 저가동성이라는 건 쉽게 말하면 움직임이 제한된 상태를 말합니다. 이런 제한이 생기는 핵심은 유연성(flexibility)과 관절 가동범위(range of Motion)의 감소예요. 이런 저가동성은 주로 물렁조직(soft tissue)이 적응성 단축(adaptive shortening), 즉 짧아진 상태로 굳어 있기 때문에 나타납니다. 그럼 이런 상태는 언제 잘 생기는지 알아보면, 첫 번째는 신체 분절(body segment)의 장시간 고정(immobilization)입니다. 잠깐 고정하는 건 큰 문제가 안 되지만, 오랜 시간 고정하면 문제가 되죠. 왜 신체를 고정할까요? 대부분 손상(injury) 때문에 그렇습니다. 예를 들어 골절(fracture), 열상(laceration), 파열(rupture), 이런 손상 후에 국소 부위를 장기간 고정하면 주변 조직이 저가동성이 됩니다. 두 번째는 생활 습관이에요. 예전에는 좌식 생활 때문에 이런 문제가 많았죠. 양반다리를 오래 하다 보면 흔히 햄스트링(hamstring) 단축이 생겼습니다. 요즘은 좌식 생활이 줄었지만, 대신 현대인의 생활 방식에서는 다른 요인이 있죠. 예를 들어 컴퓨터 작업을 오래 하는 경우, VDT 증후군(visual display terminal syndrome)(그림 25) 같은 상태에서 활동량 감소로 인해 특정 부위가 적응성 단축을 겪습니다. 세 번째는 자세 불균형(postural imbalance)이에요. 자세가 안 좋아서 구조적인 불균형이 생기냐, 아니면 불균형 때문에 자세가 안 좋아지냐, 이런 논의가 있지만, 일반적으로 나쁜 자세(poor posture)가 오랫동안 지속되면 근육의 길이 불균형(muscle length imbalance)이 생기죠. 예를 들어, 어떤 근육은 짧아지고(shortened), 어떤 근육은 길어져서 약해지고(lengthened and weakened), 이런 상태가 되면 정상적인 근장력(muscle tension)을 발휘하기 어렵습니다. 네 번째는 신경계 손상(neurological impairment)에 의한 문제입니다. 말초신경계(Peripheral Nervous System, PNS) 손상은 일시적인 근활동성 감소 문제를 야기하고, 중추신경계(Central Nervous System, CNS) 손상은 근수행력(muscle performance) 저하와 경직

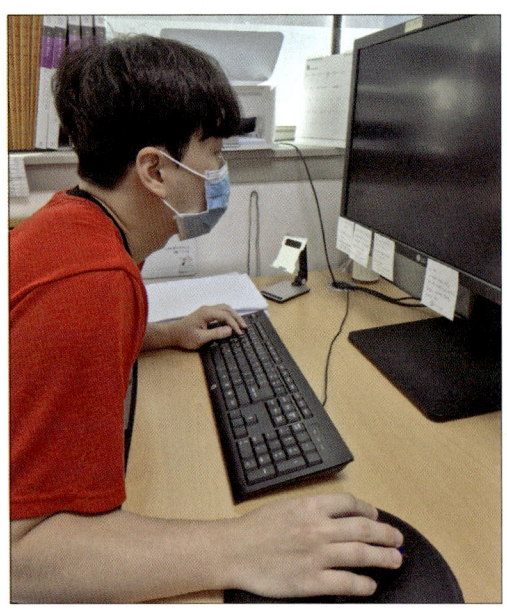

(그림 25) 현대인의 생활방식 중 컴퓨터 작업 등으로 인하여 자세가 매우 불균형해지는 VDT 증후군(Visual Display Terminal syndrome) 유발 사진.

(spasticity) 또는 강직(rigidity)이 발생하게 되어 이런 경우에도 저가동성이 생깁니다. 다섯 번째는 염증(inflammation)이나 통증입니다. 조직 손상 후의 염증 반응, 부종(edema), 유착(adhesion) 같은 요인이 움직임을 제한하죠. 특히 조직 치유 과정(healing process)에서 고정이 필요할 때 이런 문제가 발생하기 쉽습니다. 마지막으로 기형(malformation) 또는 변형(deformity)도 저가동성을 유발할 수 있습니다. 이런 부분을 이해하면, 왜 스트레칭이 필요한지 더 명확해지겠죠.

자, 물렁조직(soft tissue)의 저가동성(hypomobility)을 초래하는 요인들은 앞에서 말했듯이 크게 네 가지예요. 신체 분절(body segment)의 장시간 고정(immobilization), 생활 양식(lifestyle)이나 습관(habit), 비사용(disuse)과 외상(trauma), 기형(malformation)이나 변형(deformity)입니다.

그럼 이제 **신장(stretching)에 대한 기본 중재 방법**을 볼게요. 신장 방법은 굉장히 다양합니다. 그런데 이 다양한 방법들은 대상자의 상태(condition)와 목적(goal)에 따라 달라져요. 쉽게 말하면, 약을 처방하는 것과 비슷합니다. 예를 들어, 우리가 해열제를 먹을 때, 일반적인 해열제는 누구나 약국이나 마트에서 쉽게 구할 수 있죠. 하지만 만약 고용량이 필요하거나, 단순 열이 아니라 염증성 질환(inflammatory disease)으로 인한 고열이라면 어떻게 해야 할까요? 그냥 약을 사 먹으면 안 되죠. 반드시 의사의 진단과 처방을 받아야 합니다. 스트레칭도 똑같습니다. 그냥 무작정 하는 게 아니라, 대상자의 상태가 어떤지 왜 움직임이 제한되었는지 이걸 충분히 파악한 후에 적용해야 합니다. 그래서 스트레칭 기법을 배우기 전에 중요한 건, 객관적인 검진과 평가(objective assessment and evaluation)를 통해 제한된 구조물(restricted structure)이 무엇인지 확인하는 거예요. 그리고 그 구조물이 지금 스트레칭에 적합한 상태인지도 봐야 합니다. 왜냐하면, 손상 후 회복 과정에는 단계가 있어요. 아직 약한 조직이 있거나, 강한 스트레칭(strong stretching)을 하면 안 되는 시기라면, 오히려 재손상을 유발할 수도 있거든요. 그래서 항상 손상과 회복 단계를 고려해야 합니다. 또 스트레칭은 단발적인 개입이 아니라 지속적이고 점진적(progressive and continuous)이어야 해요. 단 한두 번으로 끝나는 게 아니라 꾸준히 해야 하고, 더 중요한 건 예방적으로 이루어지는 게 가장 좋습니다. 즉, 아프기 전에 하는 게 최고예요.

재활 과정에서 스트레칭 접근법을 보면, 초기(early stage)에는 도수 스트레칭(manual stretching)이 가장 효과적입니다. 치료사가 직접 관여해서 근육, 물렁조직, 결합조직 등 스트레칭 대상 부위를 적절히 신장시켜주고, 필요한 경우 관절가동술(joint mobilization)을 병행합니다. 초기에는 이렇게 치료사 중심의 중재가 중요해요. 후기(late stage)에는 자가 스트레칭(self-stretching)을 교육해서 홈 프로그램(home program)으로 연결해야 합니다. 이렇게 해야 환자가 꾸준히 스스로 관리할 수 있죠. 사실 거의 모든 운동 프로그램이 이렇습니다. 처음에는 전문가의 도움을 받으며 배우고, 이후에는 스스로 할 수 있도록 독립(independence)시키는 것. 이게 가장 이상적인 과정이에요. 이 내용이 바로 신장에 대한 기본적 중재 기법입니다. 앞으로도 관련된 용어들을 하나씩 더 정리하면서 알아볼게요.

자, 이제 **스트레칭(stretching)과 관련된 중요한 용어**들을 조금 더 정리해 볼게요. 그중에서 오늘은 우리가 흔히 말하는 유연성(flexibility)에 대해서 알아겠습니다. 우리가 일상에서 유연하다라는 말을 자주 쓰죠. 예를 들어, 부드럽게 움직인다, 움직임이 조화롭다, 관절의 움직임 범위가 좋다 이런 표현들요. 결국 유연성이라는 건 뭐냐면, 정상적인 관절 가동범위(normal range of motion) 내에서, 움직임이 제한되지 않고 부드럽게 이루어지는 능력을 말합니다. 여기서 중요한 건 정상 범위예요. 팔이 비정상적으로 뒤로 꺾인다든지, 움직임이 과도하게 큰 경우는 정상이라고 할 수 없죠. 그런 경우는 관절이나 주변 조직(periarticular structures)에 부담을 줄 수 있으니까요. 그래서 우리가 말하는 유연성은, 정상적인 관절 가동범위 내에서, 움직임을 제한하는 요소(limiting factors)가 없고, 통증(pain)이 없으며, 부드럽게 움직이는 것을 의미합니다. 또한 관절은 자유도(degree of freedom)에 따라 움직일 수 있는 범위가 달라집니다. 1도 자유도는 하나의 면과 하나의 축에서 움직임이고, 2도 자유도는 두 개의 면과 두 개의 축에서 움직임, 이런 관절의 자유도는 회선(circumduction) 같은 원운동이 가능하죠. 3도 자유도는 세 개의 면과 세 개의 축에서 움직임으로 이 경우 회전(rotation)이 가능하며, 안쪽 회전(internal rotation)과 바깥쪽 회전(external rotation)으로 나눌 수 있습니다. 결국 유연성(flexibility)은 관절의 안정성(joint stability)을 유지하면서, 근육(muscle)의 길이(length), 관절 주변 물렁조직(periarticular soft tissue), 그리고 결합조직(connective tissue)의 신장성(extensibility)에 의해 결정됩니다. 쉽게 말해, 관절이 안정적인 상태에서 주변 수축성 조직

(contractile tissue)과 비수축성 조직(non-contractile tissue)이 얼마나 잘 늘어나는가, 그게 유연성의 핵심이에요. 그리고 나이가 들거나, 특정 질환이 있으면 유연성이 떨어진다는 표현을 하죠. 이 말은 곧 조직의 신장성(extensibility)이 감소했다는 뜻입니다.

자, 이번에는 **관절 운동형상학(arthrokinematics)**에 대해서 이야기해 볼게요. 우리가 운동을 이야기할 때, 크게 두 가지로 나눌 수 있습니다. 하나는 관절 운동형상학(arthrokinematics)이고, 또 하나는 뼈 운동형상학(osteokinematics)이에요. 먼저 운동형상학(kinematics)이라는 건 쉽게 말해서, 운동의 모양을 설명하는 학문이에요. 즉, 힘(force) 같은 역학적 요소는 다루지 않습니다. 단순히 어떻게 움직이는가 그걸 설명하는 거죠. 그리고 관절 운동형상학(arthrokinematics)은 관절 안에서 일어나는 작은 움직임이에요. 예를 들어 굴림(roll), 활주(glide or slide), 회전(spin)이 있죠**(그림 26), (그림 27), (그림 28), (그림 29)**. 이런 움직임들은 우리가 흔히 관절 내 움직임(intra-articular movement)이라고 부릅니다. 반면 뼈 운동형상학(osteokinematics)은 큰 움직임을 의미해요. 예를 들어 우리가 말하는 굽힘(flexion), 폄(extension), 벌림(abduction), 모음(adduction), 그리고 회전(rotation) 같은 움직임들이죠. 이 움직임은 시상면(sagittal plane)은 굽힘과 폄, 관상면(frontal plane)은 벌림과 모음, 횡단면(transverse plane)은 회전 운동으로 설명합니다. 즉, 큰 움직임은 뼈 운동형상학, 작은 움직임은 관절 운동형상학이라고 보면 됩니다. 치료와 어떠한 관련성을 이야기하자면, 우리가 관절 가동범위를 늘리거나, 유연성(flexibility)을 높이고 싶을 때, 관절 운동형상학에 근거한 기법을 사용합니다. 이걸 관절 놀이(joint play)라고 부르죠. 즉, 관절 안에서의 작은 움직임을 유도해서 관절의 기능을 회복하는 겁니다.

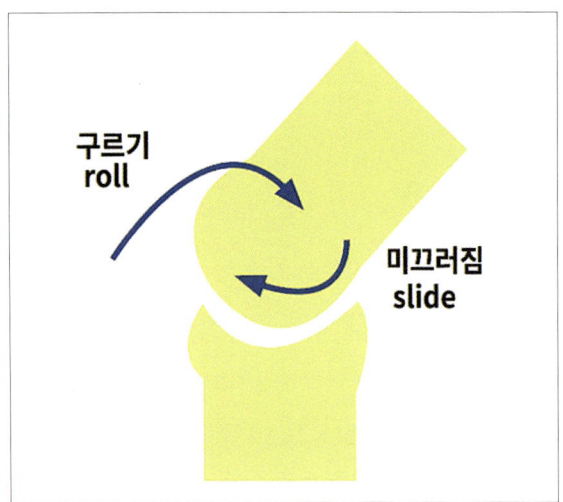

(그림 26) 관절운동 형상학의 관절 내 구르기(roll), 미끄러짐(slide)이 반대 방향으로 일어나는 그림.

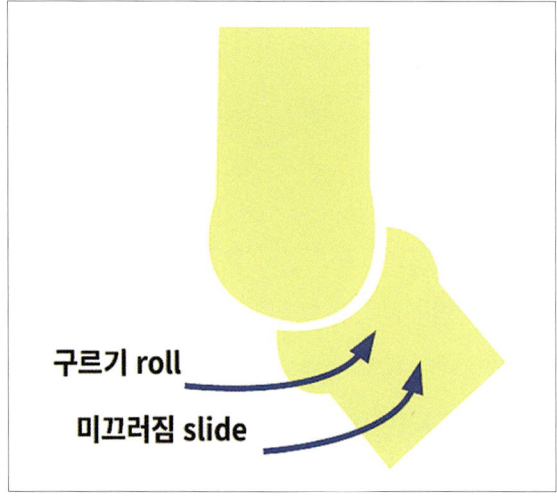

(그림 27) 관절운동 형상학의 관절 내 구르기(roll), 미끄러짐(slide)이 같은 방향으로 일어나는 그림.

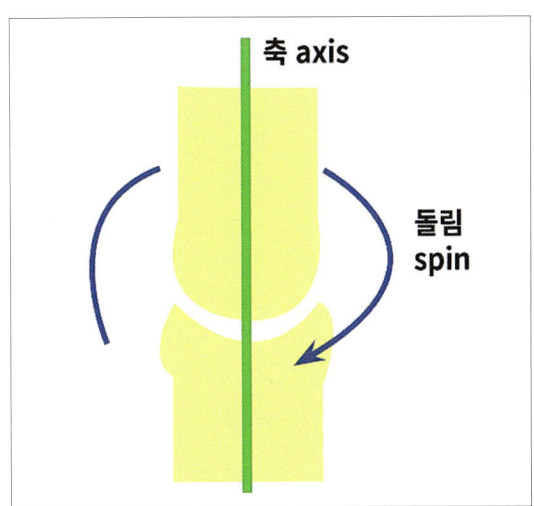

(그림 28) 관절운동 형상학의 관절 내 돌림(spin) 일어나는 그림

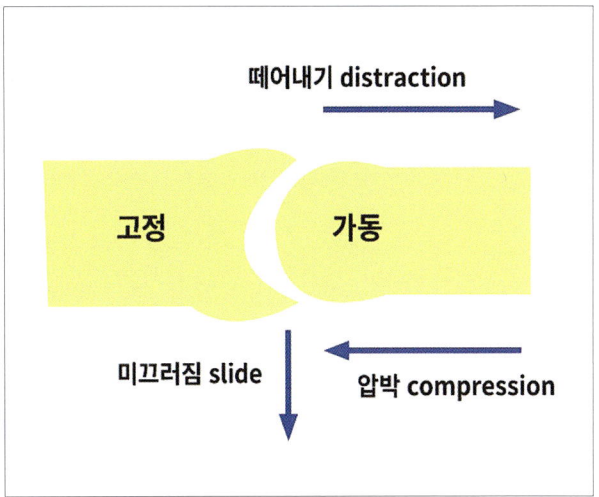

(그림 29) 관절운동 형상학의 관절 내 떼어내기 (distraction), 압박(compression), 미끄러짐(slide)이 일어나는 그림.

다음은 **구축(contracture)과 관련되어진 개념**을 볼게요. 임상에서 정말 많이 쓰는 용어죠. 구축(contracture), 단축(shortening), 그리고 타이트니스(tightness). 세 가지를 구분해 봅시다. 구축(contracture)은 가장 상위 개념으로 보시면 됩니다. 관절을 지나는 근육이나 주변 물렁조직(soft tissue)이 적응성 단축(adaptive shortening)을 일으켜서, 수동적이든 능동적이든 신장(stretching)이 거의 안 되고, 관절 가동범위가 심하게 제한되는 상태입니다. 쉽게 말해, 정상 가동범위가 거의 절반 이상 제한되는 상황이에요. 단축(shortening)은 부분적인 가동범위 제한이에요. 즉, 완전히 움직임이 안 되는 건 아니지만, 충분히 늘어나지 않는 상태죠. 타이트니스(tightness)주로 근육에서 나타나는 개념이에요. 수축성 조직(contractile tissue)과 비수축성 조직(non-contractile tissue) 모두에서 생길 수 있고, 오랜 시간 사용하지 않거나, 반복된 자세 습관 때문에 조직이 뻣뻣해지고 길이 변화가 충분히 일어나지 않는 걸 말합니다. 쉽게 말해, 늘어날 준비가 안 된 상태, 뻣뻣하고 제한된 느낌이 타이트니스입니다. 다시 말하면, 구축(contracture)은 심각한 제한, 거의 움직이지 않는 상태이고, 단축(shortening)은 어느 정도 제한이 있지만 움직임은 가능한 상태, 타이트니스(tightness)는 조직이 뻣뻣하고 길이 변화가 잘 안 되는 상태로 이해하면 됩니다.

구축(contracture)에 대한 개념을 한번 더 자세히 살펴보겠습니다. 임상에서 가장 많이 이야기되는 구축 유형 중 하나가 바로 근정적 구축(myostatic contracture)이에요. 이 말이 조금 어렵게 느껴질 수 있는데, 간단히 말해 근육과 힘줄 단위에서 나타나는 적응성 단축(adaptive shortening)을 의미합니다. 이때 나타나는 특징은 관절 가동범위(Range Of Motion, ROM)의 감소이고, 결과적으로 유연성(flexibility)이 떨어지는 거죠. 하지만 중요한 건, 이 상태에서는 근육 자체의 병리적 변화(pathological change)는 없다는 것입니다.

그럼 이러한 부분을 이해하기 위해 근육의 구조(그림 30)를 조금 살펴보도록 하겠습니다. 근육은 바깥쪽에서부터 근육바깥막(epimysium), 근주위막(perimysium), 근육속막(endomysium)으로 싸여 있고, 그 안쪽에는 근육섬유(muscle fiber)가 있습니다. 근육섬유 안에는 근원섬유(myofibril)가 있고, 그 근원섬유는 근원섬유마디(sarcomere)라는 단위로 이루어져 있습니다. 이 근원섬유마디는 액틴(actin)과 미오신(myosin)으로 구성돼 있죠. 실제로 근육 수축(muscle contraction)이 일어나는 가장 작은 단위가 바로 이 근원섬유마디(sarcomere)입니다. 수축 과정은 우리가 잘 아는 잔섬유미끄러짐 가설(sliding filament theory)로 설명할 수 있어요. **근육 수축 기전**에 대해 간단히 말해보면, 운동 신경의 활동전위(action potential)가 신경근 접합부(neuromuscular junction)에 도달하면, 신호가 T세관(transverse tubule)을 통해 퍼져서 근소포체(sarcoplasmic reticulum)에서 칼슘(Ca^2)을 방출합니다. 칼슘이 트로포닌(troponin)에 결합하면, 트로포미오신(tropomyosin)이 자리에서 벗어나 미오신 머리(myosin head)가 액틴(actin)에 붙을 수 있게 되죠. 미오신 머리가 액틴을 잡아당기면서 필라멘트가 서로 미끄러지듯(sliding) 움직이고, 그 결과 근육이 수축합니다(그림 31). 이게 바로 근수축의 기본 원리예요.

그렇다면 다시 구축의 내용으로 돌아와 근정적 구축(myostatic contracture)에서는 근원섬유마디(sarcomere)의 액틴과 미오신 길이에 변화가 없습니다. 즉, 수축과 신장(stretch)의 기본 기전은 그대로 가능하다는 뜻이에요. 문제는 주로 근막(fascia)이나 주변 결합조직(connective tissue)에서 생기는 제한 때문이죠. 그래서 이런 경우는 스트레칭(stretching)에 잘 반응합니다. 예를 들어, 허리나 어깨가 처음에는 잘 안 움직였는데, 몇 번 반복해서 부드럽게 스트레칭을 하면 점점 좋아

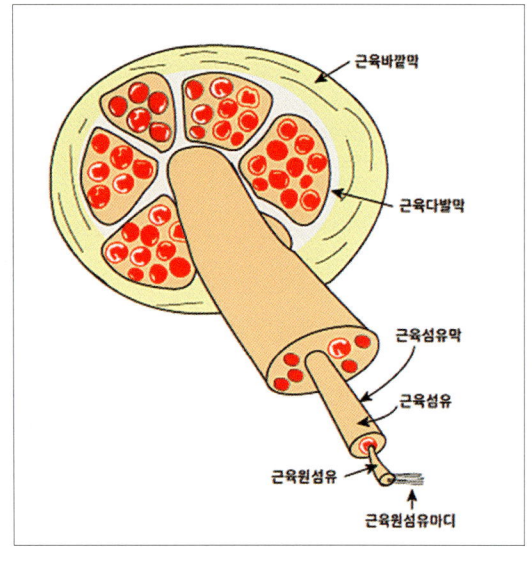

(그림 30) 근육의 기본 구조 그림.

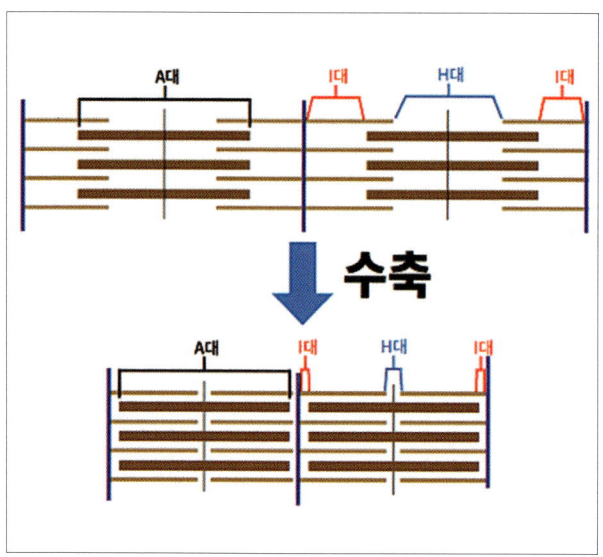

(그림 31) 근육 수축의 기본 원리인 액틴(actine), 미오신(myosin)이 중첩되는 그림.

지는 경우 있죠. 이게 바로 근정적 구축에서 나타나는 특징이에요. 주요 요인은 열감, 근육의 점탄성 변화, 신경계의 적응 등 여러 가지가 있겠지만, 결론적으로 이 유형은 스트레칭에 의해 개선될 가능성이 높은 좋은 예후를 보입니다. 반면에, 가짜 근정적 구축(pseudomyostatic contracture)도 있어요. 주로 중추신경계(CNS) 손상에서 나타납니다. 예를 들어, 뇌졸중(stroke) 환자에서 보이는 경직(rigidity)이나 강직(spasticity) 같은 상태가 이에 해당하죠. 이 경우는 근육섬유 길이에는 변화가 없는데, 신경학적 문제로 인해 근육이 지속적인 수축 상태에 있고, 신장(stretching)에 잘 반응하지 않습니다. 특히, 빠른 속도로 스트레칭을 가하면, 오히려 더 강한 저항을 보여요. 이게 바로 중추신경계 손상 후 강직(spasticity)의 특징이에요. 이럴 때는 신경-근 억제 기법(neuromuscular inhibition techniques)을 사용합니다. 예를 들어, PNF(고유수용성 신경근 촉진법)의 Hold-Relax 기법, 보바스(bobath) 접근법의 상호억제(reciprocal inhibition) 내용을 기반으로 작용근(agonist)을 수축시켜서 대항근(antagonist)을 이완시키는 방법이 있습니다. 그 외에도, 근육 경련(muscle spasm), 통증으로 인한 근육 보호 수축기전인 가드(muscle guarding) 현상, 전해질 불균형, 대사 장애 등으로 인한 쥐 나는 것(cramp) 등 이런 것들도 가짜 근정적 구축으로 볼 수 있어요. 이때는 근육 자체는 신장 가능하지만, 통증이나 신경계 반응 때문에 늘어나지 않는 거죠.

　이번에는 **관절(joint)과 관절주위(structures around joint) 구축**에 대해 살펴보겠습니다. 앞서 말씀드렸듯이, 관절 구축과 관절 주위 구축은 조금 다르게 이해해야 합니다. 관절 자체의 구축은 관절병리(joint pathology)의 결과라고 볼 수 있고, 관절 주변의 구축은 주변 조직에서 생기는 변화에 의한 것이죠. 우리가 주로 이야기하는 관절은 대부분 윤활관절(synovial joint)을 말합니다. **윤활관절의 구조**(그림 32)를 기본적으로 이해하고 있어야, 어떤 결합조직(connective tissue)에서 구축이 발생하는지, 그리고 그에 따른 병리(pathology)를 이해할 수 있습니다. 윤활관절의 기본 구조를 보게 되면, 인대(ligament)에 의해 관절 안정성을 제공합니다. 관절주머니(joint capsule)는 관절을 감싸 안정적 상태를 유지시켜 주며, 관절주머니 안쪽에 있는 윤활막(synovial membrane)에서는 윤활액(synovial fluid)를 분비하여 관절의 움직임을 부드럽게 합니다. 관절연골(articular cartilage)과 반달연골(meniscus cartilage)이 있으며, 대부분 무혈성 조직(avascular tissue)으로, 영양물은 주로 윤활액(synovial fluid)을 통해 공급됩니다. 특히 반달연골(meniscus)을 보면, 안쪽(medial meniscus)과 바깥쪽(lateral meniscus) 부분이 혈관 분포가 다릅니다. 완전 안쪽은 무혈성 조직(avascular)이라 손상 시 스스로 재생이 어려운 특징이 있습니다. 주변 조직으로는 지방패드(fat pad), 윤활주머니(bursa), 힘줄(tendon)과 힘줄집(tendon sheath), 신경과 혈관(nerves & vessels) 등이 있습니다.

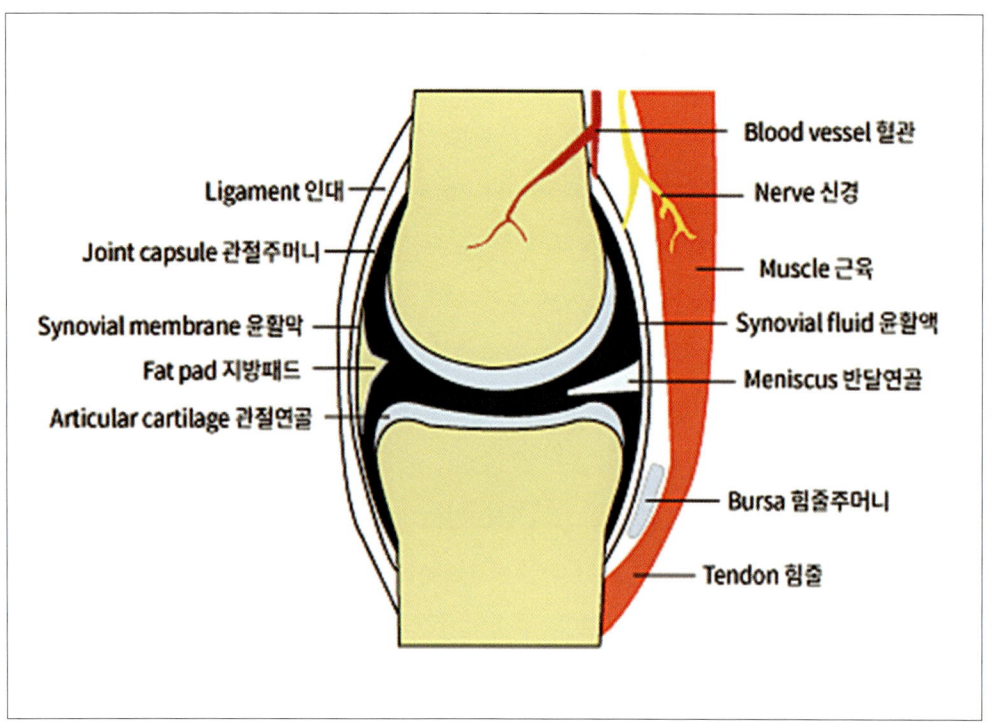

(그림 32) 윤활관절의 기본 구조를 보여주는 그림.

그럼, 관절에서 가장 잘 구축되는 부위는 어디일까요? 바로 관절주머니(joint capsule)입니다. 염증성 변화(inflammatory changes)나 유착(adhesion)이 생기면, 관절 움직임이 제한되는데, 대표적인 예가 유착성 관절주머니염(frozen shoulder, adhesive capsulitis)이죠. 관절주머니가 두꺼워지고, 유착이 생기면서 가동 범위가 제한됩니다. 필요하다면 윤활막 절제술(synovectomy) 같은 수술로 증식된 안쪽막을 제거하기도 합니다. 관절주위 구축(periarticular contracture)은 고정 이후 그리고 지속적인 통증이 구축을 유발합니다. 즉, 구축은 손상과 병리(pathology) 후에 통증, 운동 제한, 그리고 구축의 반복 과정에서 더 나빠지게 됩니다. 임상에서는, 통증 관리(pain management), 주변 조직 강화(strengthening of surrounding tissues), 관절 가동성 회복(joint mobility recovery) 순으로 접근하는 것이 일반적입니다.

정리하면, 관절 구축(joint contracture)은 관절 자체의 병리로 인한 움직임 제한과 관절주위 구축(periarticular contracture)인 관절 주변 조직에서 발생하는 움직임 제한, 그리고 구축의 발생 원인은 염증, 유착, 관절 삼출물, 연골 및 골 변형 등이 포함되어 있으며, 치료의 핵심은 통증 완화와 주변 조직 회복, 그리고 관절 가동성 확보 순서로 진행하며, 관절 구축과 관절 주위 구축의 차이를 명확히 구분하면서 임상 접근도 체계적으로 할 수 있습니다.

자, 그러면 정상적인 관절 운동형상학(normal joint kinematics)에서 제약이 생기는 경우에 대해 조금 더 이야기해보겠습니다. 관절 운동형상학에서는 굽힘(flexion), 폄(extension), 회전(rotation), 미끄러짐(sliding), 구르기(rolling) 같은 움직임이 포함됩니다. 관절의 움직임이 제한되면, 특히 윤활관절(synovial joint)에서는 기초 구조와 병리(pathology)를 이해하는 것이 중요합니다. 그와 관련하여 섬유성 구축(fibrous contracture)과 비가역성 구축(irrevocable contracture)을 구분해 볼게요.

섬유성 구축(fibrous contracture)은 관절 주변 결합조직인 비수축성 조직(non-contractile tissue)이나 근육과 같은 수축성 조직(contractile tissue)에서 섬유성 변화(fibrosis)가 생겨 유착(adhesion)이 발생한 상태입니다. 외상(trauma), 병리(pathology), 장기간 고정(immobilization) 후 발생할 수 있습니다. 어느 정도 관절 가동범위(range of motion)를 늘릴 수 있지만, 조직 길이를 완전히 회복시키기는 어렵습니다. 관절 주변이 섬유화되면 뻣뻣(stiffness)해져서 움직임이 제한됩니다.

비가역성 구축(irrevocable contracture)은 광범위한 조직 손상이나 장기간 고정 후 더 이상 관절 가동성이 회복되지 않는 상태입니다. 주로 수술 후(postoperative) 혹은 외상 후(post-traumatic) 발생하며, 장기간 염증성 반응(inflammatory response)이 지속될 경우 생깁니다. 이렇게 되면 일반적인 신장(stretching)으로는 움직임을 회복시키기 어렵습니다.

중요한 점은, 이런 섬유성 구축(fibrous contracture)이나 비가역성 구축(irrevocable contracture)을 다룰 때는 병리(pathology)에 대한 이해가 필수라는 것입니다. 단순히 움직임을 늘리려 하거나, 무리하게 신장(stretching)을 시도하면 조직 손상(tissue injury)으로 이어질 수 있습니다. 따라서 적절한 중재(intervention)가 필요하며, 이것은 병리적 상태를 충분히 고려한 상태에서 이루어져야 합니다.

정리하면 지금까지 우리가 배운 신장(stretching)과 관련된 기본 개념은 다음과 같습니다. 유연성(flexibility)과 신장성(stretchability)은 관절 가동범위(range of motion)를 확보하고, 기능적 움직임(functional movement)을 가능하게 합니다. 근정적 구축(myostatic contracture)은 근육 섬유 마디(fiber sarcomere)에서 수축 능력이 유지되어, 스트레칭에 잘 반응합니다. 가짜 근정적 구축(pseudomyostatic contracutre), 강직(spasticity)은 주로 중추신경계 손상 문제로 인해 수동 신장(stretching)에 잘 반응하지 않습니다. 섬유성 구축(fibrous contracture)은 장기간 손상, 외상, 고정 후 조직이 섬유화되어 신장에 반응이 어렵습니다. 비가역성 구축(irrevocable contracture)은 광범위한 섬유화나 장기 고정 후 회복이 불가능한 상태입니다. 윤활관절(synovial joint)에 대한 구조를 이해해야 신장 및 가동성 회복을 위한 치료 접근이 가능합니다. 결국, 신장(stretching)과 움직임 제한(movement restriction)의 원인을 정확히 이해해야, 임상에서 적절하게 접근할 수 있습니다. 근육과 관절 주변 조직, 수축성과 비수축성 조직(contractile, non-contractile tissue) 반응을 구분하고, 치료에 반응이 잘 나타나는 경우와 그렇지 않은 경우를 구분하는 것이 중요합니다. 이 내용을 이해하면, 재활(rehabilitation)과 치료(intervention)의 기본 베이스를 잡을 수 있습니다. 즉, 어떤 부위와 조직에서 제약이 발생했는지, 어떤 형태의 구축(contracture)인지, 그리고 이에 맞는 적절한 중재(intervention)를 어떻게 해야 하는지를 이해하는 것이 핵심입니다.

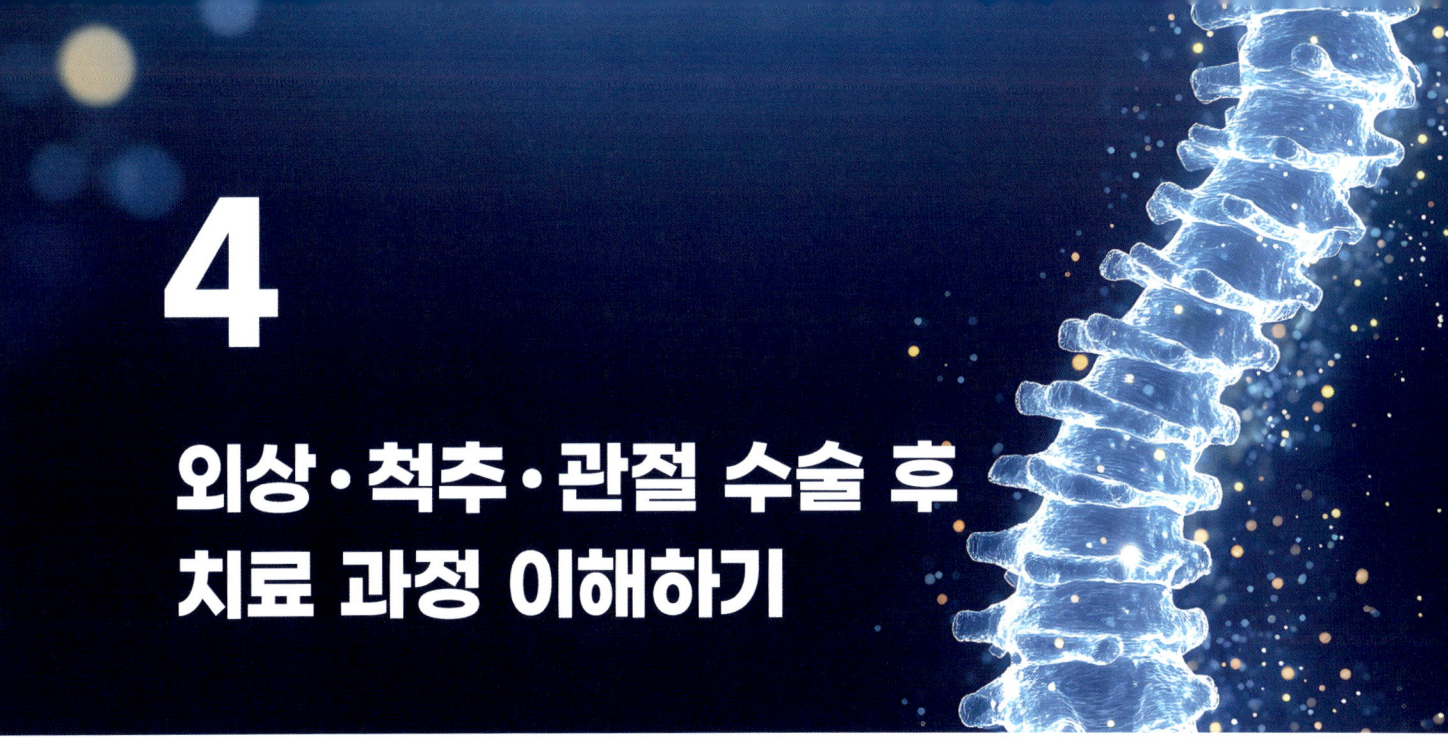

4

외상·척추·관절 수술 후 치료 과정 이해하기

자, 이제 **근골격계 병변 중에서 수술(surgery)과 관련된 내용을 좀 정리**해 볼게요. 우리가 이걸 왜 알 아야 할까요? 바로 **재활 과정에서 수술 전과 후에 어떤 역할**이 필요한지 이해하기 위해서죠.

수술 전에는 어떠한 부분을 좀 이해하고 있는 것이 좋을까요? 수술 전 재활의 목적은 단순히 운동을 시키는 게 아니에요. 교육적인 부분이 굉장히 큽니다. 환자에게 수술 후 이런 과정을 거칠 거예요 라고 알려주고, 또 가능하다면 근력(strength)을 미리 키워 놓는 게 중요해요. 왜냐하면 수술 후에 는 초기 활동이 제한되기 때문에, 미리 준비된 근육이 회복을 훨씬 더 빠르게 도와주거든요.

수술 후 재활에서는 우리가 많이 알고 있는 내용 그대로 알고 계시면 됩니다. 수술 후 재활은 그냥 아무렇게나 하는 게 아니라, 계획된 과정(planned process) 으로 진행됩니다. 물론 이 과정은 케이 스마다 다르다(case by case)는 거 기억하세요. 환자의 증상, 상태, 환경, 생활 습관, 이런 개인적 요 소들에 따라 달라져요. 하지만 기본적인 일반적 관리 지침(general management plan)은 있습니 다. 그게 뭔지 하나씩 볼게요.

근골격계 병변의 초기 치료는 보존적 방법부터 일반적으로 진행합니다. 자, 우리가 보통 근골격 계 병변이 생기면, 처음부터 수술하지는 않죠. 대부분은 보존적 치료(conservative treatment)부 터 시작합니다. 보존적 치료에는 이런 것들이 있어요. 약물치료(pharmacological therapy)는 우리 가 알고 있는 복용약을 먹는 거죠. 다음 운동치료(therapeutic exercise)로 기능을 개선하고 근력 을 강화합니다. 도수치료(manual therapy)는 관절, 근육을 손으로 다루어 통증 완화 및 신체 기능을 개선하기 위한 목표를 가지고 있습니다. 전기적 인자치료(electrotherapy)는 전기 자극을 이용해서 통증을 줄이는 방법으로 물리적 인자치료(modalities)의 대표적인 것이 온찜질, 냉찜질, 초음파, TENS 등이 있죠. 이 모든 치료의 목표는 통증 완화와 기능 회복(functional recovery) 이에요. 그리고 궁극적으로는 환자가 스스로 회복할 수 있도록 돕는 것, 이게 핵심이에요.

그럼 언제 수술이 필요할까? 자, 우리가 치료사니까 수술을 직접 하는 건 아니지만, 어떤 상황에서 수술이 개입되는지는 알아야 합니다. 이건 당연히 의사의 판단에 따라 이루어집니다. 주로 이런 경우에 수술을 고려해요. 보존적 치료가 실패했을 때, 약물, 물리치료, 운동치료, 도수치료 등 다양한 방법을 충분히 시도했는데도 증상이 호전되지 않거나 오히려 악화되는 경우예요. 또는 처음부터 보존적 치료로는 해결이 불가능할 만큼 구조적 손상(structural damage)이 큰 경우, 통증 때문에 일상생활이 불가능한 경우, 가만히 있어도 아프거나, 조금만 움직여도 통증이 너무 심해서 생활 자체가 안 되는 경우, 운동범위(range of motion)가 심하게 제한된 경우 등이 있습니다. 예를 들어 어깨를 들어 올릴 때 정상은 180도인데, 90도 이상 못 올리고 통증이 심하면 큰 문제죠. 야간통(night pain)이나 수면장애가 있는 경우, 통증 때문에 밤에 잠을 못 자는 경우도 수술 적응증이 됩니다. 관절이나 뼈의 불안정성(instability)도 고려 대상인데 특히 척추 같은 경우가 대표적이에요. 관절의 심한 변형(deformity)이나 비정상적 정렬(malalignment)로 기능에 큰 문제가 생길수 있다는 의사 판단으로 수술로 교정해야 할 필요성이 있을때도 있습니다. 결국 핵심은 보존적 치료로 해결되지 않거나, 기능과 삶의 질에 심각한 제한이 있을 때 수술이 고려된다는 거죠.

수술 여부에 대한 판단은 당연히 객관적인 소견(objective findings)을 기반으로 하겠죠. 그래서 보존적인 치료보다는 수술적 개입(surgical intervention)이 더 적절하다고 의사가 판단하면, 수술을 진행하게 되는 겁니다. 그럼 우리가 기억해야 할 건 뭐냐면, 통증이나 병변, 기능 이상이 나타났을 때, 그게 어느 정도 수준인지 먼저 확인해야 해요. 만약 그 범위가 크지 않다면, 보존적 치료(conservative treatment)를 우선 시행하는 게 기본입니다. 그리고 증상이 조금 좋아지고, 재발 가능성도 낮아진다면, 그 상태로 잘 유지(maintenance)해 나가는 게 아주 좋은 방법이죠.

하지만 아까 말씀드렸던 것처럼, 안정이나 활동을 무기력하게 만드는 심한 통증(severe pain), 움직임에서 현저한 제한(significant limitation)이 나타나는 경우, 뼈의 분절 불안정성(segmental instability), 관절의 비정상적 정렬(malalignment), 그리고 만성적인 관절 부종, 이 모든 것보다도 가장 중요한 건 바로 극심한 통증(extreme pain)입니다. 이 정도로 통증이 심해서 일상생활이 어렵다면, 결국 객관적인 소견을 근거로 수술이 개입될 가능성이 높습니다.

자, 그리고 수술 이야기를 할 때는 항상 **수술 전(preoperative)**과 **수술 후(postoperative)**를 함께 봐야 해요. 많은 책에서도 수술 전 관리에 대한 내용이 강조됩니다. 예를 들어, 어떤 운동을 미리 해주는 것이 도움이 된다, 관절 가동범위(range of motion)를 유지하는 것이 좋다, 교육이 필요하다 이런 내용들이죠. 다만, 이 부분에 대해서는 연구마다 의견이 다양합니다. 수술 전 운동 프로그램 (preoperative exercise program)이 수술 후 결과에 얼마나 영향을 주는지에 대해서는 서로 다른 결론이 많아요. 어떤 연구에서는 수술 전에 운동을 하면 도움이 된다고 하고, 또 어떤 연구에서는 의미 있는 차이가 없다고 해요. 그래서 결론적으로는 다양한 의견이 공존한다는 걸 아시면 됩니다. 예를 들어, 무릎관절 치환술(Total Knee Arthroplasty, TKA)을 하는 경우를 볼게요. 수술 후에는 안쪽넓은근(vastus medialis)이나 모음근(adductor muscle)쪽이 많이 약해집니다. 그래서 수술 전에 이 근육들을 강화하는 운동을 미리 해두면, 수술 후 관절 가동범위(joint range of motion)를 늘리고 주변 근육 운동을 하는 데 더 효과적이었다는 보고가 있어요. 실제로 이런 연구에서는, 수술 전에 운동을 한 그룹이 안 한 그룹보다 회복 효과가 좀 더 컸다고 합니다. 하지만 여전히 많은 논문에서 지적하는 부분은 연령(age), 수술 종류(type of surgery), 손상의 정도(severity of injury), 이런 요소들에 따라 회복 과정이 다르다는 거예요. 그러니까 단순히 수술 전 운동이 무조건 효과가 있다고 단정할 수는 없습니다. 결국 여러 요인이 복합적으로 영향을 준다는 거죠.

이제 수술 후(postoperative) 이야기를 해 볼게요. 수술 후 적절한 치료 관리가 어떻게 예후에 영향을 주느냐, 이 부분이 핵심입니다. 그중 첫 번째는 조직 병변(tissue lesion)과 손상의 범위(extent of damage) 입니다. 병변의 크기와 수술 시 조직의 상태가 회복 과정에 큰 영향을 미쳐요. 예를 들어, 돌림근띠 파열(rotator cuff tear) 환자를 생각해 볼게요. 우리가 돌림근띠 복원술(rotator cuff repair, RCR)을 했다면, 어떤 환자는 손상이 비교적 작고 오래되지 않은 경우라서, 수술 다음 날부터 CPM(Continuous Passive Motion), 즉 수동적 관절운동(passive range of motion)을 할 수도 있어요. 이런 경우는 어깨 유착(adhesion)을 막기 위해서 조기 운동이 들어갑니다. 그런데 또 어떤 환자는 손상이 너무 크거나 오래된 손상이라서 조직 상태가 매우 약한 경우가 있어요. 이런 경우는 1~2주 이상 수동적 운동도 제한됩니다. 즉, 손상의 정도(severity of tear)에 따라 초기 운동 범위나 진행 속도가 완전히 달라지는 거죠. 그리고 당연히 연령(age) 도 중요합니다. 젊을수록 회복이 빠르고, 나이가 많으면 상대적으로 회복이 느려요. 또 하나는 수술 전 장애 정도(preoperative functional limitation), 즉 얼마나 오래 제한이 있었는가 하는 거예요. 예를 들어, 어깨 관절에서 원래 운동범위가 90도밖에 안 되던 사람이랑 150도까지는 됐던 사람이랑, 수술 후 회복 속도는 당연히 차이가 있습니다. 이런 요소들이 모두 치료 관리와 예후에 큰 영향을 준다는 거 기억하시면 됩니다.

그다음에 건강의 이력도 굉장히 중요합니다. 이게 연령과도 관련이 있고, 우리가 흔히 말하는 과거력하고도 연결돼요. 특히 약 복용 이력, 이게 의미하는 건 뭡니까? 과거에 어떤 지병을 가지고 있었다는 거죠. 예를 들어서 당뇨 같은 경우, 왜 중요하죠? 손상 부위의 회복 속도가 당뇨가 없는 환자에 비해서 훨씬 느립니다. 그래서 당뇨가 있는 분들은 손상 회복이 조금 더딜 수 있고, 치료 관리에서 더 신경을 써야 됩니다. 이런 부분도 꼭 알고 계셔야 돼요.

자, 이제 중요한 건 뭐냐? 바로 **손상 조직의 치유 단계와 그 단계별 특징**이에요. 결국 우리가 환자를 치료할 때는, 수술 후 이 손상 조직이 어떤 단계에 있는지 알아야 하거든요. 크게 보면 급성기, 아급성기, 만성기 이렇게 나눌 수 있죠. 근데 수술 후에는 단순히 이렇게만 나누기보다는, **최대 보호 단계(그림 33), 중등도 보호 단계(그림 34), 최소 보호 단계(그림 35)** 이렇게 이해하시면 좋아요.

자, 첫 번째 **최대 보호 단계**, 이때는 뭐가 중요합니까? 수술한 구조물을 최대한 안정화시켜야 하고, 염증과 부종 관리가 핵심이에요. 이 시기가 보통 0주에서 2주까지, 길게는 조금 더 갈 수도 있습니다. 그다음에 **중등도 보호 단계**, 이건 보통 2주에서 4주, 길면 6주까지예요. 이때는 조금씩 활동성이 생기기 시작합니다. 마지막으로 **최소 보호 단계**, 이때는 우리가 본격적으로 적극적인 재활에 들어가요. 주로 4주 이후부터라고 보시면 됩니다.

예를 들어서 힘줄 같은 경우는 대략 3주~4주쯤 되면 회복 단계로 보고, 근육은 혈류가 많기 때문에 조금 더 빨라서 2~3주 정도 안정화되면 그다음부터 재활을 시작할 수 있습니다. 이건 일반적인 경우고, 상황에 따라 조금씩 차이가 있어요. 그다음에 또 중요한 게 인접한 구조의 완전성이에요. 주변 조직이 얼마나 잘 유지되고 있는가? 예를 들어서 손상된 조직은 보호해야 되지만, 주변 구조의 기능은 최대한 저해되지 않도록 해야죠. 만약에 팔꿈치에 문제가 있었다면, 어깨나 손목은 가능한 범위 내에서 움직여줘야 한다는 거예요. 인접한 구조가 불안정하다면, 손상이 그만큼 심각했다는 의미일 수도 있습니다. 이 점도 꼭 기억하세요.

그리고 치료사는 반드시 특정 병변이나 손상에 대한 수술 치료의 적응증과 타당성을 이해해야 합니다. 예를 들어서, 어깨에서는 대표적으로 돌림근띠 파열, 그다음에 방카르트 병변, SLAP 병변, 그리고 위팔두갈래근염, 또 봉우리밑 공간을 넓혀주는 subacromion plasty같은 것들이 있어요. 척추는 어떻습니까? 유합술, 경피적 신경성형술, 디스크 대체술, 디스크 절제술, 이런 것들이 대표적이죠. 무릎에서는 TKA, 즉 무릎 관절 치환술이 가장 많고, 그 외에 관절낭염 같은 염증성 질환도 있죠. 발목 같은 경우는, 대표적으로 인대 손상, 예를 들어 ATFL(Anterior Tibofibuar Ligament)같은 인대 파열이 있을 수 있어요. 그리고 골절 이후의 재활도 굉장히 다양합니다. 골절 부위와 정도, 수술 방식에 따라 체중 부하 시점이 달라지죠. 물론 이런 세부 사항들은 의료진이 가장 정확하게 알고 있습니다. 왜냐하면 의사는 수술을 하면서 직접 구조물을 확인했고, 복구 상태를 눈으로 봤기 때문이죠. 유착이 어느 정도인지, 움직임 제한이 어느 방향에 있는지까지 가장 잘 압니다. 그래서 우리는 반드시 의료진과 팀 접근을 해야 하고, 의사와의 소통이 가장 중요합니다. 결국, 이런 요소들이 수술 후 적절한 치료 관리에 영향을 미치는 핵심 요인이 됩니다.

　자, 그다음에 수술 후 상황을 한번 볼게요. 수술하고 나면 당연히 절개 부위가 있겠죠. 요즘은 예전처럼 크게 절개하고 들어가기보다는, 내시경으로 하는 경우가 많습니다. 특히 관절 수술은 거의 관절경으로 하죠. 그래서 최소 침습이라고 부릅니다. 절개 부위가 예전보다 훨씬 적어요. 그렇다고 해서 절개 부위에 주의할 게 전혀 없는 건 아닙니다. 절개를 했으면 제일 먼저 봐야 하는 게 뭐죠? 발적이나 조직 괴사가 있는지 여부입니다. 근데 이걸 치료사가 직접 확인하기는 쉽지 않아요. 왜냐하면 드레싱이나 소독은 치료사가 아니라 간호사나 담당 의료진이 하잖아요. 그렇기 때문에 병동에 있다면 간호사에게 물어보거나, 아니면 의무 기록을 꼼꼼히 확인해야 합니다. 예를 들어 의무기록 보면 oozing이라는 표현이 있어요. 쉽게 말하면 상처 부위에서 진물이 난다는 의미죠. 이런 기록이 잘 돼 있으니까 참고하면 좋아요. 또 어떤 걸 봐야 합니까? 절개 부위의 과민 반응, 심한 부종, 열감. 물론 어느 정도 열감이나 부종은 정상이에요. 하지만 비정상적으로 심하다면 운동이나 치료를 진행하기가 어렵겠죠. 그리고 운동을 했는데 24시간 이상 통증이 계속된다, 이건 뭘 시사합니까? 염증 반응이 심하다는 뜻이에요. 이런 경우는 좋은 신호가 아니죠.

　그다음에 운동 시 절개 부위의 완전성도 봐야 됩니다. 예를 들어서 무릎 관절 치환술 같은 경우는 관절 가동 범위를 확보해야 하니까 어느 정도 ROM 운동을 해야 해요. 하지만 일반적인 경우라면, 절개 부위에 무리가 가지 않도록 주의해야겠죠. 그래서 운동 전후 절개부 상태를 확인하는 습관이 필요합니다. 그리고 2주 정도 지나서 실밥을 뽑고 나면, 그 이후에는 흉터 부위의 가동성도 체크하는 게 좋아요. 유착이 생기면 기능 회복에 영향을 줄 수 있으니까요. 결국 이게 뭐냐면, 절개 부위에 대한 관리와 주의사항, 그리고 치료 관리에 영향을 미치는 요소를 우리가 이해하고 있어야 한다는 겁니다. 이걸 어떻게 알 수 있어요? 시진, 촉진, 그리고 현재 치유 단계가 어느 정도인지 파악하는 거죠. 이걸 모르고 무조건 치료를 진행하면 안 돼요. 그렇다고 가만히 놔둔다면 그것도 문제입니다. 지금 이 단계에서 어떤 개입이 적절한가를 아는 게 핵심이에요. 이걸 알아야 문제 상황이 생겼을 때 의료진과 상의할 수 있고, 치료할 때 참고할 수 있습니다. 결국 중요한 건 뭐다? 시간에 따른 치유 과정을 이해하는 겁니다. 급성기, 아급성기, 만성기. 이건 일반적인 시간 경과에 따라 예측이 가능한 부분이에요. 그래서 우리가 치료 전략을 세울 때 반드시 고려해야 하는 포인트입니다.

　자, 우리가 이제 계속 이야기하는 부분이 뭡니까? 시간이 지나면서 예측 가능한 손상에 대해서 어떻게 접근해야 하는가 이거죠. 그러려면 조직 치유의 특성을 이해하는 게 가장 중요하다는 겁니다. 왜냐하면, 이 특성을 알아야 내가 어떤 단계에서 어떤 치료적 접근을 해야 하는지 감을 잡을 수 있거든요.

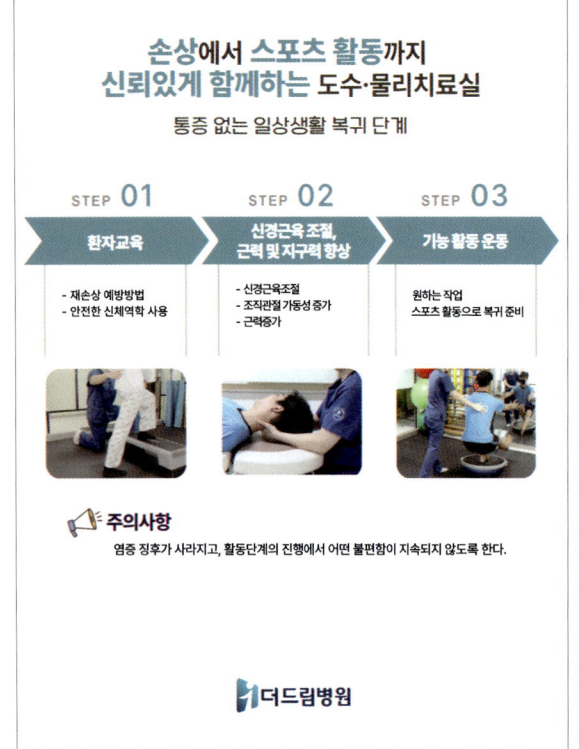

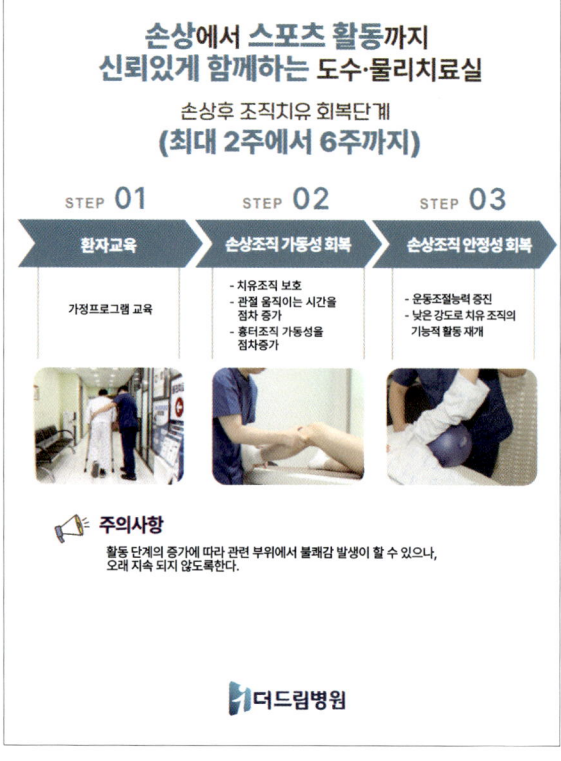

(그림 33) 조직 손상 후 최대 보호 단계에서 알아야 할 기본 사항 환자 안내 문구. 인천더드림병원 제공.

(그림 34) 조직 손상 후 중등도 보호 단계에서 알아야 할 기본 사항 환자 안내 문구. 인천더드림병원 제공.

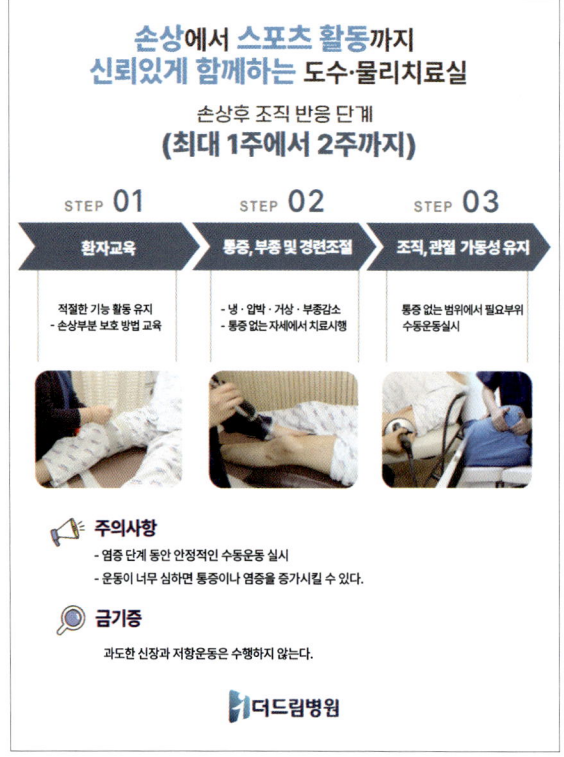

(그림 35) 조직 손상 후 최소 보호 단계에서 알아야 할 기본 사항 환자 안내 문구. 인천더드림병원 제공.

자, 기본적으로 조직 치유 과정은 크게 세 단계로 나눕니다. 급성기, 아급성기, 그리고 만성기. 급성기는 보통 72시간 정도로 보기도 하고, 어떤 책에서는 일주일까지 보기도 해요. 그다음 아급성기는 보통 2주, 즉 14일 정도로 잡는 경우가 많습니다. 그 이후로는 만성기라고 보는 거죠. 물론, 이거는 절대적인 게 아니에요. 손상의 범위나 정도, 그리고 회복을 방해하는 요인들에 따라 달라질 수 있기 때문입니다. 예를 들어, 연령이 높다든가, 과거력, 복용하는 약물, 손상의 범위 이런 게 영향을 미칩니다. 그래서 이런 요소들이 회복 속도를 늦출 수도 있다는 거죠.

자, 이제 급성기부터 봅시다. 급성기 하면 뭐가 가장 먼저 떠오르죠? 염증 반응입니다. 급성기는 염증 반응이 나타나는 시기예요. 혈관 확장, 발적, 열감, 심한 통증, 그리고 기능 장애. 이게 다 나타나는 시기죠. 환자가 어떻게 표현합니까? 가만히 있어도 아프고, 살짝만 움직여도 아프고, 심하면 눈물이 날 정도로 아픈 거예요. 이게 바로 급성기입니다. 그리고 이때 조직 안에서는 뭐가 일어나냐? 혈관 확장되고, 삼출물이 발생하고, 혈병, 그러니까 피떡 같은 것도 형성되고, 백혈구가 들어가서 식작용으로 청소도 하고, 대식세포가 들어가서 방어 역할도 합니다. 심지어 섬유아세포 활동이 조기부터 시작돼요. 아직 본격적인 재생은 아니지만, 준비하는 거죠. 내 몸이 회복되기 위한 신호를 보내는 단계라고 보면 됩니다. 그래서 이 시기에는 뭘 해줘야 합니까? 부종 관리, 냉찜질, 압박, 다리 거상 이런 게 대표적이죠(그림 36). 왜? 삼출물이 너무 많이 차면 순환이 안 되거든요. 그래서 순환을 돕는 방향으로 접근하는 겁니다.

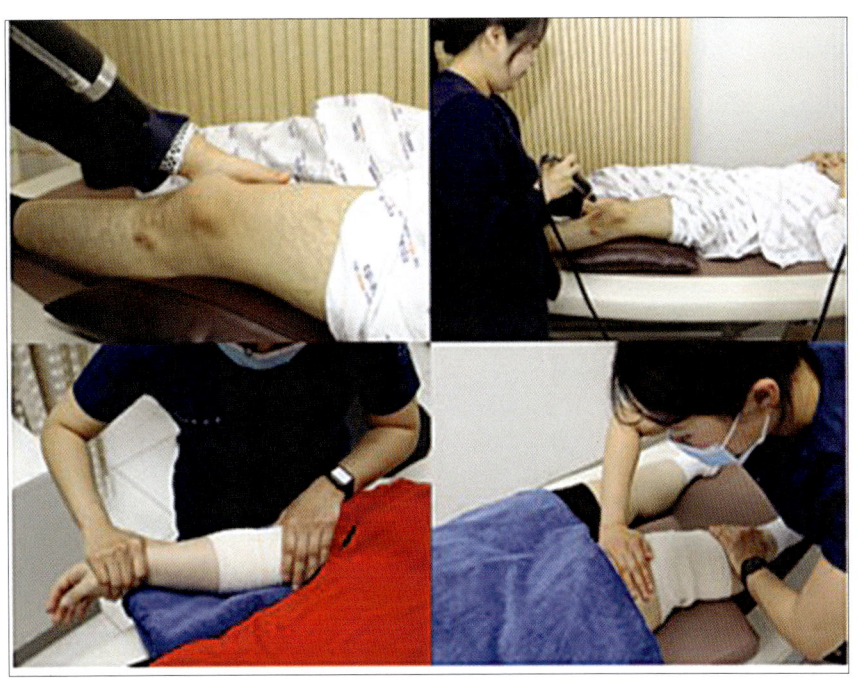

(그림 36) 조직 손상 후 급성기 단계에서 시행하는 냉각치료 및 부종 관리 방법 예시. 인천더드림병원 제공.

이제 며칠 지나고 나면, 아급성기 들어갑니다. 보통 4일째부터, 또는 일주일 정도 지나면 아급성기로 넘어가요. 이때는 어떤 변화가 일어나냐? 증식, 회복, 치유 과정이 시작됩니다. 섬유아세포가 본격적으로 활동하고, 손상된 세포를 대체하면서 조직을 메꾸는 거죠. 여기서 중요한 포인트가 있어요. 이때 혈관도 다시 자랍니다. 모세혈관이 손상 부위로 뻗어나가는 거예요. 혈류를 공급하는 역할을 하는 것이죠. 그런데 이 혈관들이 아직 약합니다. 그러니까 이때 부주의하게 자극을 주면 어떻게 돼요? 터집니다. 그럼 다시 출혈, 다시 염증, 또 부종. 이게 악순환이에요. 그래서 이 시기에는 치료할 때 정말 조심해야 됩니다. 그리고 또 하나, 상처조직에 콜라겐 형성이 시작됩니다. 이게 정상적으로 진행되면 좋은데, 만약 과도하게 형성된다면 반흔 조직, 흔히 말하는 흉터 조직이 생깁니다. 이 흉터 조직은 통증을 유발할 수도 있지만 더 중요한 건 약한 부위로 조직이 대체 된다라는 것입니다. 그래서 재손상되기 쉽죠. 그래서 아급성기 때는 조직이 아직 약하구나 이걸 기억하셔야 됩니다. 무리하면 안돼요. 여기까지 급성기, 아급성기, 그리고 특징적인 변화들에 대해서 이야기를 했습니다. 이제 만성기로 가면 성숙과 리모델링이 시작되는 이야기로 알아보도록 하겠습니다.

자, 이제 시간이 어느 정도 지나면 만성기가 됩니다. 만성기가 되면, 우리가 환자의 움직임을 좀 더 자연스럽게 만들어줄 수 있죠. 이때는 결합조직(connective tissue)이 성숙(maturation)하고, 흉터 조직(scar tissue) 자체에 구축(contracture)이 일어나게 됩니다. 보통 한 6주 정도, 경우에 따라 더 길게 진행되면서 흉터 조직이 계속 구축됩니다. 하지만 여기서 중요한 점이 있어요. 콜라겐(collagen) 형성은 무한정 진행되는 게 아니고, 몇 개월 정도 지나면 더 이상 성장하지 않는 시점이 옵니다. 즉, 이 과정 안에서 조직의 재정렬(realignment)을 돕는 것이 중요하다는 거죠. 운동의 방향, 장력(tension) 등을 조절하면서 정상적인 정렬 상태를 만들어주는 것이 필요합니다. 그래서 결합 조직이 성숙되고, 흉터 조직이 구축되고, 리모델링(remodeling) 되는 과정에서 우리는 역학적 스트레스(mechanical stress)를 주면서 치료적 개입을 할 수 있습니다. 예를 들어, 심부 조직 마사지를 통한 조직 신장(stretching), 수동적 신장(passive stretching), 근육 수축과 장력 조절(contraction tension control) 등이 있습니다. 이게 잘 이루어지면 콜라겐이 적절히 정렬되고, 조직이 강도를 갖게 되죠. 반대로 잘못하면 조직이 여전히 약하고, 쉽게 손상되기 쉬운 상태가 됩니다.

자, 이제 임상적 관찰(clinical observation) 측면을 볼게요. 급성기(acute phase)에서는 조직의 염증(inflammation)이 나타나기 전에, 가만히 있어도 통증이 발생합니다. 수술 후 다음날 급성 상태에서는 이미 통증이 있고, 심하면 야간통(night pain)으로 잠을 못 이루는 경우도 있습니다. 그다음, 시간이 지나면서 염증이 감소하면, 가만히 있을 때 통증은 많이 느껴지지 않습니다. 그런데 이제 운동할 때 통증이 나타납니다. 이 시기에 우리는 운동을 시작해야 하는데, 이때 운동이라는 것은 큰 저항운동(resistance exercise)보다는 수동 운동(Passive Range Of Motion, PROM)부터 시작해서 점차 보조 운동(Assisted Range Of Motion, AROM)으로 진행합니다. 근데 여기서 중요한 건,

수술 부위가 불안정하면 무리하게 AROM을 진행하면 안 됩니다. 수술 한 의사의 소견에 주변 조직에 문제가 없다고 판단되면 그때 안전하게 진행하는 것을 원칙으로 하는 것이 좋습니다. 또, 운동 범위(range of motion)는 처음부터 끝까지 완전 범위를 움직이는 것보다는, 관절 가동 중간범위(mid-range)에서 서서히 진행하는 것이 안전합니다.

　운동 후 통증(post-exercise pain)도 관찰해야 합니다. 일반적으로 운동 후 10분 이내 통증이 사라지면 괜찮습니다. 이 정도라면 운동을 통해 얻는 효과가 더 크기 때문에 계속 진행합니다. 하지만 만약 통증이 다음 날까지 지속되거나 악화되거나, 근육과 주변 조직이 더 뻣뻣해진다면, 이건 좋은 운동 반응이 아닙니다. 아급성기에서는 이런 통증이 나타나지 않아야 하고, 만성기에서도 운동 후 통증이 너무 오래 지속되면 안 됩니다. 만성기(chronic phase)에서는 염증이 대부분 소실됩니다. 가만히 있을 때 통증은 거의 없고, 운동을 했을 때만 통증이 나타납니다. 이건 운동학습(exercise learning)과 적응(adaptation) 과정에서 발생하는 자연스러운 통증입니다. 중요한 포인트는, 이 통증도 기대 가능한 범위 내에서만 있어야 한다는 겁니다. 너무 오래 지속되거나 주변 근육, 관절, 기능에 악영향을 주면 안 되죠. 운동은 항상 조직 재정렬과 기능 회복(functional recovery)을 목표로, 적절한 범위와 강도로 진행해야 합니다.

　정리하면, 만성기에는 결합조직과 흉터 조직이 성숙되고, 콜라겐 정렬과 조직 재정렬을 위해 점진적 스트레스가 필요합니다, 운동 후 통증은 일시적이어야 하며, 통증이 지속되면 조정 필요하고, 운동 범위와 강도는 관절 운동범위의 중간범위부터 점진적 진행하는 것이 안전하고 효과적이라는 점, 이렇게 이해하시면 됩니다.

　자, 이제 임상적 관찰(clinical observation) 측면에서 질문해 보면, 급성기(acute phase), 아급성기(subacute phase), 만성기(chronic phase)에서 어떤 변화가 나타나는지 볼 수 있습니다. 여기서 가장 잘 봐야 할 것은 움직일 때 아픈가, 가만히 있어도 아픈가, 손만 돼도 아픈가 이런 것들입니다.

　급성기(acute phase) 치료 목표로는 최대 보호(maximal protection)가 목표입니다. 환자가 과도하게 움직이지 않도록 보조기(orthosis) 등을 사용합니다. 염증 조절을 위해 선택적 휴식(rest), 냉치료(cool pack, cryotherapy), 거상(elevation) 등을 통해 부종을 줄이는 것이 제일 중요합니다. 하지만 휴식만 오래 하면 부정적인 효과가 나타납니다. 예를 들어, 다리 같은 경우에는 혈류량(circulation)이 떨어지면서 심부 정맥 혈전(deep vein thrombosis, DVT)이 생길 수 있습니다. 전신 쇠약(systemic deconditioning)도 나타날 수 있으므로, 침대 생활만 하는 것은 바람직하지 않습니다. 이때는 손상을 주지 않는 범위에서의 움직임이 필요합니다. 수동 운동(Passive Range Of Motion, PROM)을 통해 관절 범위를 확보하고, 필요시 치료적 마사지, 등척성 운동(isometric exercise)으로 근육을 조금씩 활성화합니다. 급성기에는 가만히 있어도 통증이 있는 상태이므로, 운동은 아주 조심스럽게 시작해야 합니다.

아급성기(subacute phase) 치료 목표로는 중등도 보호(moderate protection)와 함께 운동 통제 (exercise control)가 가능해야 합니다. 콜라겐(collagen) 형성과 육아 조직(granulation tissue) 이 생기면서, 흉터 조직(scar tissue)의 가동화가 가능해집니다. 운동 범위는 관절 가동 범위의 전체 범위(full range)가 아니라 관절가동범위의 중간범위(mid-range)에서 서서히 신장성(stretching) 과 가동화(mobilization)를 진행합니다. 손상 조직과 주변 조직을 동시에 고려하여 치료를 시행 하여야 합니다. 이 시기에는 손상을 주지 않는 범위에서 능동 운동(active exercise), 저항 운동 (resistance exercise), 열린 사슬 운동(open kinetic chain), 닫힌 사슬 운동(closed kinetic chain) 등을 점진적으로 적용합니다. 강도(intensity)와 빈도(frequency)는 약하게 시작해서 점진 적으로 증가시키는 것이 중요합니다.

만성기(chronic phase) 치료 목표는 최소 보호(minimal protection) 단계로 들어갑니다. 비보 호 상태에서 운동을 시작하며, 흉터 조직 강화(scar tissue strengthening)와 근력 강화(muscle strengthening)를 진행합니다. 운동 학습, 기능적 독립 활동, 숙련된 움직임까지 점차 진행합니다. 스포츠 활동으로의 복귀도 이 단계에서 계획합니다.

손상 이후에 회복되어 가는 과정을 이해하는데 도움이 되도록 회복과 증진에 대해 짧게 설명해보 도록 하겠습니다. 회복(recovery)은 손상된 부위가 병리적 상태(pathological state)에서 정상 상 태로 돌아가는 과정입니다. 그리고 증진(improvement)은 단순 회복을 넘어, 이전보다 활동적이 고 강한 상태로 나아가는 과정입니다. 예를 들어, 손가락의 힘줄(tendon) 손상 후 봉합한 경우, 병 리적 과정이 회복되어가는 과정은 3주에서 4주 정도 된다고 한다면 콜라겐 결합 조직(collagenous connective tissue)이 완전히 안정되어 기존과 같은 장력을 갖기 위해서는 수주에서 수개월이 걸립 니다. 이 흐름을 이해하고 적용하는 것이 가장 기본적인 치료 원칙이라고 보시면 됩니다.

5

골절 후 치료 과정
이해하기

자, 이번 시간에는 **골절(fracture)**이나 **외상 후에 손상 부위를 어떻게 고정(immobilization)**하고 관리하는지 설명 해 보겠습니다. 결국 핵심은 이거예요. 골절이 발생했을 때, 그리고 어떤 외상(trauma)으로 손상이 있었을 때도, 그 부위를 고정해주는 경우가 많다는 겁니다. 이 고정은 보통 스플린트(splint)나 캐스트(cast, 석고 고정) 같은 방법을 통해서 이루어지죠. 먼저 골절 부위에서는 당연히 뼈를 움직이지 않도록 고정(immobilization)하는 게 필요하고요, 외상으로 인한 손상에서도 고정이 필요한 경우가 있습니다. 예를 들면 근육 파열(muscle rupture)이나, 또는 힘줄(tendon) 손상 같은 경우죠. 힘줄이 손상된 상태에서는 조직이 회복될 수 있도록 안정성을 확보해주는 게 중요합니다. 하지만 오늘 이 시간에 우리가 중점적으로 다룰 내용은 골절 후 고정입니다. 그래서 우선은 골절이 발생했을 때 어떻게 고정을 하는지, 그 과정을 먼저 살펴보고요, 그 다음엔 고정이 끝난 이후, 즉 회복 단계에서 어떤 식으로 관리 방향을 잡아가야 할지에 대해서도 이어서 알아보겠습니다.

자, 이번에는 **골절(fracture)에 대한 정의**부터 먼저 짚고 넘어가보겠습니다. 골절이란 간단히 말하면 뼈의 연속성이 끊어진 상태, 즉 뼈가 부러진 것을 말하죠(그림 37). 정확하게는 뼈(bone), 뼈 끝판(epiphyseal plate), 그리고 연골(cartilage)이나 관절면(articular surface)과 같은 구조물의 구조적 연속성(structural continuity)이 단절된 상태를 골절이라고 정의합니다. 일반적으로는 뼈가 부러진 상황만 생각하기 쉬운데요, 사실 골절이 발생할 때 뼈 외에도 주변 조직의 손상 여부가 굉장히 중요합니다. 만약 단순히 뼈만 부러졌다면, 물론 좋은 상황은 아니지만 정확하게 고정하고 회복 과정만 잘 따라가면 기능적으로 큰 제약 없이 회복될 수도 있어요. 그런데 문제는 주변에 있는 중요한 구조들, 예를 들어 혈관(artery)이나 신경(nerve), 또는 관절면(cartilage surface)까지 함께 손상되는 경우입니다. 이렇게 되면 단순 골절이 아니라, 물렁조직(soft tissue) 손상까지 동반된 복합 손상이 될 수 있고, 그로 인한 회복의 방향도 훨씬 나빠질 수 있습니다. 이때의 회복 방향이란, 단지 뼈가 붙느냐 마느냐의 문제가 아니라, 신경이나 혈관이 회복되는지, 관절의 기능이 얼마나 회복되는지 같은 회복의 범위와 질을 말하는 거죠. 그래서 골절이 발생했다면 단순히 뼈만 부러졌는지가 아니라, 주변 조직은 괜찮은지, 연관된 손상이 있는지 이런 것들을 꼭 함께 살펴야 합니다. 물론 이런 것들은 골절 직후에는 눈에 잘 안 보일 수 있어요. 특히 초기 72시간 이내, 즉 급성기(acute phase)에는 부종(swelling)이나 통증 때문에 정확한 진단이 어려운 경우도 많습니다. 이럴 땐 시간 경과에 따라 관찰이 필요하고요, 의사 선생님이 객관적인 검사와 진단 도구를 활용해 종합적으로 판단하게 됩니다.

이제 **골절 시 확인해야 할 항목**들에 대해 조금 더 자세히 보겠습니다. 가장 중요한 건 골절이 의심될 때 반드시 정확한 진단(diagnosis)이 필요하다는 거예요. 그리고 골절이라면, 어떤 종류의 골절인지, 어디에 발생했는지를 파악해야겠죠. 특히 척추골절(spinal fracture) 같은 경우는 좀 더 전문적인 지식이 필요합니다. 예를 들어 압박골절(compression fracture)은 뼈가 눌리면서 납작하게 찌그러진 형태, 버스트 골절(burst fracture)은 척추 안쪽에서 뼈가 터지는 듯한 골절, 파편이 퍼지기 때문에 더 위험한 형태, 미세 골절(stress fracture)은 처음엔 X-ray에서 잘 안 보이는 아주 작은 골절, 척추 돌기사이관절(facet joint) 골절, 척추 고립판(lamina) 또는 추간판(pedicle) 골절, 이처럼 척추 부위의 골절은 단순한 긴뼈(long bone) 골절, 예를 들면 위팔뼈(humerus), 넙다리뼈(femur) 같은 뼈에 비해 훨씬 더 복잡하고 정밀한 평가가 필요합니다.

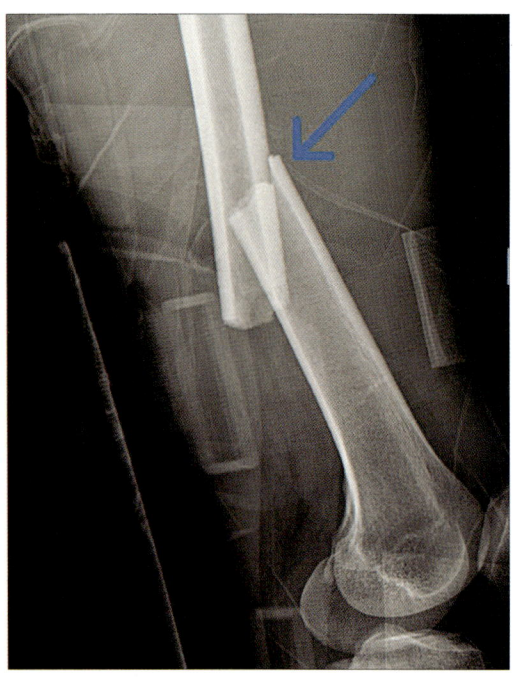

(그림 37) 골절. 뼈의 연속성이 끊어진 상태. 대퇴부 골절 예시 X-ray 사진.

그리고 골절이 일어난 후에는 정복(reduction)이 제대로 이루어졌는지도 중요한 요소입니다. 즉, 부러진 뼈 조각들이 원래 위치로 잘 맞춰졌는지, 그리고 이후에 고정술(immobilization technique)이 적절히 적용되었는지가 핵심입니다. 이런 모든 과정은 의사의 진단과 처치가 필요한 의료적 영역입니다. 즉, 의사에 의해 정복이 이뤄지고, 고정 방법 예를들면 석고 고정, 수술적 고정이 결정되어야 합니다. 그 외의 보건 의료 관련 및 의료기사들은 이 과정을 충분히 이해한 뒤, 골절 이후 각자의 위치에서 적절한 재활과 관리 방향을 잡는 데 도움을 줄 수 있습니다.

정리해보면, 골절이 확인됐을 때는 단순히 어디가 부러졌는가만 보는 게 아니라 어느 부위에서, 어떤 방향으로, 어느 정도 강도로, 뼈 조각이 몇 개로 나뉘었는지, 조각이 원위치로 정복 가능한지, 피부 손상이 함께 있는지(open fracture 여부), 추가적인 합병증(complication)이 있는지 이 모든 걸 종합적으로 고려해야 정확한 평가가 가능하다는 점, 꼭 기억하셔야겠습니다.

자, 이제는 **골절이 어떤 위치에서, 어떤 형태로 발생**했는지에 대해 조금 더 구체적으로 살펴보겠습니다. 먼저, 뼈의 어떤 부위에서 골절이 일어났느냐에 따라서 치료와 회복 방향이 달라질 수 있습니다. 예를 들어, 뼈의 중간 몸통 부분(body)에서 골절이 일어났는지, 아니면 뼈 끝(epiphysis) 부위인지, 또는 관절을 이루는 관절면(articular surface) 안쪽, 즉 관절 내(intra-articular) 골절인지, 다발성 골절(multiple fractures)인지에 따라 접근 방식이 달라질 수밖에 없어요. 왜냐하면, 골절의 위치에 따라 주변 관절의 기능이나 움직임 범위에 영향을 주는 정도가 다르기 때문이죠. 예를 들어볼게요. 위팔뼈(humerus) 같은 경우, 위쪽에는 위팔뼈 머리(head)가 있고, 아래로 몸통(body)이 이어지죠. 이 위팔뼈의 머리 부분은 어깨 관절(shoulder joint)을 이루는 날개뼈(scapula)의 관절오목(glenoid fossa)과 만나서 어깨 관절(glenohumeral joint)을 형성합니다. 이 관절면 근처에서 단순히 부러졌고, 수술적 내부 고정인 플레이트(plate)를 통해 잘 고정만 된다면, 물론 의료진의 판단에 따라 다르겠지만, 경우에 따라 며칠 후부터는 관절의 움직임이 가능할 수도 있어요. 하지만 만약에 골절이 외과목(surgical neck) 부위에서 발생했고, 게다가 뼈가 조각(fragment)이 나면서 분쇄 상태라면 이야기가 달라집니다. 이런 경우는 움직임을 주면 고정 부위에 지속적인 부담이 가해지기 때문에, 일정 기간 동안 능동적 관절운동(AROM: active range of motion)은 금지되는 경우가 많습니다. 즉, 뼈가 어느 정도 재골화(reossification)가 진행되어 강도가 회복될 때까지는 움직임을 제한하게 되는 거죠. 그래서 중요한 건, 도대체 어디가 부러졌는가? 그리고 그로 인해 인접 관절의 기능은 어떻게 영향을 받는가? 이런 부분들을 의료진이 정확하게 평가해서, 이후 치료와 재활 방향을 결정해야 합니다. 또 하나 중요한 포인트는 골절의 형태입니다. 가로 골절(transverse fracture), 경사 골절(oblique fracture), 나선 골절(spiral fracture), 그리고 가장 복잡한 분쇄 골절(comminuted fracture) 이 중에서도 분쇄 골절은 말 그대로 뼈가 여러 조각으로 부서진 상태이기 때문에, 정복(reduction)과 고정(fixation) 자체가 까다롭고, 회복 과정도 단순 골절에 비해 더 복잡하고 시간이 오래 걸립니다. 게다가 뼈 조각이 얼마나 정렬(alignment)이 잘 되었는지, 원래 위치로 복원 가능한지 이런 정복 가능 여부도 매우 중요합니다.

또 하나 체크해야 할 부분은 **골절의 개방 여부**예요. 개방 골절(open fracture)은 골절 부위가 피부를 관통해서 뼈가 밖으로 노출된 상태를 이야기하고 이 경우 물렁조직 손상의 가능성이 높고, 감염 위험도 커지기 때문에 긴급 대응이 필요합니다. 폐쇄 골절(closed fracture)은 뼈는 부러졌지만, 피부는 손상되지 않은 상태로 이러한 차이 역시 예후에 영향을 주고, 이후에 발생할 수 있는 합병증(complications)도 달라질 수 있겠죠. 합병증은 국소적(local)으로 나타날 수도 있고, 만약에 다리(lower extremity)나 엉덩관절(hip joint) 부위 같은 곳이라면, 이동 기능의 제한으로 인해 전신 쇠약(systemic deconditioning)까지 이어질 수도 있습니다. 특히 고령자에서는 더 주의가 필요하죠. 그래서 처음 골절이 발생했을 때, 어느 부위에서, 어떤 형태로, 얼마나 심각하게 골절이 발생했는지를 제대로 이해하고, 그에 따른 치료 방향을 설정하는 게 굉장히 중요합니다.

자, 이제는 **골절의 징후(signs)와 증상(symptoms)**에 대해서 이야기해보겠습니다. 즉, 어떤 상황에서 이건 골절일 수도 있겠다하고 의심할 수 있는 상황에 대해 알아보자는 거죠. 대표적으로는 낙상(fall)이 있습니다. 낙상은 신체 어느 부위든 골절을 유발할 수 있는 대표적인 원인이죠. 또 직접적인 타박(direct contusion) 그러니까 뭔가 강한 물체에 부딪히거나 맞았을 때도 마찬가지입니다. 특히 강한 충격이 골격 구조를 지탱하는 뼈에 전달됐을 경우, 골절이 발생할 수 있죠. 그리고 비틀림 손상(torsion injury)이라든가, 또는 교통사고(traffic accident)와 같은 고에너지 손상(high-energy trauma) 상황에서도 당연히 골절 가능성을 염두에 두셔야 합니다.

그럼 골절이 의심될 때 우리가 살펴볼 수 있는 대표적인 증상은 뭐가 있을까요? 가만히 있어도 통증이 있지만, 움직이면 통증이 더 심하다하면 이건 단순 염좌(strain)나 물렁조직 손상과도 구분되는 중요한 포인트예요. 움직임을 시도했을 때 극심한 통증 발생은 특히 관절 부위나 뼈가 부러졌을 가능성을 의심해볼 수 있습니다. 근육의 반사적 수축(reflexive muscle spasm)이 나타난다하면, 이건 골절 부위를 안정화하려는 자세 반응(postural reaction)으로, 근육 강직(muscle rigidity) 또는 반사적 긴장이 동반될 수 있습니다. 하지만 여기서 정말 중요한 건 뭐냐면, 이런 증상이 나타났다고 해서 함부로 움직이거나 수동적 움직임(passive movement)을 시도하면 안 된다는 겁니다. 예를 들어, 어? 아픈데 한번 움직여볼까? 하고 시도하는 건 절대 금물입니다. 척추 골절(spinal fracture)이 의심되는 경우엔 특히 더 그렇죠. 목뼈(cervical spine)처럼 신경계(nervous system)와 밀접한 구조는 조금만 잘못 움직여도 척수(spinal cord) 손상을 유발할 수 있습니다. 척수 손상은 한 번 발생하면 되돌릴 수 없는 이차적 손상(irreversible secondary damage)을 남길 수 있기 때문에, 절대 움직이면 안 됩니다. 그래서 골절이 의심되는 상황이라면 가장 먼저 할 일은 움직임을 멈추고, 가능한 범위 내에서 고정(immobilization)을 해주는 것, 그리고 즉시 의료기관으로 이동하는 것이 중요합니다. 특히 주변에 고정할 수 있는 물체가 있다면 임시로라도 스플린트(splint)처럼 사용해서 손상 부위를 안정화시켜주는 게 도움이 됩니다.

골절이 발생하면 먼저 관찰되는 게 기능 저하(functional loss)예요. 예를 들어 팔을 들어 올리지 못하거나, 뒤로 손을 돌리는 동작이 전혀 안 되는 경우죠. 심한 통증 때문에 움직이려 해도 잘 안 됩니다. 움직일 수 없는 상태, 이게 가장 대표적인 증상이죠. 또한 골절은 흔히 심각한 물렁 조직 손상(severe soft tissue injury)을 동반합니다. 이때는 신체가 외상 상태(trauma state)에 놓이게 되고, 통증으로 인해 움직임 자체가 어렵게 돼요. 골절 부위는 대부분 직접적인 부기(swelling)가 생기고, 특히 긴뼈(long bone)에서 골절이 일어난 경우에는 눈에 띄는 변형(deformity)도 보일 수 있어요. 예를 들어 빗장뼈(clavicle)나 날개뼈(scapula) 같은 부위가 부러졌다면, 눈으로 봐도 뼈가 올라온 것이 보이거나 어깨의 높낮이가 달라지게 됩니다. 비정상적인 움직임(abnormal mobility)도 골절에서 나타날 수 있지만, 꼭 골절만의 증상은 아니에요. 즉, 부기나 모양의 변화, 움직임 이상이 반드시 골절이라는 확정은 아니지만, 이런 증후들이 골절일 가능성이 높다는 신호이기 때문에, 역시 고정 후 의사의 진단을 받아야 합니다. 또한 국소적인 압통(localized tenderness)도 골절의 중요한 징후 중 하나입니다.

다만 주의할 점은, 지금까지 말씀드린 모든 증상들이 골절(fracture)뿐만 아니라 물렁조직 손상(soft tissue injury)에서도 유사하게 나타날 수 있다는 점이에요. 그래서 정확한 감별은 의료진의 진단에 맡기고, 현장에서는 의심이 간다면 우선 고정부터 해주셔야 합니다.

그럼 **어떤 상황에서 골절이 더 쉽게 발생할 수 있을까요?** 외상, 사고, 폭행 등 갑작스럽고 강한 충격 대표적으로 낙상, 교통사고, 격한 스포츠 활동 등이 있겠죠. 뼈엉성증(osteoporosis)이 있다고 해서 무조건 골절이 생기는 건 아니지만, 골절 위험도가 매우 높아지는 것은 사실입니다. 특히 여성, 노인, 신체 활동이 적은 분들은 더 취약합니다. 겨울철 어르신 낙상, 미끄럼 사고가 특히 주의 대상이에요. 흔하게 나타나는 골절로는 손목 골절, 콜레스 골절(colles' fracture)(그림 38),(그림 39)이라고도 하죠, 그리고 넙다리뼈 머리 골절(femoral head fracture)로 엉덩관절 부위 골절이 있어요. 예전에는 이 골절이 생기면 병원 이송도 늦어지고 대처도 미흡해서 환자분이 오랫동안 병상에서 못 일어나고 신체 기능이 급격히 악화되는 악순환이 생기곤 했죠. 요즘은 빠른 처치 덕분에 그런 예후가 줄어들고 있습니다.

반복되는 미세 골절(stress fracture) 특히 발꿈치뼈(calcaneus)에서 자주 발생하게 됩니다. 장시간 서 있거나 보행, 운동을 반복하면서 뼈에 미세한 충격이 누적되면, 어느 순간 작은 골절이 생길 수

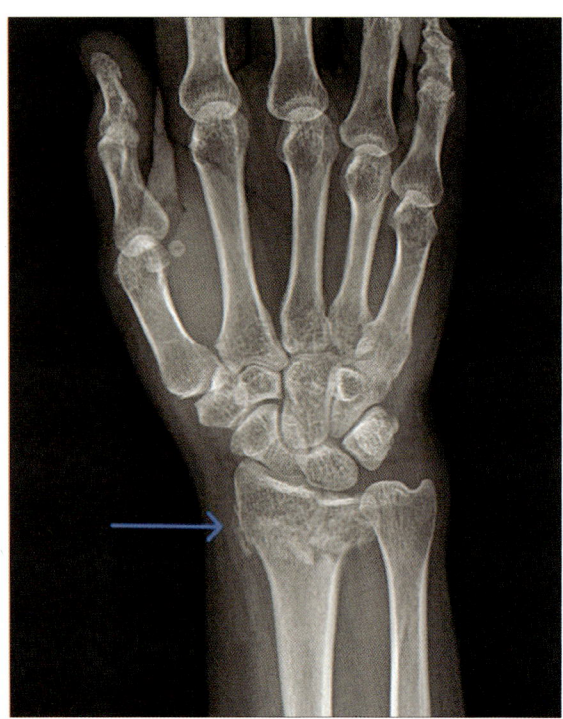
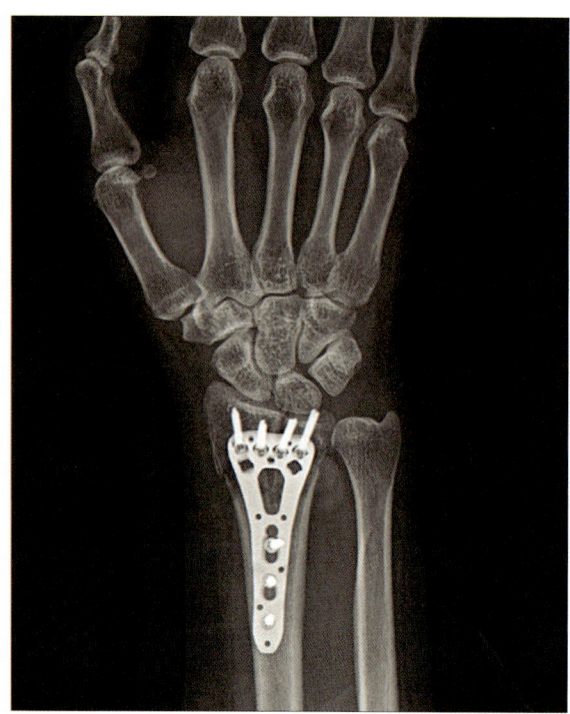

(그림 38) 콜레스 골절 예시 X-ray 사진. 손목 골절로 주로 넘어지면서 바닥에 손을 닿을 때 노뼈 손목 부위 골절.

(그림 39) 콜레스 골절 발생 시 내부 고정 예시 X-ray 사진.

있어요. 병리적 골절(pathological fracture)로 암(cancer)이나 신생물(neoplasm), 만성 질환, 전신 건강이 나쁠 경우, 뼈 자체가 약해지면서 작은 충격에도 쉽게 골절될 수 있어요.

자, 이제 **골절이 발생했을 때 뼈의 치유 단계**에 대해 말씀드릴게요. 이 과정은 크게 세 단계로 나눌 수 있습니다. 바로 염증기(inflammatory phase), 회복기(reparative phase), 그리고 재형성기(remodeling phase)입니다.

염증기 (inflammatory phase)는 가장 처음은 손상 직후 단계입니다. 외상등으로 인하여 골절이 생기면 그 부위에 1일에서 3일 정도는 염증 반응이 활발히 일어납니다. 먼저, 손상 부위 혈관이 수축(vasoconstriction)되고, 백혈구(white blood cells)가 모이기 시작합니다. 이 백혈구들은 식세포 작용(phagocytosis)을 통해 세균이나 손상 조직, 이물질들을 제거하게 되죠. 또한, 혈관이 손상되면 혈전(thrombus)이 형성됩니다. 이걸 우리가 흔히 말하는 피딱지라고 생각하시면 되고요. 이 혈전은 출혈을 멈추게 하고, 조직 치유를 위한 바탕을 마련합니다. 정리하자면, 염증기에는 혈종(hematoma)이 형성되고, 세포 증식(cellular proliferation)이 시작되며, 손상 부위의 면역 반응이 활성화됩니다. 단, 이 혈종이 과도하게 커지거나 압박을 유발할 경우, 주변 조직에 2차 손상이 생길 수 있으니 적절한 의료적 처치가 필요합니다.

회복기 (reparative phase)는 염증기를 지나고, 조직이 재건되는 단계로 넘어갑니다. 이때는 섬유아세포(fibroblasts)가 활성화되고, 육아조직(granulation tissue)이 형성됩니다. 골절 치유에서는 이 시기에 가골(callus)이 만들어져요. 이 가골이 바로 뼈를 다시 이어주는 역할을 합니다. 이 단계에서 중요한 건 절대적인 안정입니다. 왜냐하면 이 시기에 자꾸 움직임이 가해지면, 가골 형성이 방해되고, 치유가 지연될 수 있거든요. 따라서 회복기에는 움직임을 최소화하고, 안정적인 환경을 유지하는 것이 핵심입니다.

마지막은 **재형성기 (remodeling phase)**로 뼈가 원래의 형태와 기능을 되찾는 시기입니다. 이 시기에는 가골이 점차 단단한 뼈(hard bone)로 바뀌게 되는데, 이걸 뼈의 경화(bone hardening)라고 합니다. 쉽게 말해, 조직의 강도(strength)가 점점 증가하면서 몸을 지지할 수 있을 정도로 뼈 구조가 단단해지는 거죠.

골절 환자에게는 단순히 몇 주 후에 나아요라고 말하기보다는, 의사의 지속적인 평가와 개별적인 회복 상태에 따른 프로토콜 조정이 꼭 필요합니다. 즉, 단순한 원칙도 중요하지만 다양한 손상 범위와 회복 반응에 맞춰서 의료진과 협력(co-work)하며 회복 과정을 진행해야 한다는 점, 꼭 기억해 주시면 좋겠습니다.

자, 여러분. 골절 부위가 생기면, 그 부위를 고정하기 위해 여러 가지 고정 장치(fixation device)를 사용합니다. 예를 들어 핀(pin), 플레이트(plate), 와이어(wire) 등 다양한 장치가 있죠. 이런 장치들은 골절된 뼈를 원래 위치로 맞춘 뒤, 그 상태를 유지할 수 있도록 고정하는 역할을 합니다.

고정 방법에는 크게 두 가지가 있습니다. 하나는 **내고정(internal fixation)**, 다른 하나는 **외고정(external fixation)**입니다. 내고정(internal fixation)은 피부를 절개해서 뼈를 직접 노출시키고, 그 뼈를 플레이트나 나사(screw) 같은 장치로 단단히 고정하는 방법입니다. 반대로 외고정(external fixation)은 피부 바깥쪽에서 기구를 연결해 뼈를 안정화시키는 방법이죠.

이 중에서도 내고정(internal fixation)에 대해서 이야기 해보겠습니다. 내고정은 골절 이후에 의료진이 뼈를 단단히 붙잡아 주기 위해 시행하는데, 목적은 간단합니다. 바로 골유합(bone union)이 일어나는 동안 뼈를 안정된 상태로 유지하는 것이죠. 그런데 중요한 점이 있습니다. 뼈는 정상적인 하중(normal stress)을 받아야 건강하게 유지됩니다. 이건 바로 볼프의 법칙(Wolff's law)인데요, 뼈에 중력과 하중이 가해져야 뼈의 밀도(bone density)가 유지되거나 오히려 증가하게 됩니다. 문제는 내고정물 때문에 정상적인 하중이 뼈에 직접 전달되지 않고, 고정 장치로 하중이 우회해버리는 경우가 있다는 거예요. 이렇게 되면 해당 부위의 뼈가 점점 약해져서 골다공증(osteoporosis)으로 진행될 수 있습니다. 그렇다고 약해진 뼈에 무리하게 스트레스를 줄 수도 없으니, 이 부분에서 역학적 고려(biomechanical consideration)가 필요합니다.

의사는 플레이트나 나사를 고정할 때, 향후 체중 부하(weight bearing)나 관절 운동 시에 문제가 생기지 않도록, 그리고 특히 관절 부위에 불필요한 손상이 가지 않도록 신중하게 위치와 각도를 결정합니다. 예를 들어 발목(ankle) 같은 부위는 잘못 고정하면 나중에 체중을 싣는 것 자체가 힘들어질 수 있죠.

체중 부하(weight bearing)에 대해서 말씀드릴게요. 물론 경우에 따라 다르지만, 골절이 심해서 신체 먼(distal) 쪽에 골절이 여러 개 있는 경우, 체중 부하(weight bearing)를 바로 하는 게 어려울 수 있습니다. 이런 상황에서는 의사의 판단으로 필요한 시기까지는 체중 부하(weight bearing)뿐만 아니라 부분 체중 부하(partial weight bearing)도 제한하는 경우가 있습니다. 반대로 손상 정도가 심하지 않고, 어느 정도 체중 부하가 가능하다고 판단되면, 목발(crutch), 지팡이(cane), 워커(walker) 같은 보조 도구를 사용해서 부분 체중 부하를 시도합니다. 이렇게 하면 체중 부하를 조금 줄일 수 있죠. 하지만 체중 부하를 줄이지 않고, 플레이트(plate)로 고정한 상태에서 뼈가 잘 붙도록 내고정(internal fixation)을 더 단단히 유지하는 경우도 있습니다.

문제는 이렇게 정상적인 하중(normal stress)이 지속적으로 가해지지 않으면 나중에 뼈엉성증(osteoporosis)이 발생할 수 있다는 점이에요. 그래서 이런 부분까지 고려해서 내고정을 유지한다고 보시면 됩니다. 또 한 가지, 골절이 유합(bone union)된 이후에는 뼈의 밀도(bone density) 저하를 되돌리기 위해 고정 장치를 제거하기도 합니다. 일반적으로 고정 장치는 제거하는 경우가 많고, 가벼운 핀(pin) 같은 경우는 보통 4에서 6주 정도에 제거합니다. 물론 이건 평균적인 경우고, 손상 정도와 회복 속도에 따라 의사의 판단이 우선됩니다. 핀은 보통 4에서 6주, 그 외의 부위는 주로 1년 이내에 내고정 장치를 제거하는 편입니다. 이 과정은 반드시 의사와 충분히 상의해서 진행해야 합니다. 그리고 뼈가 유합되면 정상적인 스트레스를 가해줘야 뼈엉성증을 예방할 수 있습니다. 하지만 고정 장치를 제거했다고 해서 곧바로 과도한 스트레스를 주면 안 됩니다. 무리한 하중은 회복 중인 뼈에 오히려 손상을 줄 수 있으니 주의해야 합니다. 마지막으로, 방사선 검사, 즉 X-ray 검사를 통해 특별한 이상 없이 정상적인 치유 과정을 거치고 있는지도 꼭 확인해야 합니다.

자, 여러분. 여기서 중요한 포인트를 하나 짚고 넘어가겠습니다. 방사선(X-ray)과 같은 임상 검사(clinical examination) 결과를 이용해 골절 치유 여부를 평가하는 건, 반드시 의료진, 그중에서도 의사(doctor)가 해야 한다는 점입니다. 의사가 아닌 사람이 골유합(bone union)이 잘 됐다거나 이제 더 이상 고정 기간이 필요 없다는 판단을 내릴 수는 없습니다. 이런 평가는 오직 의사만이 종합적으로 판단해서, 치유 기간을 어느 정도로 잡을지 결정할 수 있습니다.

평가에는 여러 요소가 작용합니다. 물론 가장 중요한 것은 방사선 영상의 객관적인 소견 (radiological finding)입니다. 그 외에도 환자의 나이(age), 전반적인 컨디션(general condition), 그리고 골절의 형태(type of fracture)가 중요한 판단 요소가 됩니다. 예를 들어, 골절이 가로 골절 (transverse fracture)인지, 나선형 골절(spiral fracture)인지, 분쇄 골절(comminuted fracture)처럼 세 조각 이상으로 부서진 건지, 혹은 특수한 형태의 골절(예: 압박 골절, compression fracture)인지에 따라 회복 속도와 치료 계획이 달라집니다.

또한 골절 부위도 중요한데요. 뼈의 몸통부(shaft)인지, 관절에 가까운 부위(near joint)인지, 아니면 뼈의 가장 얇은 부위인지에 따라 예후가 다릅니다. 여기에 더해, 변위(displacement)가 있는지, 변위가 교정(reduction)되었는지, 자가 치유(self-healing)가 잘 진행되는지, 부정유합(malunion)이나 지연유합(delayed union)이 있는지도 평가합니다. 그리고 또 하나 매우 중요한 요소가 바로 혈액 공급(blood supply)입니다. 골절로 인해 주변 혈관(blood vessel)이나 신경 (nerve), 물렁조직(soft tissue)이 손상되면, 혈액 공급이 원활하지 않아 치유 속도가 느려질 수 있습니다. 이런 경우에는 적절한 혈액 공급이 유지될 수 있도록 세심한 관리가 필요합니다. 결국, 치유 기간은 객관적인 방사선 소견과 환자의 나이, 컨디션을 종합적으로 고려해 의사가 판단하게 됩니다.

일반적으로 젊고 건강한 환자는 치유 기간이 짧지만, 고령이거나 컨디션이 좋지 않고 지병이 있는 경우에는 더 오랜 시간이 필요할 수 있습니다. 만약 여러 가지 만성 질환(chronic disease)을 가지고 있다면, 치유 기간에 대해서는 조금 더 신중하게 생각해야 합니다. 또한 골절의 종류(type of fracture), 부위(location), 변위 정도(degree of displacement), 혈액 공급 상태(blood supply) 같은 요소들이 모두 종합적으로 평가되어야 하죠. 즉, 이런 여러 요소를 함께 고려해서 판단하게 된다는 점을 기억하시면 좋겠습니다.

이제 **비정상적인 골절 치유 과정(abnormal fracture healing)**에 대해 말씀드리겠습니다. 먼저 **부정유합(malunion)**(그림 40)입니다. 예를 들어, 뼈가 원래 일자로 잘 형성되어야 하는데, 각도가 생기면서 꺾인 상태로 붙는 경우가 있습니다. 유합(bone union)은 되었지만, 정렬(alignment)이 맞지 않는 상태를 말하죠. 여기서 mal 이라는 접두어는 잘못된, 부정렬을 뜻합니다. 즉, 뼈가 제자리에 제대로 붙지 않아 변형(deformity)이 생긴 상태입니다. 결국 치유는 되었지만, 만족스럽지 못한 위치에서 붙은 것이고, 이렇게 되면 전체적인 역학적 기능(biomechanical function)에도 문제가 생길 수 있습니다.

다음은 **지연유합(delayed union)**입니다. 이것은 시간이 지나도 뼈의 유합선(union line)이 제대로 형성되지 않는 상태를 말합니다. 예를 들어 한 달, 두 달이 지나도 뼈가 잘 붙지 않는 경우인데, 정상적인 치유 속도보다 더 오래 걸리는 상황입니다. 결국 유합은 이루어지지만, 그 시점이 지연된 것이

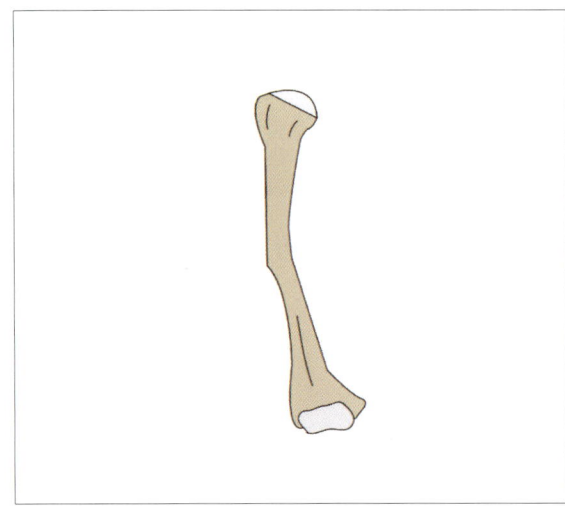

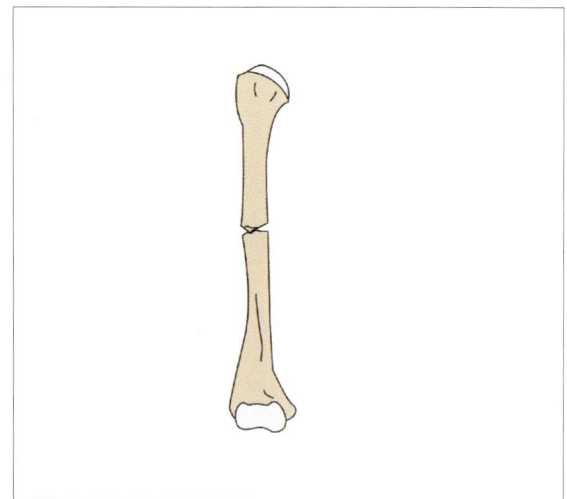

(그림 40) 골절 이후 유합은 되었지만 정렬 (alignment)가 맞지 않는 부정유합(malunion) 그림.

(그림 41) 골절 이후 뼈의 유합이 실패한 불유합 (nonunion) 그림.

죠. 이런 경우에는 의사의 판단이 매우 중요하며, 지연유합(delayed union)인지, 아니면 부정유합(malunion)인지에 대한 정확한 진단과 객관적인 소견이 필요합니다.

마지막으로 **불유합(nonunion)**(그림 41)입니다. 이것은 뼈의 유합이 실패한 상태, 즉 결합 자체가 이루어지지 않은 경우를 말합니다. 이때는 다른 방법을 통해 다시 시도(re-attempt)하여 뼈의 안정성(stability)을 확보하려고 합니다. 그러나 안정성이 확보되지 않은 상태이기 때문에, 추가적인 치료 계획이 반드시 필요합니다. 다른 방법으로 뼈의 안정성(stability)을 확보해야 하는데, 만약 그렇게 하지 못하면 겉보기에는 유합(bone union)이 된 것처럼 보여도 실제로는 단단하지 못한 섬유성 유합(fibrous union) 상태이거나, 관절 주변에 문제가 생길 수 있습니다. 이런 경우에는 관절염(arthritis)으로 진행될 가능성도 있습니다. 즉, 여전히 상당히 불안정한 상태를 가지고 있다고 볼 수 있죠.

이렇게 비정상적인 골절 치유 과정(abnormal fracture healing)에는 부정유합(malunion), 지연유합(delayed union), 불유합(nonunion) 세 가지 유형이 있습니다. 정상적인 골절 치유, 즉 유합이 잘 되는 경우라면 문제 없지만, 부정유합이나 지연유합, 불유합 같은 상황이 발생하면 치료 중간 단계에서의 관리가 굉장히 중요해집니다. 골절 이후 손상 부위를 어떻게 관리하느냐에 따라 치유 과정이 올바르게 진행될 수도 있고, 반대로 방해받을 수도 있기 때문입니다. 올바른 치유가 이루어진다는 건, 치유를 방해하는 부적절한 상황이 없어야 한다는 의미입니다. 그래서 이런 기본적인 원리를 이해하고, 골절이 어떤 과정을 거쳐 치유되는지, 치유 기간에 영향을 미치는 요소와 방해 요인을 잘 파악해야 합니다. 이렇게 해야 회복이 원활하게 이루어집니다.

　골절이 발생하면 먼저 고정 기간(immobilization period)이 있고, 이후에는 고정 후 기간(post-immobilization period)이 있습니다. 이번에는 **고정 기간과 그 이후 관리 시 반드시 알아야 할 기본 원칙과 주요 내용**을 살펴보겠습니다.

　골절 후 회복 속도와 예후는 골절 부위(location), 환자의 나이(age), 과거력(past history), 현재 가지고 있는 질병(current disease) 등에 따라 크게 달라집니다. 이런 차이점을 고려해서 처음 골절된 부위에 고정이 필요하면 다양한 방법의 고정을 진행하게 되는 것입니다. 손상된 조직에서는 국소적인 반응(local response)이 나타나는데, 대표적으로 혈액순환 증가(increased blood circulation)가 있습니다. 그런데 고정(immobilization)을 하게 되면 오히려 혈액순환이 늦어질 수도 있습니다. 혈액순환이 느려지면 적은 양의 혈액과 산소만 공급되고, 그 결과 주변 결합조직(connective tissue)이 약해지기 시작합니다. 고정 상태에서는 해당 부위를 잘 움직이지 못하잖아요? 그러면 결합조직뿐 아니라 근육(muscle)도 사용하지 못해 자연스럽게 근육 위축(muscle atrophy)이 나타납니다. 그리고 가장 중요한 것은 관절(joint) 주변에 정상적인 기계적 스트레스(mechanical stress)가 가해지지 않는다는 점입니다. 관절은 인체 움직임에서 축 역할을 하는데, 고정 때문에 움직임이 제한되면 관절에 적절한 스트레스가 전달되지 않습니다. 이렇게 되면 주변 조직에 퇴행성 변화(degenerative changes)가 생기게 되고, 이 변화가 오래가거나 심해지면 고정 후 회복 과정에서 어려움이 발생할 수 있습니다. 또한 결합조직이 약화되면서 주변 조직들이 대상작용(compensatory movement)을 하게 되고, 흉터 조직(scar tissue)도 형성됩니다. 이 흉터는 미성숙한 콜라겐 섬유(immature collagen fibers)가 지속적으로 주변 조직과 유착(adhesion)되면서 발생합니다. 관절 내에서도 미세한 출혈(microbleeding)이 조금씩 생길 수 있다는 점도 기억하셔야 합니다.

　그래서 고정 기간 동안에는 혈액순환 저하(decreased circulation), 결합조직 약화(connective tissue weakening), 근육 위축(muscle atrophy), 관절 주변 퇴행(degeneration), 흉터 조직 생성(scar tissue formation), 미세 출혈(microbleeding) 이러한 변화들이 일어날 수 있다는 걸 꼭 알아두셔야 합니다.

　또한 골절 발생 부위마다 조심해야 할 것이 있습니다. 특히 엉덩관절(hip joint)이나 노년층에서 흔히 나타나는 척추 압박골절(vertebral compression fracture)(그림 42)의 경우, 침상 안정(bed rest)이 필수적인 상황이 많습니다. 이때 골절 부위에 가해지는 스트레스를 최소화하기 위해 누워 지내는 기간이 길어질 수 있는데, 침상 안정이 오래 지속되면 이차 생리적 문제(secondary physiological problems)가 나타나기 시작합니다. 가장 큰 문제는 신체 활동 감소(decreased physical activity)로 인한 전신 기능 저하(decline in overall body function)입니다. 활동이 줄

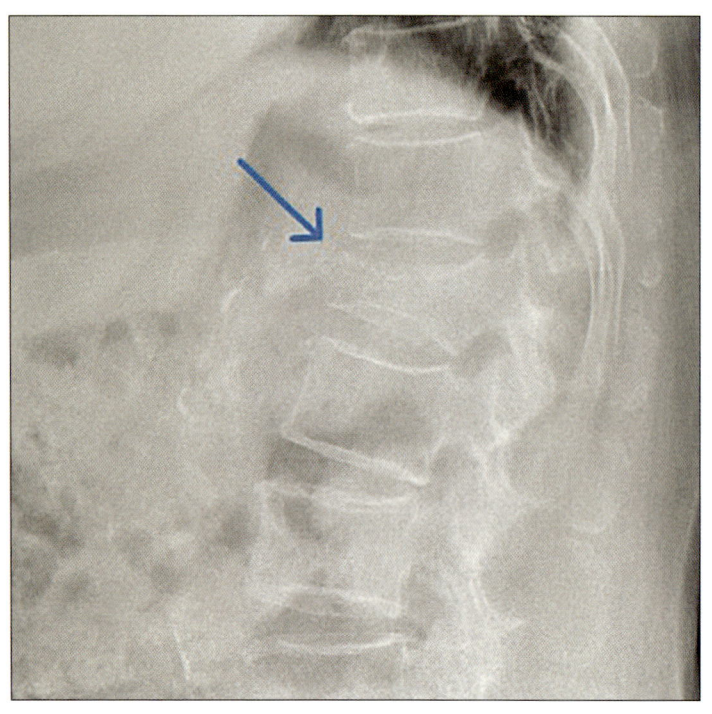

(그림 42) 척추 압박 골절의 예시 X-ray 사진.

면 대사 활동(metabolic activity)이 떨어지고, 결국 전신 약화(generalized weakness)로 이어질 수 있습니다. 따라서 이런 이차적인 문제는 반드시 최소화해야 한다는 점을 기억하셔야 합니다.

전신 약화가 나타나기 시작하면서, 관절에도 퇴행(degeneration) 변화가 생깁니다. 대사 활동 (metabolism)이 원활하지 않게 되면 전신적인 약화가 진행되고, 혈전(thrombus)도 잘 생길 수 있 어요. 움직임이 줄어드니 혈관(blood vessel) 안에 혈전이 형성될 가능성이 커지는 거죠. 이런 문제 들이 이차적인 변화로 나타나기 때문에, 침상 안정(bed rest)이 필요하다고 해서 무조건 오래 움직이 지 말아야 한다는 의미는 아닙니다. 상황에 맞는 적절한 안정이 중요합니다. 기능적 보행 적응을 위 해, 다리(lower limb) 골절이 있는 경우에는 침대 위에서 이동하는 방법부터 가르쳐야 해요. 특히 지팡이(cane)나 목발(crutch) 같은 보행 보조기구(walking aid)를 쓰게 되는데, 여기서 중요한 건 체중 부하(weight bearing)의 정도입니다.

Partial Weight Bearing (PWB, 부분 체중 부하), Full Weight Bearing (FWB, 전 체중 부하), Non Weight Bearing (NWB, 무체중 부하) 이렇게 구분해서 진행해야 해요. 또, 부분 체중 부하 (PWB) 내에서도 뒤꿈치로 살짝 디딜지(heel touch), 발가락 쪽으로 디딜지(toe touch) 같은 세부 방법까지 정해야 합니다. 예를 들어, 무릎(knee)이나 정강뼈 하단부(distal tibia) 손상이 있으면 뒤 꿈치(calcaneus)를 디디지 못하는 경우가 많습니다. 이럴 때는 Toe Crutch(발가락 쪽 체중 부하) 방법을 활용합니다.

보행 보조기구도 환자의 기능에 맞춰 선택해야 해요. 부분 체중 부하에서 전 체중 부하로, 또는 아예 체중 부하를 금지하는 경우까지 구분해 적용해야 합니다. 목발 보행(crutch gait)에도 3점 보행(three-point gait), 4점 보행(four-point gait) 같은 패턴이 있고, 환자의 기능에 맞게 선택해야 하죠. 나이가 많거나 지팡이 사용이 어려운 분들은 워커(walker)부터 시작하는 경우도 많습니다. 특히 목발 보행 교육은 쉽지 않습니다. NWB(비체중 부하) 상태에서 한 발로 중심을 잡고 목발을 짚는 건 젊은 사람도 힘들어요. 손목(wrist)과 겨드랑이(axilla)에 통증이 생기는 경우도 많고요. 그래서 개인별 기능에 맞는 보행 패턴을 만들어주는 게 중요합니다. 체중 부하의 양, 발가락 쪽으로 걸을지(Toe walking), 뒤꿈치 쪽으로 걸을지(Heel walking) 등은 반드시 의사(doctor)와 상의해서 결정해야 합니다. 의사가 골절 부위에 가해지는 스트레스 정도를 가장 잘 판단하기 때문이에요.

여기까지가 고정 기간(immobilization period)의 내용입니다. 이 시기에는 혈액순환 저하(circulatory decrease), 손상에 대한 국소 반응(local reaction)이 나타나고, 침상 안정이 필요한 경우도 많아요. 이때 이차적인 생리적 변화(secondary physiological changes)에도 주의해야 합니다. 이동이 가능해지면, 특히 다리 골절 환자는 침대를 벗어날 때 워커, 목발, 지팡이 등을 사용하며 체중 부하 정도를 반드시 의사 지시에 따라야 합니다.

고정 후에는 시간이 흐르면 금속 고정물 제거(metal remove)가 이루어집니다. 금속을 완전히 제거했거나, 일부 남아 있더라도 뼈(bone)가 유합(union)된 상태를 확인하여야 합니다. 그 다음에는 손상 부위와 관절(joint)의 가동 범위(ROM, Range Of Motion)를 평가해야 합니다. 특히 관절 내부(Inner joint), 윤활 관절(synovial joint) 같은 삼축 관절(triaxial joint)의 움직임을 확인합니다. 관절 움직임에는 미끄러짐(gliding), 회전(spinning), 굴림(rolling) 같은 관절 놀이(joint play)가 포함됩니다. 관절 가동 범위뿐 아니라, 주변 근육과 조직의 신장성(extensibility)도 평가해야 합니다. 관절가동범위가 관절 자체의 움직임이라면, 신장성은 근육(muscle)이나 인대(ligament) 같은 물렁 조직(soft tissue)이 늘어나는 능력이에요. 신장성이 떨어지면 관절 움직임도 제한됩니다. 예를 들어, 능동적 관절 가동 범위(A-ROM, Active range of Motion)뿐 아니라, 관절 주변 조직(Periarticular tissue)의 신장성도 함께 평가해야 합니다. 고정 후에는 주변 조직의 신장성이 감소하고, 움직임이 제한되며, 근지구력(muscular endurance)도 떨어집니다. 근육 약화와 위축(muscle atrophy)이 동반되고, 초기에는 움직일 때 통증이 나타납니다.

초기에는 물렁조직이 흉터 조직(scar tissue)으로 변하면서 약한 결합조직이 생깁니다. 이 시기 통증은 급성기(acute phase)에는 움직이기 전부터 욱신거리고, 시간이 지나면 움직일 때만 나타나기도 합니다. 만성기(chronic phase)로 가면, 움직일 때는 괜찮지만 움직인 후 통증이 생기는 양상으로 바뀝니다. 초기에는 신장성 운동(stretching)이나 과도한 스트레스가 통증을 심화시키고, 근 경직(muscle spasm)을 악화시킬 수 있습니다. 하지만 시간이 지나면서 통증은 점차 줄어드는 경향이 있습니다. 물렁조직 손상 후에는 비탄력성(inelastic) 흉터 조직(scar tissue)이 생겨 가동성을 제한합니다. 흉터 조직의 콜라겐(collagen) 침착은 보통 8~12주에 멈추고, 이후에는 더 단단해지거나 커지지 않습니다. 약 10주까지는 흉터 조직이 약하고 비정상적인 상태를 보이다가, 이후에는 안정기에 접어듭니다. 흉터 조직이 비정상적인 상태라는 건, 콜라겐 섬유(collagen fibers)가 제자리에 가지런히 배열되지 않았다는 뜻입니다. 그래서 재활 치료에서 아주 중요한 목표 중 하나가, 손상된 물렁조직이 스스로 장력을 회복하는 과정에서 흉터 부위가 정상적인 길이와 신장성(elasticity & extensibility)을 가질 수 있도록 도와주는 거예요.

전형적인 치료 과정에서 관절 가동 범위, 특히 능동적 관절 가동 범위(A-ROM, Active range of Motion)를 늘리는 건 필수입니다. 하지만 골절 부위나 물렁조직 손상 부위에 과도한 스트레스(excessive stress)를 주면 안 됩니다. 골절 부위에 기능적 부담(functional load)이나 적당한 압력(moderate pressure)은 어느 정도 괜찮지만, 완전히 치유되기 전에 무리한 힘을 가하는 건 위험하죠. 그래서 관절 가동술(joint mobilization)이나 운동은 반드시 점진적으로(progressively) 진행해야 합니다. 신장성(extensibility) 회복도 정말 중요합니다. PNF(Proprioceptive Neuromuscular Facilitation)기법도 많이 쓰는데, 예를 들어 유지 이완(hold and relax), 작용근 수축(agonist contraction) 같은 방법으로 주변 조직을 부드럽게 늘려줍니다. 이때 골절 부위에 직접적인 저항(resistance)이나 강한 힘을 주는 건 피해야 하고, 대신 근육 수축 강도를 체크하는데 집중해야 합니다. 즉, 골절 부위에 부담을 최소화하면서 근력 회복을 도와야 한다는 거죠. 기능적 활동도 마찬가지입니다. 뼈가 완전히 붙기 전까지는 전 체중 부하(full weight bearing)가 아니라 부분 체중 부하(partial weight bearing)로만 진행해야 합니다. 약해진 근육, 연골(cartilage), 결합조직(connective tissue), 뼈를 다시 손상시키지 않는 게 최우선입니다. 운동 강도를 너무 세게 주면 주변 조직이 오히려 악화될 수 있어요. 특히 고정 후 첫 1~3주 동안은 뼈와 연골이 과도한 압박(compression)이나 부하(load)를 견디기 어렵습니다. 그래서 원칙적으로는 가벼운 등척성(isometric) 운동부터 시작해야 해요. 그런데 실제 임상에서는 환자도, 치료사도 빨리 움직이고 싶은 마음이 커서 이 원칙이 잘 안 지켜지는 경우가 많습니다. 물론 적당히 움직이는 건 좋지만, 안전(safety)이 최우선이라는 점을 잊으면 안 됩니다. 처음 회복 단계에서는 압박, 굽힘(flexion) 같은 자극을 뼈와 관절이 버티기 힘들기 때문에, 이런 점들을 잘 고려해서 운동 계획을 세워야 합니다.

그래서 다시 한번 강조하지만, 골절 부위에는 절대 과도한 스트레스를 주면 안 됩니다. 치료 초기에는 안정적인 등척성 운동부터 시작하는 게 정말 중요합니다. 아까 말씀드렸듯이, 흉터 조직(scar tissue)은 물렁조직 중에서도 특히 비탄력적인 부분이 많습니다. 이런 흉터 조직은 스스로 잘 늘어나지 않기 때문에, 가동성을 회복시키려면 별도의 치료가 꼭 필요합니다. 흉터 조직 치료에는 가동술

(mobilization)이 반드시 들어가야 합니다. 예를 들어, 심부 마찰 마사지(deep friction massage) 같은 기법으로 주변 조직을 부드럽게 풀어주고, 근막 이완술(fascia release technique)을 통해 근육과 결합조직의 긴장을 완화 시켜줍니다. 여기에 PNF 신장 기법처럼 조직을 늘려주는 신장성 운동을 함께 활용하면 효과가 좋습니다. 비탄력적인 흉터 조직은 주변 조직과 유착(adhesion)돼서 가동성을 제한합니다. 그래서 이를 풀어줄 수 있는 치료법을 선택하는 게 정말 중요합니다.

골절 부위 치료의 핵심은 서서히, 기능에 맞게, 그리고 절대 무리하지 않는 겁니다. 그렇다고 서두르지 않는다는 이유로 치료를 너무 오래 끌면 안 됩니다. 치료 기간이 지나치게 길어지면 오히려 유착이나 관절 고착화가 심해질 수 있기 때문입니다. 결국, 적절한 시기에, 골절 치료 기간 안에서 운동 강도와 시기를 정확하게 조절하며 치료를 진행해야 합니다. 이렇게 해야 재활 효과가 극대화됩니다. 이런 과정들이 바로 전형적인 골절 후 재활 치료의 핵심이라고 보시면 됩니다.

6

근육, 힘줄, 인대, 외상 손상 후 치료과정 이해하기

자, 이제부터는 우리가 재활(rehabilitation)이라는 분야에서 치료사들이 자주 마주하는 상황에 대해 이야기해 볼게요. 바로 근육 손상(muscle injury)과 관련된 부분입니다. 흔히 국소 부위 손상(local tissue injury)으로 생기는 손상이 많죠. 먼저 근육 섬유 자체의 손상이 있을 수 있고, 근육과 힘줄(tendon)이 연결되는 부위, 즉 **근-힘줄 접합부(musculotendinous junction)**(그림 43)에서 손상이 발생할 수도 있어요. 또, 힘줄과 뼈(bone)가 연결되는 부분, 우리가 힘줄-뼈 접합부(tendinous-bone junction)라고 부르는 곳에서도 손상이 생길 수 있습니다. 그다음에는 관절 안정성(joint stability)을 제공해주는 중요한 구조가 있죠. 바로 **인대(ligament)와 관절주머니(joint capsule)**입니다. 이 부분들이 손상되면 관절이 불안정해지고 움직임에 제한이 생깁니다.

이런 손상들이 발생했을 때, 특히 수술적 처치를 받은 후에는 어떻게 관리해야 하며, 수술 이후 재활 과정에서 우리가 어떤 점을 고려해야 하는지, 지금부터 살펴볼게요.

처음에는 **치유 과정(healing process)**에 맞춰서 관리가 이루어져야 합니다. 치유는 시간이 필요한 과정이잖아요. 그 기간 동안에는 보조기를 착용하게 되죠. 손상 부위가 안정적으로 유지될 수 있도록 고정하는 겁니다. 그리고 일정 기간이 지나 고정이 해제되면, 본격적으로 재활 관리가 시작됩니다. 즉, 오늘 이야기할 주제는 수술 후 관리(postoperative management)입니다.

자, 이제 구체적으로 들어가 볼게요. 근육, 힘줄, 인대가 손상되는 경우는 꼭 수술만 필요한 건 아니에요. 어떤 경우에는 외상(trauma)이나 급격한 기능 상실 때문에 중재가 필요할 수도 있습니다. 이

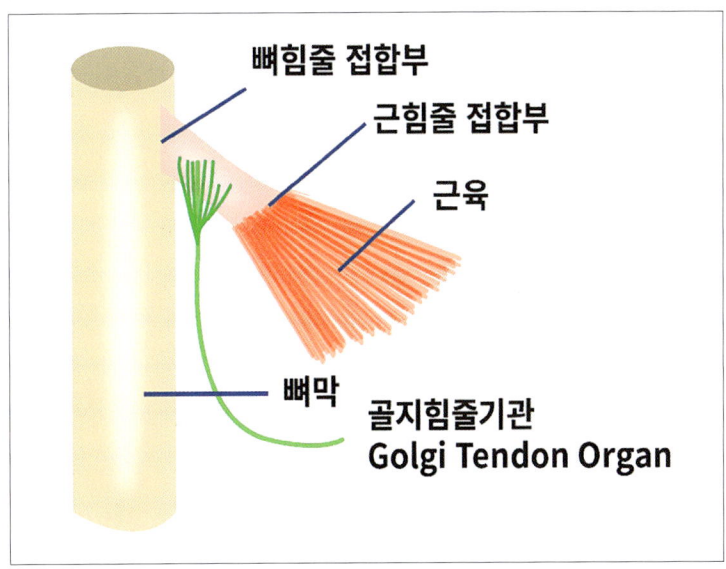

뼈힘줄 접합부
근힘줄 접합부
근육
뼈막
골지힘줄기관
Golgi Tendon Organ

(그림 43) 근육과 힘줄(tendon)이 연결되는 부위인 근-힘줄 접합부 (musculotendinous junction)의 그림.

때는 반드시 의사의 객관적인 판단을 기반으로 치료 방향이 결정됩니다. 그중에서도 심각한 손상일 때는 수술이 필요하겠죠. 이때 수술의 목적은 바로 손상된 조직을 재구성하거나, 재부착 시키는 겁니다. 즉, 본래 위치에 다시 붙여서 기능을 회복시키는 거죠. 예를 들어 인대 손상(ligament injury)이 심각하면 어떻게 될까요? 인대는 관절의 안정성을 유지하는 핵심 구조물입니다. 그래서 손상되면 관절은 불안정성(instability)을 보이게 됩니다. 또한, 관절주머니와 인대가 느슨해지는 이완(laxity) 현상이 생길 수도 있어요. 이런 상태를 방치하면 관절은 더 큰 손상을 입게 되죠. 따라서 수술을 통해 인대를 다시 보강하거나 재부착해서 관절 안정성을 확보하는 겁니다. 근육이나 힘줄 손상도 마찬가지예요. 특히 근-힘줄 단위에 손상이 발생하면, 신경-근육 조절(neuromuscular control)이 떨어지고, 그로 인해 가동성(mobility)과 움직임 기능에 제한이 생깁니다. 이때는 움직임을 다시 회복시킬 수 있도록 조절력과 기능을 강화하는 훈련이 필요합니다. 결국, 근육이든 힘줄이든 인대든, 손상 후 재활에서 치료사가 가장 신경 써야 하는 건 뭐냐? 바로 고정 이후, 가동화(mobilization) 과정에서 치유 조직에 무리가 가지 않도록 조절하는 것입니다. 그리고 치유 과정의 특성(characteristics of healing)을 반드시 고려해야 합니다. 급성기(acute stage), 아급성기(subacute stage), 만성기(chronic stage)에서 각각 조직 반응이 다르잖아요. 특히 아급성기에는 조직 강도가 아직 충분히 회복되지 않았기 때문에, 과도한 스트레칭(overstretching)이나 강한 부하(high load)를 주면 재손상 위험이 큽니다. 이 부분은 정말 중요하니까 꼭 기억해야 해요.

자, 그럼 **근육 손상**에 대해서 조금 더 구체적으로 보겠습니다. 근육 손상에는 여러 형태가 있습니다. 예를 들어 열상(laceration), 그리고 자상(stab wound) 같은 거죠.

열상은 쉽게 말해서 찢어져서 벌어진 상태입니다. 반면, 자상은 날카로운 것이 콕 박혀서 생기는 손상이에요. 또 하나 중요한 손상 형태가 바로 파열(rupture)입니다. 이건 근육이 끊어진 상태인데, 완전 파열(complete rupture)도 있고 부분 파열(partial rupture)도 있습니다. 이런 경우에는 봉합(suture)을 하게 되죠. 그리고 봉합 후에는 일정 기간 고정(immobilization)이 필요합니다. 그 이후에는 고정이 풀리면 재활 훈련을 통해 기능을 회복시켜야 합니다. 그런데 심각한 열상이나 완전 파열 같은 경우에는, 부종이 너무 심하면 의사가 바로 봉합하지 않고 48~72시간 정도 기다리는 경우도 있어요. 급성 염증(acute inflammation)이 너무 심할 때는 바로 봉합해도 자리 유지가 어렵기 때문이죠. 부종이 가라앉은 후에 수술을 하는 겁니다. 이건 임상에서 있을 수 있는 일이니 기억해 두세요.

정리하자면, 수술 후 관리에서 가장 중요한 건 치유 과정에 맞춘 단계별 접근이에요. 고정 기간 동안 안정 유지, 고정 해제 후 점진적 가동화, 조절된 부하로 기능 회복, 재손상 방지 등 이런 점들을 고려하고 관리하여야 한다는 것이죠.

자, 어쨌든 이제 근육 손상(muscle injury)으로 봉합(suture)을 했다면, 그다음에 우리가 가장 중요하게 생각해야 하는 건 구축(contracture) 예방이에요. 왜냐하면, 근육이 굳어버리면 움직임에 제한이 생기고 회복이 어렵거든요. 그래서 초기에는 가능한 범위 안에서 조절된 움직임(controlled movement)을 해줘야 합니다. 여기서 가능한 범위라는 건 매우 중요한 의미입니다, 바로 움직임이 허용되는 범위입니다. 그런데 이 허용 범위는 손상의 정도에 따라 달라요. 손상이 심하지 않다면 약간의 신장성 움직임은 가능할 수도 있어요. 하지만 파열이 심하다면 그렇게 해서는 안 되겠죠. 당연히 허용 범위는 매우 줄어들고, 보통 관절 가동 범위의 중간 범위 안에서만 움직임이 허용됩니다. 결국 초반에는 아주 보수적으로 접근하는 게 맞습니다. 왜냐하면 이차적인 손상이 생기면 안 되니까요. 그리고 특히 다리(lower limb), 예를 들어 종아리 근육(calf muscle)이나 넓적다리 근육(thigh muscle), 또는 앞정강근(tibialis anterior) 같은 근육에 손상이 있었다면, 체중 부하(weight-bearing)를 줄여야 합니다. 완전 체중 부하(full weight-bearing)이 아니라 부분 체중 부하(partial weight-bearing)로 시작해야 해요. 이렇게 해야 손상 부위에 가해지는 부담을 줄일 수 있습니다.

그리고 또 **중요한 원칙**이 있습니다. 운동을 시작할 때는 절대 통증을 유발하면 안 됩니다. 운동은 반드시 치유 단계에 맞춰서 점진적으로 진행돼야 합니다. 우리가 이전에 얘기했죠. 통증 패턴을 보면요, 급성기(acute stage)에는 가만히 있어도 아픕니다. 아급성기(subacute stage)에서는 움직일 때 아파요. 그리고 만성기(chronic stage)에는 움직이고 나면 아픈 경우가 많죠. 이런 차이를 이해하고 접근해야 합니다.

그럼 이제 **수술 후 고정 기간(immobilization period)이 끝나면 어떻게 진행될까요.** 보통 이 근육 손상 이후 고정 기간은 2~4주 정도인데요, 빠르면 2주, 늦으면 4주까지 갑니다. 이 시점에 고정이 풀리면 가만히 있을 때는 통증이 거의 없지만, 움직일 때는 여전히 아플 수 있어요. 특히 운동을 하고 나서 약간 뻐근함(stiffness)이나 근육 통증(muscle soreness)은 있을 수 있습니다. 하지만 날카로운 통증(sharp pain)이나 기능적 이상(functional deficit)이 나타나면 절대 안 돼요. 그래서 운동은 반드시 서서히, 점진적으로 진행해야 합니다. 그리고 치유가 완전해지기 전까지, 보통 6~8주 정도는 강한 스트레칭(strong stretching)이나 완전한 활동은 피해야 해요. 이 시기에 무리하게 저항 운동을 하거나 예전처럼 완전히 사용하면 재손상 위험이 큽니다. 물론 2~3주가 지나면 적극적인 재활(active rehabilitation)을 시작할 수 있어요. 하지만 적극적인 재활이라는 개념이 강하게나 완전하게라는 의미는 아닐 수 있다는 것 꼭 이해하셔야 합니다.

이제 **힘줄 손상(tendon injury)** 얘기로 진행해보겠습니다. 힘줄 손상은 주로 언제 생기냐면, 주로 외상을 당했을 때입니다. 특히 스포츠 활동이 활발한 젊은 층에서 많이 생기죠. 하지만 힘줄은 반복적인 사용으로 점진적으로 약화될 수도 있어요. 즉, 누적성 손상(cumulative damage)이나 퇴행성 변화(degenerative changes) 때문에 약해지다가 어느 날 순간적으로 파열(rupture)이 되는 경우가 많습니다. 이런 경우는 주로 40~50대 이후에서 많이 나타나요. 힘줄이 약해지는 이유는 반복된 부하 때문에 점점 강도가 떨어지기 때문이에요. 그러다가 결국 파열이 생기는 거죠. 힘줄 손상이 생기면, 특히 뼈와 연결되는 부위인 힘줄-뼈 접합부에서 파열이 잘 일어나고, 근육을 신장시킬 때 심한 통증이 나타나는 경우가 많습니다.

자, 좀 더 예를 들어 어깨를 보면, 위팔두갈래근 힘줄(biceps tendon)이 있죠. 특히 긴 위팔두갈래근 (biceps long head) 부위는 손상이 잘 생깁니다. 이런 손상은 주로 오래된 사용, 퇴행성 변화로 인해 나타나죠. 그리고 어깨에서는 돌림근띠(rotator cuff) 손상도 아주 흔합니다. 우리가 잘 아는 가시위근(supraspinatus), 가시아래근(infraspinatus) 같은 근육들이 여기에 해당하죠. 이 부위는 반복적인 사용, 퇴행성 변화, 외상 때문에 파열되는 경우가 많습니다.

다음으로는 아킬레스힘줄(achilles tendon)도 손상 위험이 높은 대표적인 힘줄이에요. 손과 손목 쪽에서도 문제가 많이 생깁니다. 예를 들어 드퀘르벵병(de quervain's disease), 정확히는 드퀘르벵 힘줄윤활막염(de quervain's tenosynovitis)인데요, 이건 손목 첫 번째 폄 구획(first dorsal compartment)에 생기는 힘줄윤활막염입니다. 이 부위에 염증이 생기면 손목을 쓸 때마다 통증이 심해지고, 시간이 지나면서 힘줄이 두꺼워지거나(비대, hypertrophy) 마모되면서 파열까지 진행될 수 있어요. 이런 만성 힘줄 질환은 대부분 처음엔 통증에서 시작해서, 점차 마모, 만성 염증으로 진행되고, 결국 기능적 제한이 생깁니다. 특히 손을 많이 쓰는 직업이나 반복 동작이 많은 경우에 이런 문제가 심해집니다.

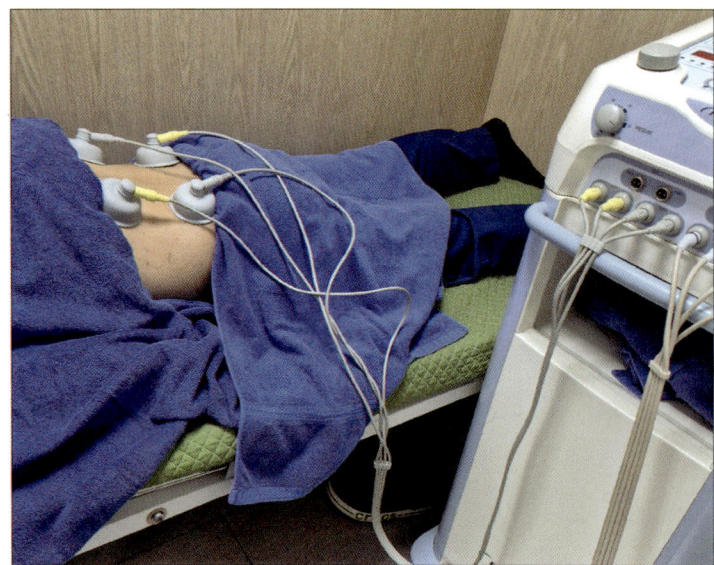

(그림 44) 물리치료 적용 방법 중 전기적인자치료인 간섭파전류치료 (Interferential Current Therapy, ICT) 적용 사진.

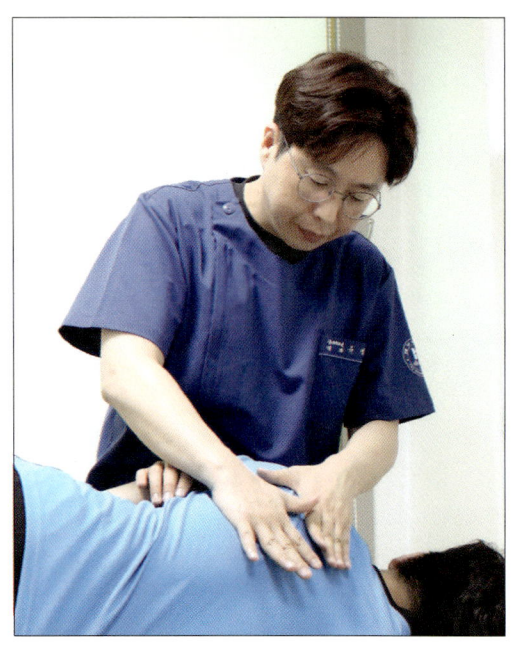

(그림 45) 물리치료 적용 방법 중 도수치료 (manual therapy) 적용 사진.

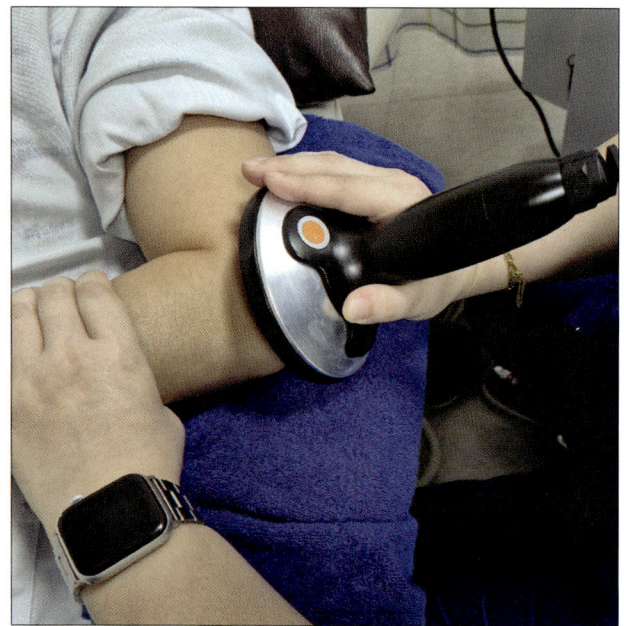

(그림 46) 물리치료 적용 방법 중 체외충격파치료 (Extracorporeal Shock Wave Therapy, ESWT) 적용 사진.

그럼 힘줄에 문제가 생겼을 때, 수술적 처치는 어떻게 할까요? 사실 모든 수술 여부는 의사의 판단이에요. 처음에는 대부분 보존적 치료(conservative treatment)부터 시도하죠. 예를 들면, 약물 치료(pharmacological therapy), 전기적 인자 물리 치료(electical physio therapy)(그림 44), 도수 치료(manual therapy)(그림 45), 충격파 치료(extracorporeal shock wave therapy)(그림 46) 등 이런 방법들이 있습니다. 하지만 이런 보존적 요법으로도 안 되면, 결국 의사가 판단해서 수술적 치료를 진행하게 되죠. 그럼 수술 후에는 어떻게 할까요? 힘줄은 짧아진 자세(shortened position)로 고정합니다. 왜냐하면, 이때는 장력(tension)이 약해져 있기 때문에, 신장성 스트레스를 주면 파열 위험이 크거든요. 그래서 충분히 안정된 상태에서 회복되도록 짧게 유지하는 겁니다. 여기서 중요한 차이가 있어요. 근육은 혈관 공급(blood supply)이 풍부합니다. 그래서 회복 속도가 빠르고 예후가 좋아요. 반면에 힘줄은 혈관 공급이 부족합니다. 힘줄 같은 저혈관 조직(hypovascular tissue)은 손상되면 자발적 치유(spontaneous healing)가 근육에 비해 어렵습니다. 이 때문에 근육보다 훨씬 긴 고정 기간(longer immobilization period)이 필요합니다. 아까 근육의 경우는 2~3주 정도면 기본적인 회복이 가능하다고 했습니다. 그런데 힘줄 봉합 후에는 4~6주 이상 고정하는 경우가 많습니다. 하지만 고정 기간이 길어지면 이차적인 문제가 더 발생하게 되죠. 유착(adhesion), 구축(contracture), 기능적 제한(functional limitation) 이런 게 생길 가능성이 커요. 그렇다고 너무 빨리 움직이게되면 또 재파열(re-rupture) 위험이 있습니다. 그래서 약간의 기능 제한을 감수하더라도, 치유 과정을 충분히 거치게 하는 게 중요합니다. 이 부분은 케이스 바이 케이스(case by case)로 접근해야 합니다. 이론적으로는 힘줄이 활주(gliding)를 유지하도록 조기 움직임(early mobilization)을 권장하지만, 안정적인 봉합을 위해 보수적으로 접근하는 경우가 많습니다.

자, 힘줄을 봉합한 부위는 근육과 마찬가지로 고정(immobilization)이 제거된 이후가 중요합니다. 이 시점에서 가장 중요한 것은 유착(adhesion) 예방이에요. 왜냐하면, 힘줄과 주변 조직이 자꾸 유착되면 어떻게 될까요? 활주(gliding), 즉 힘줄이 활주하는 움직임이 방해받게 됩니다. 그러면 정상적인 움직임이 안 되고, 기능 회복에 큰 장애가 생겨요. 그래서 첫 번째 목표는 유착을 최대한 줄이는 것입니다.

그리고 두 번째는 치유 조직의 정렬(organization of healing tissue)을 잘 유지하는 겁니다. 우리가 알고 있는 콜라겐 섬유(collagen fibers)나 결합조직(connective tissue)에는 일정한 방향이 있어요. 이 방향이 제 위치에서 장력을 발휘하도록 잘 정렬돼야 합니다. 하지만 이게 엉켜서 회복되면 어떻게 될까요? 신장성(extensibility), 탄력성(elasticity), 이런 특성들이 떨어집니다. 결국 조직의 견고함이 약해지고, 약한 조직은 만성 통증을 유발하거나, 나중에 재파열로 이어질 가능성이 높습니다. 그래서 힘줄 치유 과정에서는 유착 예방, 조직 정렬 유지 이 두 가지가 핵심입니다.

그 다음으로, 항중력 동작(antigravity movement)이나 체중 부하(weight-bearing)가 필요한 경우를 생각해볼게요. 예를 들어 다리처럼 체중을 지탱하는 부위는 당연히 더 긴 고정 기간이 필요합니다. 이때는 의사의 판단에 따라, 부분 또는 비 체중부하(partial weight-bearing)상태에서 목발(crutches) 보행, 이후 점진적으로 완전 체중부하(full weight-bearing) 이런 순서로 진행합니다. 경우에 따라 지팡이(cane) 보행을 허용하기도 하고요.

그렇다고 힘줄이 고정 해제된 후 바로 회복되는 것은 아닙니다. 우리가 이전에 얘기했듯이, 근육과 힘줄은 수주 동안 짧아진 상태로 고정돼 있었기 때문에 완전 회복까지는 시간이 필요합니다. 이게 바로 치유 과정(healing process)이에요. 이 과정은 점진적으로 진행돼야 하고, 한순간에 끝나는 게 아니에요. 보통 재활 단계는 이렇게 갑니다. 수동적 운동(passive movement), 능동적 운동(active movement), 저항 운동(resistive exercise)순으로 진행됩니다. 예를 들어 돌림근띠(rotator cuff)를 봉합(repair)한 경우를 생각해보겠습니다. 이때는 팔걸이(arm sling)로 고정해서 짧아진 상태를 유지하죠. 어떤 경우는 6주, 어떤 경우는 4주 정도 팔을 못 씁니다. 예전에는 무려 12주 이상 고정하기도 했어요. 하지만 너무 오래 고정하면 계속 이야기 한 것처럼 유착(adhesion), 관절 강직(joint stiffness), 이런 이차적인 문제가 생겨서 어깨 기능이 회복되지 못합니다. 따라서 힘줄이 잘 붙도록 충분한 시간을 주는 건 중요하지만, 이차적인 기능 제한이 발생하지 않도록 조기 재활(early rehabilitation)을 시작해야 합니다. 그렇다고 해서 무리하게 하면 안 되겠죠? 아직 조직이 회복 중이니까요. 그래서 처음에는 소극적 재활로, 주변 근육부터 수동적 운동 위주로 시작하고, 이후 점차 능동적 운동과 저항 운동을 추가하는 겁니다.

여기까지가 근육(muscle)과 힘줄(tendon)에 대한 재건술 후 관리였고, 이제 인대(ligament)로 넘어가겠습니다. **인대(ligament)**는 잘 아시다시피 관절 안정성(joint stability)을 담당하는 조직이에요. 뼈와 뼈를 연결하면서 움직임을 제한하고 안정성을 줍니다. 그런데 인대는 관절주머니(joint capsule)와 밀접하게 연결돼 있기 때문에, 손상이 되면 관절주머니도 같이 손상되는 경우가 많습니다.

이번 내용은 인대와 관절주머니를 구분해서, 인대 복구술(ligament repair)과 재건술(reconstruction)을 볼게요. 복구술(repair)은 찢어진 인대를 봉합(suture)하는 경우이고, 재건술(reconstruction)은 인대가 심하게 손상되거나 기능을 상실했을 때, 다른 조직으로 인대를 대체하는 경우입니다. 예를 들어 자가 힘줄(tendon autograft)을 떼서 인대 역할을 하도록 하는 방법이 바로 재건술입니다. 이런 경우는 주로 무릎의 전방십자인대(ACL, anterior cruciate ligament) 손상에서 많이 시행하죠.

자, 무릎(knee)이나 발목(ankle), 팔꿈치(elbow) 관절에 있는 인대는 손상이 가장 흔하게 발생하는 부위입니다. 예를 들어 발목에서는 주로 앞목말종아리인대(anterior talofibular ligament)가 주로 손상됩니다. 팔꿈치나 무릎 같은 경우는 곁인대(collateral ligament)가 있죠. 그래서 안쪽(medial) 또는 바깥쪽(lateral)이 가장 흔하게 손상되는 부위입니다. 인대 손상 후 수술을 하고나면, 수술 후 치유 초기에는 인대가 가지고 있는 긴장력(tension)이 당겨지지 않는 안전한 위치로 관절을 유지해야 합니다. 예를 들어 팔꿈치는 일반적으로 90도 굽힘(90° flexion) 상태 유지, 어깨는 안쪽회전(internal rotation) 상태 유지, 무릎은 폄(extension) 상태, 즉 0도 유지를 해주어야 합니다. 이런 초기 자세는 인대 긴장력 증가를 막기 위해 필요합니다. 왜냐하면 초반부터 관절 가동 범위가 넓어지면 인대에 긴장력이 증가하고, 그로 인해 다시 파열이 될 수 있기 때문입니다. 따라서 안전한 자세 유지와 보조기(orthosis) 착용이 매우 중요합니다.

이렇게 고정을 하고 나면 많은 질문을 받는 것이 얼마나 고정을 해야 하는지입니다. 이건 손상 부위, 손상 정도, 그리고 어떤 수술을 했는지에 따라 달라집니다. 예를 들어 무릎의 안쪽곁인대(MCL, Medial Collateral Ligament)가 손상된 경우를 생각해보면, 단독 손상이라면 보통 3~4주 정도 보조기 착용, 손상이 심하면 더 길어질 수도 있구요. 특히 무릎에서는 안쪽반달연골(medial meniscus)이나 전방십자인대(ACL, Anterior Cruciate Ligament) 같은 구조가 함께 손상되는 경우가 많아요. 이때는 관리가 더 복잡해집니다. 그리고 수술 시 이런 과정도 있습니다. 인대가 파열되어 조직이 불규칙하게 찢어진 상태라면, 그 주변을 정리하는 과정이 필요해요. 이를 변연절제술(debridement)이라고 합니다. 정상 인대는 은빛색을 띠고 매우 매끄러운데, 손상된 부위는 그렇지 않고 너덜너덜 하기때문에 깔끔하게 정리해야 합니다.

인대 수술 후 관리는 원칙적으로 우리가 앞서 근육, 힘줄에서 이야기한 것과 같습니다. 치유 조직(healing tissue)이 안전하게 보호되는 과정이 필요합니다. 이 기간 동안에는 강한 운동이나 능동적 운동(active movement)을 하지 않아요. 이후 점차적으로 점진적인 근력 강화(progressive strengthening), 부분 체중 부하(partial weight-bearing)에서 완전 체중 부하(full weight-bearing)로 진행하는 것이 핵심입니다. 하지만, 이 모든 과정에서 가장 중요한 건, 안전한 보호 단계를 거친다는 겁니다.

결국 다시 말씀드리면, 손상 부위나 수술 유형에 따라 상황은 다를 수 있지만, 관절이 불안정한 상태(unstable joint)라면 우선순위는 고정(immobilization)입니다. 움직임이 중요한 게 아니고, 관절이 불안정하다면 무엇보다 안정성이 확보되어야 합니다. 또는 수술 후 손상 회복이 매우 지연될 것 같은 상황에서도 마찬가지로 고정이 필요합니다. 그런데 손상 회복이 지연될 거라고 판단하는 기준은 누가 알까요? 바로 수술을 직접 시행한 의사입니다. 왜냐하면 의사는 직접 조직을 보고, 복구된 조직(repaired tissue)이 얼마나 약한지, 혹은 조직이 당겨진(tensioned) 상태에서 간신히 봉합되었는지를 알고 있기 때문이에요. 예를 들어 인대(ligament)가 손상돼서 봉합했는데, 길이가 충분치 않고 당겨진 상태라면, 그 조직은 매우 취약하고, 조금만 늘어나도 파열될 위험이 큽니다. 그래서 이런 경우에는 움직임을 제한(range of motion restriction)할 수밖에 없습니다. 심하면 아예 가동범위를 못 움직이게 고정하는 경우도 있어요. 그렇게 하는 이유는 매우 당연합니다. 불안정한 관절 상태에서는 이차적 손상이 생기는 것보다 손상 부위의 안정된 고정이 훨씬 더 중요하기 때문입니다.

그렇다면 근력 강화(exercise for strengthening)나 체중 부하(weight bearing)는 언제 가능할까요? 이는 관절을 보호할 수 있을 때, 즉 근육 활동으로 관절이 어느 정도 안정성을 가질 때부터 가능합니다. 그럼, 관절 보호 가능 여부는 누가 판단할까요? 이것 역시 의사입니다. 왜냐하면 의사는 수술 당시의 병변 상태를 정확히 알고 있기 때문이에요. 우리 치료사나 환자 입장에서는 봉합된 부위를 볼 수 없죠. 실제로 그 안의 조직이 얼마나 약한지 알 수 없습니다. 그래서, 불안정한 관절이거나, 인대가 너무 약하거나, 손상 범위가 넓다면 관절 보호가 무조건 우선입니다. 그리고 중요한 부분, 인대 수술 후 무거운 작업이나 스포츠 활동 복귀는 최소 6개월에서 1년이 필요합니다. 이렇게 충분한 시간이 필요로 한 이유는 관절이 안정적이고 스포츠까지 가능한 상태가 되려면 점진적인 재활(progressive rehabilitation)이 반드시 필요하기 때문이에요. 결국 이 얘기는 서두르지 말고 단계적으로 회복해야 한다는 겁니다. 여기서 또 한 가지, 인대뿐 아니라 관절주머니(capsule)도 문제될 수 있어요. 사실 실제 손상은 근육, 힘줄, 인대, 관절주머니 등 여러 조직이 함께 손상되는 경우가 많습니다. 예를 들어 인대가 손상되면, 주변의 물렁조직(soft tissue)도 같이 영향을 받죠. 그래서 관절 주변 구조(periarticular structures)까지 포함해서 생각해야 합니다.

관절주머니가 손상되면 관절은 느슨해지는 현상이 생깁니다(laxity). 그럼 관절주머니가 제공하는 수동적 안정성(passive stability)이 사라져요. 원래는 관절주머니가 약간 당겨지면서 장력(tension)을 주고 안정성을 제공하는데, 느슨해지면 그 기능이 사라집니다. 결국 관절이 불안정해지고, 이런 불안정성은 아탈구(subluxation)나 재발성 탈구(recurrent dislocation)의 원인이 될 수 있어요. 그래서 이런 경우에는 관절주머니 안정화(capsular stabilization)나 재건술(reconstruction) 같은 수술적 접근이 필요할 수도 있습니다.

자, 대표적으로 불안정한 관절(unstable joint)하면 우리가 가장 많이 떠올리는 게 어깨관절(shoulder joint), 특히 오목위팔관절(glenohumeral joint, GH joint)이죠. 흔히 습관성 탈구나 선천성 탈구라는 표현도 쓰잖아요. 즉, 어떤 경우에는 선천적으로 관절의 불안정성이 존재할 수도 있다는 겁니다. 그런데 임상에서 더 흔한 경우는 뭐냐면, 급성 손상으로 인해 관절주머니(joint capsule)가 손상되거나, 혹은 관절이 끝 범위까지 자주, 지속적으로 가는 상황이에요. 쉽게 말해 과가동성(hypermobility)을 반복적으로 가진다는 거죠. 예를 들어 야구, 테니스처럼 어깨를 반복적으로 많이 쓰는 운동에서는 반복적 스트레스(repetitive stress)로 인해 관절주머니가 느슨해지고, 그 결과로 역학적 병변(mechanical lesion)이 생길 수 있습니다. 이럴 때는 당연히 의사의 판단에 따라 어떤 수술을 할지 결정하겠죠. 예를 들어 어깨의 경우, 관절 테두리에는 관절테두리(labrum)가 있습니다. 관절테두리의 역할은 위팔뼈 머리(humeral head)가 관절오목(glenoid)에 더 잘 밀착되게 하여 안정성을 높이는 역할을 합니다. 그런데 반복적인 손상이나 외상으로 이 관절테두리(labrum)가 찢어지는 경우가 있어요. 대표적인 게 SLAP 병변(SLAP lesion, Superior Labrum

Anterior to Posterior)입니다. 즉, 위쪽 관절테두리가 손상되는 경우죠. 대부분 이런 경우에는 인대 손상(ligament injury)도 같이 동반되는 경우가 많습니다. 그래서 수술할 때는 관절주머니 봉합술(capsular repair), 관절테두리 재건술(labral reconstruction)도 시행하는 경우가 종종 있습니다.

관절테두리 재건술에 대한 예를 들어보면, 관절주머니가 너무 느슨할 때, 특정 부위를 절개하고 겹쳐서 당겨줌으로써 팽팽하게 만들어주는 겁니다. 그리고 관절테두리는 관절오목(glenoid) 테두리에 단단히 부착되도록 재건을 합니다. 또 하나는 전기열(electrothermal)을 이용하는 방법인데, 관절내시경(arthroscopy)으로 들어가서 전기열로 관절낭(capsule)을 지져서 수축시키는 방식이에요. 쉽게 말해 느슨한 조직을 열로 지져서 팽팽하게 만드는 거죠. 주변 테두리(margin)도 정리해서 안정성을 높입니다.

자 그럼 의료 선택으로 인하여 시행되어진 수술 이후 관리에서 우리에게 가장 중요한 내용에 대해 살펴보면 바로 관절의 안정성(stability)과 기능성(functionality), 두 가지를 모두 고려해야 합니다. 안정성만 너무 강조하면 회복이 늦어지고, 반대로 움직임과 기능만 강조하면 다시 불안정해질 수 있어요. 그래서 보호된 범위 안에서 재활을 진행해야 합니다. 너무 많이 움직이거나, 통증을 많이 유발하는 것도 피해야 하고, 특히 수술 부위에 스트레스를 주는 움직임은 조심해야 합니다. 왜냐하면 그 부위는 아직 약하기 때문에, 재손상을 유발할 수 있거든요. 결국 중요한 건 이겁니다. **치유 과정(healing process)과 기능 회복(functional recovery)을 어떻게 조화롭게 할 것이냐.** 환자의 상태, 손상 범위, 연령, 약물 복용, 과거력 등 다양한 요소를 고려해야 하고, 그에 맞춰 균형 잡힌 접근을 해야 합니다. 이게 바로 경험이 필요한 부분이죠. 단순히 운동을 시켜야 한다가 아니고, 언제, 어떤 강도로, 어떤 범위에서 해야 하는지가 중요합니다.

7

윤활막 절제술, 절골술 수술 후 치료 과정 이해하기

자, 앞에서는 수술 후 관리 중에서 근육(muscle), 힘줄(tendon), 그리고 인대(ligament)에 대해 이야기를 했죠. 이번에는 그 범위를 조금 더 넓혀서, 윤활막(synovial membrane), 그리고 뼈(bone)와 관련된 수술 후 관리에 대해 살펴보겠습니다. 특히 골절(fracture)이나 절골술(osteotomy) 후 관리가 핵심이에요.

우리 인체는 윤활관절(그림 47)로 구성되어 있죠. 그 내용을 먼저 이해하고 윤활막 절제술(synovectomy)이 뭔지부터 정리할게요. 이 방법은 주로 관절에 만성적인 염증(chronic inflammation of the joint)이 생겼을 때 시행합니다. 쉽게 말하면, 관절을 싸고 있는 윤활막(synovial membrane)이 심하게 손상되거나 염증이 심한 경우, 그 병든 조직을 깔끔하게 제거하는 거예요. 이걸 윤활막 절제술이라고 부릅니다. 그런데 이 방법은 그냥 무조건 하는 게 아니라, 약물 치료나 보존적 치료를 수개월(보통 4~6개월) 동안 시행했음에도 불구하고 호전이 없을 때 고려합니다. 대표적으로 류마티스 관절염(rheumatoid arthritis) 환자에서 시행하는 경우가 많아요. 결국 이건 의사의 판단에 따라 결정되는 부분입니다. 우리는 그 이후 수술 후 관리(postoperative care)에 초점을 맞추면 되겠죠. 또 한 가지 기억할 점은, 윤활막 절제술이 단독으로 시행되기도 하지만, 인대(ligament)나 다른 구조 손상과 동반되어 같이 진행되는 경우도 많다는 겁니다. 예를 들어, 인대 재건술과 함께 윤활막 절제술을 같이 하는 경우도 있죠. 그렇다면 이 윤활막 절제술은 주로 어떤 관절에서 시행될까요? 보통 손목(wrist), 손허리관절(MCP joint, metacarpophalangeal joint), 그리고 무릎(knee), 팔꿈치(elbow) 같은 관절에서 많이 시행합니다. 접근 방법은 대부분 관절경(arthroscopy)을 이용해요. 즉, 작은 구멍을 뚫고 카메라를 넣어서 내부를 보면서 수술하는 방식이죠. 이걸 줄여서 A/S라고도 표현합니다.

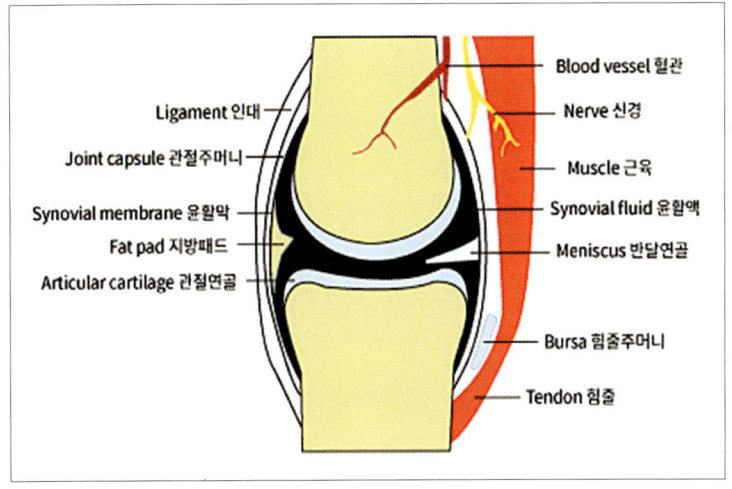

(그림 47) 윤활관절 기본 구조 그림.

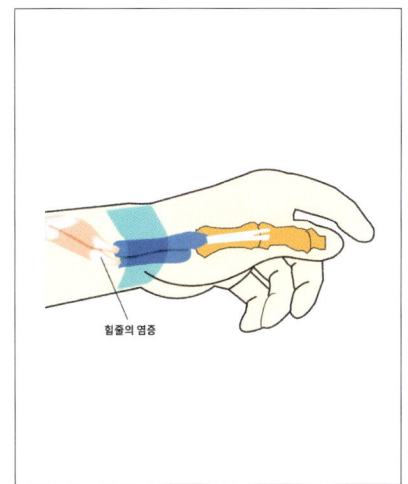

(그림 48) 힘줄 윤활막(synovial sheath)에 염증이 생긴 경우 힘줄 윤활막염(tenosynovitis)라고 합니다.

이제 조금 더 세부적으로 들어가 볼게요. 우리가 힘줄(tendon)을 보면, 이 힘줄은 주변에 윤활막(synovial sheath)이라는 얇은 막에 싸여 있어요(그림 48). 여기에 윤활액(synovial fluid)이 있어서 힘줄이 부드럽게 움직이고, 마찰을 줄여주는 역할을 합니다. 그런데 이 부분에 염증(inflammation)이 생기면 어떻게 될까요? 힘줄이 붓고, 유착이 생기고, 결국 관절 가동범위(ROM, Range Of Motion)가 줄어들면서 통증이 발생합니다. 이런 상태를 우리가 힘줄 윤활막염(tenosynovitis)이라고 부르죠. 이때 심한 경우에는 힘줄 윤활막 절제술(tenosynovectomy)을 시행하기도 합니다. 예를 들어, 손목에서 흔히 나타나는 드퀘르뱅병변(De Quervain's disease) 같은 경우가 대표적이에요. 그리고 이런 수술 후에는 주변 조직이 깔끔하게 정리되어야 합니다. 그래서 수술 중에 **변연절제술(debridement)**이라는 과정을 같이 하기도 해요. 이건 뭐냐면, 손상되거나 불필요하게 증식된 조직을 깨끗하게 제거해서 정상적인 조직 환경을 만들어주는 거예요. 왜 이런 정리가 필요하냐면, 손상된 조직이 그대로 남아 있으면 계속 통증을 유발하고, 회복을 방해하거든요.

자, 우리가 앞에서 이야기했듯이, **힘줄 윤활막염(tenosynovitis)이 계속 진행되면 어떻게 될까요?** 이게 오래 지속되면 단순히 힘줄만 문제가 되는 게 아니에요. 이차적으로 주변에 있는 관절연골(articular cartilage)이나 다른 힘줄(tendon)에도 마모가 생기고 손상이 발생할 수 있습니다. 그래서 이런 경우에는 수술적 접근을 고려하게 되죠. 바로 윤활막 절제술(synovectomy)이나 필요한 경우는 인대나 다른 구조의 수술을 함께 진행하는 겁니다. 왜냐하면 이 힘줄 윤활막염 자체가 단순한 일차 문제로 끝나는 게 아니라, 시간이 지나면서 계속 이차적인 손상을 유발하기 때문이에요. 그럼 이런 경우, **수술 후 관리는 어떻게 할까요?** 먼저, 접근 방식부터 다시 정리할게요. 앞에서 이야기했듯이, 요즘은 대부분 관절경 접근(arthroscopic approach)을 많이 합니다. 관절경으로 수술을 하면 최소 침습(minimally invasive) 방식이기 때문에, 절개 범위가 적고 회복이 빠른 편입니다. 그래서 이런 경우에는 경우에 따라 수술 직후부터 수동운동(passive exercise)이나 보조운동(assisted exercise)을 시작할 수도 있어요. 물론 이건 무조건 해야 한다는 게 아니라, 어디까지나 의사의 판단에 따라 진행됩니다. 의사가 허용하면 조기에 가동범위를 회복하기 위해 이런 운동을 시행할 수도 있는 거죠. 하지만 중요한 건, 관절경으로 했든, 개방형(open surgery)으로 했든, 회복 초기에는 무거운 물건을 들거나 완전 체중부하(full weight bearing)는 절대 안 된다는 겁니다. 반드시 점진적으로 진행해야 해요. 특히 개방형으로 수술을 한 경우는 관절경보다 당연히 회복이 더디고, 재활 속도도 느립니다. 이게 환자분들한테 설명할 때 중요한 포인트예요. 왜냐하면 어떤 분들은 주변에 비슷한 수술을 한 사람과 비교하면서 나는 왜 이렇게 회복이 느려요라고 묻거든요. 하지만 회복 속도는 손상 정도, 범위, 연령, 과거력, 그리고 수술 방법 등 다양한 요인에 따라 달라집니다. 특히 개방형이냐 관절경이냐는 회복 속도에 큰 영향을 줍니다.

그리고 우리가 재활을 시작할 때 가장 먼저 고려해야 할 건, 이 수술이 염증성 질환(inflammatory disease) 때문에 이루어졌다는 겁니다. 즉, 이 환자들은 기본적으로 염증 반응(inflammatory response)에 민감해요. 그래서 초기에는 반드시 염증 반응을 잘 관찰해야 합니다. 우리가 잘 알고 있는 염증 반응의 5대 징후는 통증(pain), 발적(redness), 열감(heat), 부종(swelling, edema), 기능상실(loss of function) 입니다. 이런 염증반응들이 과도하게 나타나는지 체크해야 합니다. 예를 들어, 열감이 심하게 올라가거나, 부종이 계속 증가한다면, 그건 뭔가 조절이 필요하다는 신호입니다. 결국, 윤활막 절제술 후 관리의 핵심은 염증 반응을 잘 조절하면서 점진적으로 운동 범위를 회복시키는 것이에요. 그리고 환자의 상태와 수술 방식에 따라 속도를 조절해야 합니다. 다른 수술 후 관리도 마찬가지지만, 특히 이런 염증성 질환 기반의 수술에서는 이런 세심한 관찰이 필요합니다.

자, 이번에는 **절골술(osteotomy)**(그림 49)에 대해 이야기해 볼게요. 그림을 보면 이해가 쉬울 거예요. 여기 정강뼈(tibia)의 몸쪽 부분을 절골해서, 뼈를 V자(외측 쐐기형, wedge-shaped)로 잘라낸 뒤에 공간을 벌리거나 채워 넣어서 뼈의 정렬을 바꿔주는 겁니다. 그다음 금속판이나 나사로 고정(fixation)을 해 두는 거죠. 이게 바로 절골술이에요. 결국 절골술의 핵심은 뭡니까? 뼈를 외과적으로 절단하고, 다시 재정렬하는 것입니다. 그 목적은 잘못된 정렬을 교정해서 관절의 부하를 균등하게 만드는 것이에요.

이 절골술은 주로 무릎관절에서 많이 시행됩니다. 특히 몸쪽 정강뼈 절골술(high tibial osteotomy, HTO)이 대표적이에요. 왜냐하면 무릎이 안장다리(varus deformity, O자 변형)가 되면 관절에 체중이 한쪽으로만 실리거든요. 그러면 통증도 생기고, 관절 손상이 진행됩니다. 이때 뼈를 절골해서 다시 정렬을 맞춰 주는 거죠. 쉽게 말하면, 안장다리를 일자로 교정해 주는 수술이라고 생

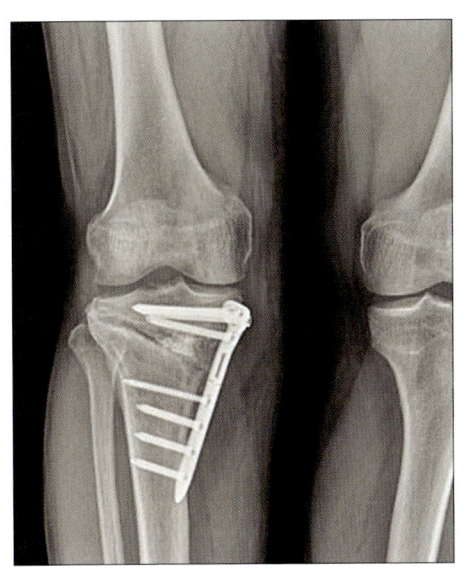

(그림 49) 정강뼈(tibia) 절골술
(osteotomy)을 보여주는 X-ray 사진.

각하면 됩니다. 그런데 이 수술은 주로 젊은 층에서 많이 해요. 왜냐하면 고령의 환자라면 이런 변형이 있더라도 그냥 인공관절 치환술(total knee arthroplasty, TKA)을 선택하는 경우가 많거든요. 하지만 젊은 환자에게 인공관절 치환술은 부담이 크죠. 그래서 절골술로 변형을 교정하는 겁니다.

그 외에도 엉덩관절(hip joint)의 선천적 변형, 넙다리뼈머리 무혈성 괴사(avascular necrosis of femoral head) 같은 경우에도 시행할 수 있습니다. 또, 하지 길이 불균형(limb length discrepancy)이 심각할 때는 절골술로 뼈를 단축(shortening)하거나 연장(lengthening)해서 교정하기도 합니다. 결국, 절골술의 큰 목적은 부정렬(malalignment)을 바로잡아, 통증을 줄이고, 체중부하를 균등하게 하며, 섬유연골(fibrocartilage)의 성장을 자극해서 관절을 보호하는 데 있습니다.

자, 그럼 절골술 후 관리는 어떻게 해야 할까요? 우선 뼈를 절단했으니, 그 뼈가 안정적으로 융합(bony union)될 때까지는 움직임에 제한을 둘 수밖에 없습니다. 내부 고정(internal fixation)이 되어 있다고 해도 마찬가지예요. 절골 부위에 과도한 스트레스가 가면 안 되니까요. 그래서 초반에는 안정 상태(immobilization)가 필요합니다. 이때 스프린트(splint) 같은 외부 고정 도구가 사용될 수 있습니다. 그리고 뼈가 유합되기 전까지는 체중부하(weight bearing)도 제한됩니다. 물론, 의사의 판단에 따라 최소한의 관절 가동범위 운동(ROM exercise)이나 부분 체중부하(partial weight bearing)가 허용될 수도 있지만, 기본적으로는 안정이 중요해요. 하지만, 절골 부위는 보호해야 하더라도, 그 주변 관절들, 예를 들어, 무릎 부위 수술 후 엉덩관절 및 발목 부분은 능동적 운동을 통해 움직여 줘야 합니다. 왜냐하면 관절 강직(joint stiffness)이나 근육 약화(muscle weakness)가 생기면 재활이 훨씬 힘들어지기 때문이에요. 그래서 수술 부위는 보호, 하지만 주변 관절은 움직임 유지할 수 있는 것이 핵심입니다.

앞에서 설명한 근육, 힘줄, 인대, 윤활막 절제술과 이번 절골술까지 해서 수술 후 관리의 기본 개념을 정리했습니다. **수술 후 관리에 대한 기본 이해를 하시는데 도움**이 되시기를 바랍니다.

8

척추 관절 불안정성 이해하기

자, 이번 시간에는 **척추 불안정성(spinal instability)의 병리적 역할(pathological role)**에 대해서 한번 이야기해보겠습니다. 우리가 흔히 관절이 불안정하다라는 표현을 쓰죠. 이때 말하는 불안정성(instability)은 무엇을 의미할까요? 바로 안정성(stability)의 반대 개념이에요. 즉, 관절은 본래 안정성을 가지고 움직여야 하는데, 이 안정성이 무너지고 불안정한 상태에서 움직임이 일어나는 걸 말합니다. 예를 들어 척추를 보죠. 척추 운동을 이야기할 때는 보통 심부 근육(deep muscle)과 표층 근육(superficial muscle)을 나눠서 설명합니다. 심부 근육은 우리가 흔히 안정화 근육(stabilizing muscle)이라고 부르죠. 이 근육들이 중심을 잡아주는 역할을 합니다. 그래서 중심 안정화 운동(central stabilization exercise) 또는 코어 안정화(core stability)라고 표현하기도 하죠. 반면, 표층 근육은 주로 움직임을 담당하는 근육입니다. 척추 근육을 형태로 나누면 Type I 근섬유와 Type II 근섬유로 구분합니다. Type I 근섬유는 안정성(stability)에 관여하고, Type II는 가동성(Mobility)에 관여합니다.

불안정성(instability)의 병리, 특히 척추에서의 병리 역할을 보려고 합니다. 그래서 우리가 살펴볼 개념이 척추 불안정성(spinal instability), 그중에서도 기능적 모델(functional model)이에요. 이 모델은 판자비(panjabi)가 제시한 이론인데요, 판자비는 척추의 안정성을 유지하는 세 가지 요소를 설명합니다. 그게 뭐냐면, 신경계(CNS, Central Nervous System)의 근육을 조절하고 조정하는 능력, 능동적 구조(active subsystem)인 근육(muscle) 활동과 수축, 수동적 구조(passive subsystem)인 뼈(bone), 관절(joint), 인대(ligament). 이 세 가지 요소가 조화를 이뤄야 안정성이 확보됩니다. 즉, 중추신경계의 조절 능력, 근육의 수축과 활동, 그리고 뼈, 관절, 인대의 구조적 안정성이 모두 갖춰져야 하는 거죠.

그렇다면 **척추가 불안정해지는 이유**는 뭘까요? 근육이 약해서? 근육이 마비돼서? 중추신경계의 조절 능력이 떨어져서? 아니면 관절과 인대의 수동적 안정성이 부족해서? 이런 것들을 분석하는 게 바로 판자비의 모델입니다. 이 모델에 따르면, 척추 안정성(spinal stability)은 심부 근육(type I)과 표층 근육(type II)의 균형 잡힌 활동, 이 둘 간의 협응(coordination)이 필요합니다. 하지만 불안정성이 생기면, 이 균형이 깨지고 세 가지 요소에 변화가 나타나죠. 그래서 불안정성이 심해진 경우, 방사선(X-ray) 검사에서 정렬(alignment)이 과도하게 무너진 소견이 나타날 수 있습니다. 즉, 척추가 정상적인 정렬 상태에서 벗어나 있는 거예요.

자, 그다음에 심한 통증이나 심한 불안정성(instability) 증상이 있고, 또 보존적 치료(conservative treatment)에 반응하지 않는 경우가 있어요. 이런 경우에는 척추뼈 융합(spinal fusion)을 고려하게 됩니다. 척추뼈 융합이라는 건 뭐냐면, 척추뼈가 위아래 정렬이 맞지 않고 어긋나는 상황이에요. 보통 앞쪽, 윗부분이 전방으로 밀려나죠. 이런 상태를 척추 전방 전위증(spondylolisthesis)이라고 합니다. 이런 경우에는 척추가 더 밀려나지 않도록 뒤쪽에서 고정장치를 통해, 융합술을 시행하게 됩니다. 왜냐하면 불안정성이 있는 분절을 아예 고정해버리는 거예요. 이런 척추뼈 융합술 대상자들은 보존적 치료에도 잘 낫지 않고, 척추 정렬이 무너져 있고, 심한 신경학적 증상(neurological symptoms)을 동반하기도 하고, 척추 주변에 심각한 문제가 있는 경우가 많습니다.

그럼 여기서 질문 하나, 우리가 척추가 불안정하다고 해서 무조건 수술을 하는 건 아니죠. 운동을 통해서 심부 근육(deep muscle) 강화를 하고, 척추 안정화를 위한 접근을 하기도 합니다. 이럴 때 임상적으로 말하는 **척추 안정화에 대한 기준**은 뭘까요? 판자비(panjabi)가 이야기했던 개념이 바로 **중립 영역(neutral zone)(그림 50)**이에요. 이 중립 영역이 유지할 수 있을 때, 우리는 치료적 운동 중재(therapeutic exercise intervention)로 관리할 수 있다고 봅니다. 여기서 중요한 건, 치료적 운동을 통해 통증이나 척추의 안정성에 긍정적인 영향을 줄 수 있는 경우는 바로 이 중립 영역(neutral zone)이 증가한 상태예요. 즉, 이 중립 영역이 어떤 개념인지, 그리고 그 범위를 벗어난 활동성이 어떤 상태인지를 이해해야, 이 환자가 치료적 운동으로 관리 가능한 상태인지 판단할 수 있다는 겁니다. 그렇지 않은 경우라면요? 운동치료보다는 다른 방법이 필요하겠죠. 예를 들면 의료적 처치(Medical Intervention)나 수술, 융합술, 혹은 침상 안정(Bed Rest) 같은 접근입니다. 그러니까 무조건 운동으로 해결되는 게 아니고, 치료적 운동이 가능한 기준이 있어요. 그 기준이 바로 중립 영역(Neutral Zone)이에요.

그럼 **중립 영역이 뭔지 한번 보죠.** 척추뼈 분절(Segmental Spine)의 관절 가동 범위(ROM, Range Of Motion)에서 중간 범위(Mid-range)로 정의됩니다. 즉, 관절 가동 범위에서 중간에 해당하는 그 영역이에요. 이 중간 범위를 넘어가거나, 넘어간 후에 다시 중간 범위로 돌아오기 어렵다면그게 임상적으로 불안정성(instability)으로 보는 겁니다. 이런 경우에 치료적 운동 중재가 필요한 거예요. 판자비의 이론에 따르면, 안정성이 좋은 상태는 수동적인 구조, 즉 뼈(bone), 관절(joint), 인대(ligament)가 매우 강력해서 움직임이 적고 안정적입니다. 반면에 불안정한 상태는 관절의 움직임이 지나치게 많아요. 어떤 경우는 한쪽으로만 많이 움직이는 과가동성(hypermobility) 형태일 수도 있고, 어떤 경우는 여러 방향으로 불안정하게 움직이는, 즉 불안정성(instability) 형태일 수도 있어요.

　　그럼 **근육의 역할은 뭘까요?** 바로 이 중립 위치(neutral position)를 유지하는 겁니다. 관절이 움직였을 때 다시 중립 자세로 돌아올 수 있도록 조절하는 게 중요해요. 이걸 누가 하나? 심부 근육(deep muscles)이죠. 이 근육들이 조절된 활동을 통해서 관절을 안정적으로 유지합니다. 만약 이 조절 능력이 떨어진다면요? 한쪽 근육이 짧아져 있거나, 약화돼 있거나, 근육 간 조절 발란스가 맞지 않으면 불안정성이 더 심해집니다. 그래서 우리는 척추 안정화 운동을 하는 거예요. 바로 이 이유 때문에 심부 근육의 조절 능력을 키우는 훈련이 필요합니다. 결론적으로, 판자비의 이론에서 말하는 안정성과 불안정성, 그리고 과가동성의 개념, 그리고 심부 근육의 조절 활동이 왜 중요한지를 이해해야 합니다. 이걸 알아야 임상에서 운동 중재를 적용할 때 정확한 판단을 할 수 있거든요.

　　자, 다시 말해보면 불안정성은 중립 영역(neutral zone)의 과도한 증가를 의미합니다(그림 51). 아까 언급했듯이 중립 영역은 관절가동범위(Range Of Motion, ROM)에서의 중간 범위를 예로 들었죠. 이런 중립 영역이 증가한다는 것은 무엇을 의미할까요? 척추 분절(spinal segment)이 불안정해졌다는 것을 나타냅니다. 그렇다면 중립 영역이 증가하는 경우는 언제일까요? 척추에서는 다음과 같은 상황에서 중립 영역이 증가합니다. 척추사이원반(intervertebral disc)의 퇴행(degeneration)이 발생했을 때, 척추관 협착증(spinal stenosis)이 생겼을 때, 척추 전방전위증(spondylolisthesis) 같은 변형이 나타날 때 등. 그럼 왜 중립 영역이 증가하느냐? 이유는 다음과 같습니다. 주변 인대(ligament)가 느슨해짐(laxity), 근활성(muscle activation) 조절 능력의 변화, 통증으로 인한 반

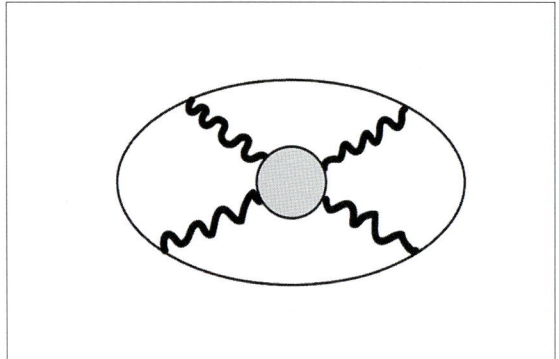

(그림 50) 판자비(panjabi)가 제시한 척추 관절의 중립 영역(neutral zone) 그림.

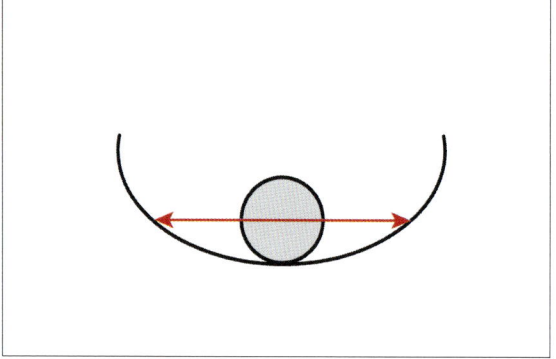

(그림 51) 판자비(panjabi)가 제시한 척추 관절의 불안 정성은 중립 영역(neutral zone)에서 관절 움직임의 과도한 증가를 의미한다.

사적 억제(reflex inhibition), 병리(pathology)나 피로(fatigue)로 인해 중심 안정화 근육(core stabilizing muscles)이 약화되는 부분들, 이런 요인들이 중립 영역 증가의 원인이 됩니다. 이 부분은 척추 안정화 운동(spinal stabilization exercise)을 해야 하는 이유이기도 합니다.

그렇다면 **불안정성에서 손상이 발생하는 경우**는 언제일까요? 이게 매우 중요합니다. 바로 비정상적인 분절 끝 범위에서 움직임이 일어날 때입니다. 왜냐하면, 끝범위(end range)에서 움직인다는 것은 수동적 구조(passive structures), 즉 인대와 관절 주위 구조(ligaments and periarticular tissues)가 매우 취약해진 상태이기 때문입니다. 예를 들어 관절이 늘어난 상태에서 갑자기 움직이면 통증이나 손상이 발생할 확률이 높습니다. 장시간 이완된 자세(prolonged relaxed posture)에서 갑자기 움직일 때도 마찬가지입니다. 우리가 일요일날 집에서 쉬면서 소파에 오래 누워 있다가 갑자기 일어나면서 허리에 힘이 가해지는 경우에 허리 삠이나 손상이 일어나는 경우도 자주 있잖아요, 그리고 허리 통증 환자분들 도수치료 중 엎드려 누운자세(prone position)로 오래 누워 있다가 갑자기 일어나면서 통증이 발생하는 경우 등 이런 경우는 임상에서 허리 통증(low back pain) 환자들이 흔히 겪는 상황입니다. 그리고 중요한 근거(evidence)가 있습니다. 선행 연구 논문 등에 따르면, 척추 불안정성을 가진 사람들은 다음과 같은 특징을 보입니다. 배가로근(transversus abdominis)의 활성 변화, 뭇갈래근(multifidus)의 활성 변화 등이 있고 그래서 임상에서 권장되는 운동은 호흡 조절 호흡 운동(breathing exercises), 복부 드로잉 인(abdominal drawing-in maneuver), 골반 들어올리기 운동(pelvic tilt exercise), 척추 압박 운동(spinal loading control exercise) 등 이러한 운동은 심부근육(deep muscles)의 안정성 회복을 목표로 합니다.

왜 이게 중요할까요? 원래 배가로근(transversus abdominis)는 긴장성 근육(tonic muscle), 즉 Type I 근섬유 특성을 가져야 하는데, 불안정성이 있는 경우 위상성 근육(phasic muscle), 즉 Type II 근섬유 특성으로 변화합니다. 뭇갈래근(Multifidus)도 마찬가지로 활성 저하가 나타납니다. 따라서, 안정화 운동을 통해 이러한 심부 근육의 활성도를 정상화하는 것이 중요합니다. 연구에서도 나타난 바와 같이, 이런 안정화 운동(stabilization exercise)은 골반통(pelvic pain)뿐 아니라 급성 및 만성 요통(acute and chronic low back pain)에서도 장기적으로 회복을 촉진합니다. 결국 **핵심은 안정화 운동이 척추의 안정성 확보와 회복에 중요한 역할을 한다는 것**입니다. 이 내용을 이해하면 척추 운동의 원리를 정리하고, 이후 다양한 운동 방법으로 확장할 수 있을 것입니다.

9

잘못된 자세와 관련된 척추 통증 이해하기

자, 우리가 흔히 목(경추, cervical spine)이나 허리(요추, lumbar spine), 그리고 등(흉추, thoracic spine) 부위의 통증을 이야기할 때, **척추 자체의 병변 외에 때로는 잘못된 자세나 습관에 대해 이야기 할 때**도 있습니다. 이는 목이 아프다 또는 허리가 아프다는 증상이 오래 지속되어 만성 통증(chronic pain)으로 가는 경우에, 병리학(pathology)적인 원인 외에 자세(posture) 문제로 설명되는 경우가 굉장히 많습니다. 우리가 일상에서 듣는 말만 봐도 그렇죠. 허리를 꼿꼿하게 세워라, 허리가 한쪽으로 기울어졌다, 습관적으로 허리가 삐뚤어져 있다, 이런 이야기들이 전부 자세와 관련된 내용입니다.

그래서 오늘은 **척추 통증과 자세 문제**를 연결해서 한번 살펴보겠습니다. 물론 척추 질환에 대한 병리학적 설명은 추후에 각 부위별로 따로 다루면 되니까, 지금은 자세와 관련된 부분만 집중해서 보겠습니다. 그리고 우리가 환자(대상자)에게 평소에 어떻게 설명해왔는지도 같이 정리해보겠습니다.

척추 기본 구조(그림 52)부터 간단히 보겠습니다. 척추뼈(vertebra)는 앞쪽에 척추뼈몸통(vertebral body)가 있고, 뒤쪽에는 돌기들이 여러 방향으로 뻗어 있습니다. 위에서 내려다보면 중앙 뒤쪽으로 가시돌기(Spinous Process, SP)가 있고, 양옆에는 가로돌기(Transverse Process, TP)가 있습니다. 척추뼈 몸통과 돌기 사이에는 척추뼈 고리(vertebral arch)가 있으며, 그 안쪽 공간을 척추뼈 구멍(vertebral foramen)이라고 부르고, 이 안으로 척수(spinal cord)가 지나갑니다. 척추뼈몸통과 척추뼈고리를 연결하는 부분이 추궁근(pedicle)이고, 뒤쪽으로 이어지는 판 구조를 척추판(lamina)이라고 합니다.

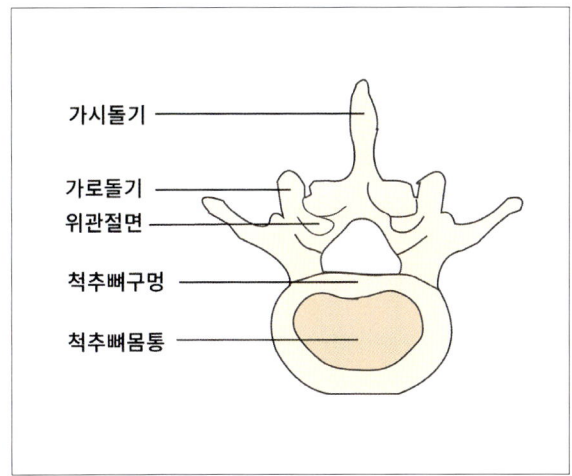

(그림 52) 척추뼈의 기본 구조 그림.

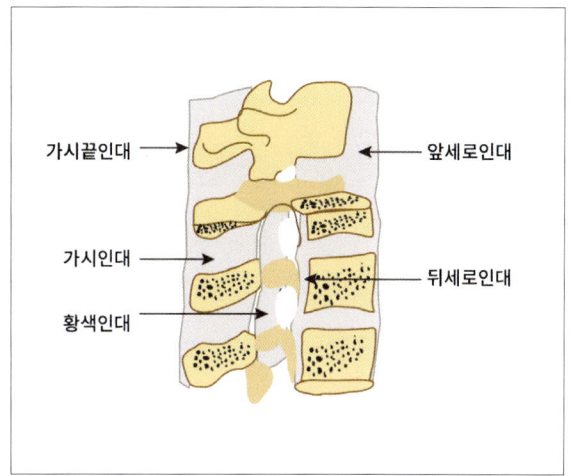

(그림 53) 척추뼈의 안정성을 보강하고 있는 인대 (ligament)를 보여주는 그림.

척추를 보강하고 있는 인대(vertebral ligaments)(그림 53)를 보면, 앞쪽에는 앞세로인대(anterior longitudinal ligament)가 척추뼈몸통을 따라 내려갑니다. 뒤쪽에는 뒤세로인대(posterior longitudinal ligament)가 위치하죠. 그리고 뼈와 뼈 사이 신경이 지나가는 공간, 즉 척추사이구멍 (intervertebral foramen)에는 황색인대(ligamentum flavum, yellow ligament)가 있습니다. 황색인대가 두꺼워지면 신경뿌리(nerve root)가 지나가는 공간이 좁아져서 포착(entrapment)이 생길 수 있습니다. 이럴 때는 신경 압박을 해소하기 위해 신경 감압술(decompression)이나 척추 성형술 (vertebroplasty) 같은 시술이 필요할 수 있습니다. 또, 척추 뒤쪽에는 가시돌기(spinous process) 와 가로돌기를 연결하는 가시사이인대(interspinous ligament)가 있고, **척추 마디를 연결하는 돌기사이관절(facet joint, zygapophyseal joint)**도 있습니다. 돌기사이관절은 관절주머니(capsule) 가 있는데, 손상 시 이 주머니도 유해 자극(nociceptive stimulus)에 민감하게 반응합니다. 정상 상태에서는 문제가 없지만, 손상을 입으면 인대, 관절주머니, 뼈의 골막(periosteum), 주변 근육 (muscles)까지도 통증 신호를 보냅니다. 그리고 신경이 나오는 부위에는 경질막(dura mater)이 신 경을 싸고 있고, 신경이 나오는 부위의 주머니 모양 구조를 신경뿌리소매(nerve root sleeve)라고 부 릅니다. 마치 옷 소매처럼 신경을 감싸고 있는 구조인데, 여기에 손상이나 압박이 생기면 통증이나 신 경 증상이 나타날 수 있습니다. 마지막으로, 이 부위에는 혈관들도 많이 지나가는데, 혈관벽(vessel wall) 자체도 유해 자극에 민감하기 때문에 손상 시 통증의 원인이 될 수 있습니다.

자, 그러다 보니까 우리가 흔히 허리가 삐끗했다 또는 목이 삐끗했다라고 표현하는 경우가 있죠. 그런데 사실 이럴 때 정확히 어느 부위가 아픈지를 딱 잘라 말하기는 쉽지 않습니다. 왜냐하면 인대 (ligament)가 손상됐을 수도 있고, 후관절 주머니(facet joint capsule)가 문제일 수도 있고, 뼈를 감싸는 골막(periosteum)이나 근육의 염좌(muscle strain), 또는 경질막(dura mater)에 문제가 생길 수도 있습니다. 게다가 경질막 주변 조직이나 혈관벽(vessel wall)에도 손상이 발생할 수 있습니다. 그래서 이런 경우에는 객관적인 소견(objective findings)을 함께 보고, 가장 기본적으로는 증상(symptoms)을 확인합니다. 척추(spine) 같은 경우는 특히 신경학적 손상(neurological injury)이 나타나는지, 아니면 단순히 근성 통증(muscular pain)만 있는지를 구분하는 게 중요합니다. 그런데 여기서 어려운 점이, 처음에는 근성 통증만 보이던 증상이 2~3일 정도 지나면서 점점 신경학적 증상(neurological symptoms)이 나타나는 경우가 있다는 겁니다. 그래서 처음 단계에서만 보고 판단하기보다는, 조금 시간을 두고 경과를 지켜보는 게 필요합니다. 물론, 골절(fracture)이나 척수 손상(spinal cord injury) 같은 더 심각한 문제가 의심되는 경우라면 증상이 훨씬 뚜렷하게 나타납니다. 이런 경우는 반드시 객관적인 검사와 평가를 통해 확인해야 합니다. 반면, 단순 염좌(sprain)나 삐끗함 정도라면, 민감해진 부위가 손상을 입었기 때문에 아까 말씀드린 척추 주변 구조물 중 어느 한 곳에서 지속적으로 통증을 발생시키는 겁니다.

급성기(acute phase)에는 약물 치료(pharmacological control)를 하거나, 움직임을 줄이고 충분히 쉬어주는 것만으로도 통증이 조금씩 줄어드는 경우가 있습니다. 그래서 일반적으로는 다쳤을 때 일주일 정도는 경과를 지켜봅니다. 다만 이때 그냥 가만히 기다리는 게 아니라, 통증이 서서히 감소하는지를 체크해야 합니다. 또 한 가지, 움직이지 않고 있다가 아침에 관절이 뻣뻣해지는 조조강직(morning stiffness)이 나타나는 경우가 많습니다. 아침에 일어났을 때 허리가 유난히 뻣뻣하다가, 몇 번 움직이고 나면 서서히 부드러워지는 느낌이 드는 거죠. 그런데 만약 시간이 지나도 뻣뻣함이 심해지거나, 가만히 있을 때도 통증이 심하고, 다리가 저려오기 시작한다면 이건 단순한 근육 문제를 넘어 다른 손상 가능성을 반드시 의심해야 합니다.

자, 이런 **척추 통증(spinal pain)에서 자세(posture)와 관련된 요인**을 몇 가지 나누어 살펴보도록 하겠습니다. 병리적인 원인보다는 자세로 인한 영향인데, 그중에서 가장 많이 이야기하는 게 **역학적 스트레스(mechanical stress)의 영향**(그림 54)이에요. 척추뼈(vertebra)를 옆에서 보면, 여러 구조물들이 층층이 있고 만곡(curve)을 형성하고 있습니다. 이 주변에는 척추원반(disc)의 섬유륜(annulus fibrosus)이 있고, 척추몸체(body), 이를 둘러싸는 인대(ligament), 그리고 아까 말씀드린 신경(nerve)이 신경근 소매(nerve root sleeve)를 따라 내려가고, 혈관(vessel)도 함께 지나갑니다. 이런 구조물들이 정상적인 위치와 형태를 유지해야 하는데, 한쪽으로 치우치거나 커브가 무너져 일자목(straight neck)처럼 되면 섬유륜에 직접적인 압박(direct compression)이 커집니다. 이렇게 되면 역학적인 스트레스가 증가하게 되는 거죠. 이건 척추뿐 아니라 신체의 어느 관절이나 조직(tissue)이든 마찬가지입니다. 정상 범위를 초과하는 역학적 스트레스가 가해지면 불편감과 통증이 발생합니다.

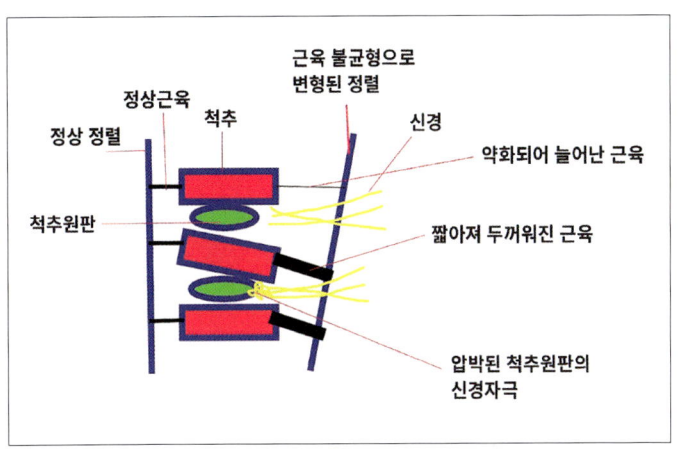

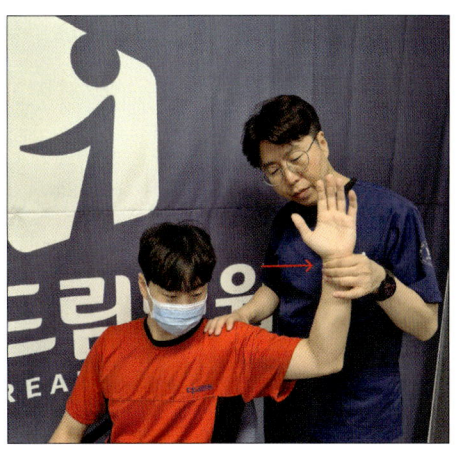

(그림 54) 척추뼈 구조물의 불균형한 비대칭성으로 인하여 변형된 정렬은 관절 구조물에 대한 변형과 퇴행을 촉진시키게 된다.

(그림 55) 가슴문 증후군(thoracic outlet syndorme) 임상 검사를 위한 자세성 맥박 소실 검사 사진.

두 번째는 **몸통 근육(trunk muscle) 문제**입니다. 몸통 근육이 척추를 지지(support)해 주는데, 이 근육이 손상되면 척추 통증이 생길 수 있습니다. 특히 근지구력(muscular endurance)이 중요한데, 우리가 말하는 코어 안정성(core stability)도 여기에 해당하죠. 근지구력이 언제 떨어지는지는 환자 상태나 생활 습관에 따라 다르지만, 손상이 있는 상태에서 근지구력이 감소하면 조금만 움직여도 쉽게 피로가 쌓입니다. 그래서 우리가 환자들에게 통증이 어느 정도 감소한 시점에는 반드시 운동(exercise)을 시작하라고 권합니다. 질병이 아니라면 운동이 가장 기본적인 치료입니다. 그 중에서도 많이 추천하는 게 걷기(walking) 운동입니다. 하지만 그냥 무작정 걷는 게 아니라, 기립 자세(postural alignment)를 유지하는 게 가장 중요합니다. 여기에 속도(speed)와 거리(distance)를 조절해 강도(intensity)를 맞춰야 합니다. 이렇게 하는 이유는 손상된 근지구력을 회복시키고, 운동 내성(exercise tolerance)을 기르기 위해서입니다. 내성이 떨어지면 조금만 움직여도 근피로(muscle fatigue)가 쉽게 쌓이게 됩니다. 따라서 손상된 근지구력을 조금씩 끌어올려서 내성을 회복시키는 것이 매우 중요합니다.

마지막으로, **자세 손상과 관련된 통증 증후군(postural pain syndrome)**들도 있습니다. 지금까지 말씀드린 요인은 결국 척추 통증에서 자세와 관련된 핵심 원인입니다. 정리하면, 역학적 스트레스의 정도, 몸통 근육의 활동성(activity), 그리고 근력(strength), 지구력(endurance), 유연성(flexibility) 같은 요소들이 모두 영향을 미치고, 여기에 업무 형태나 과중한 노동(heavy labor)도 증상 악화에 관여할 수 있습니다.

전체적인 내용을 다시 한번 살펴 정리해보면 **척추 주변에는 통증에 민감한 구조물**들이 있습니다. 아까 말씀드린 것처럼 인대(ligament), 후관절 주머니(capsule of facet joint), 골막(periosteum),

근육(muscle), 경질막(dura mater), 신경근 소매(nerve root sleeve), 그리고 혈관벽(vessel wall) 등이죠. 이런 구조물들은 유해 자극(noxious stimulus)에 민감합니다. 여기에 압박(compression) 이나 포착(entrapment)이 생기면 역학적 스트레스가 증가합니다. 보통은 하중(load)이 적절히 분산되어 구조물이 견딜 수 있지만, 한쪽으로만 힘이 쏠리거나 정상 범위 이상의 압박이 가해지면 신경 종말(nerve ending)이 눌리게 되고, 그 부위가 팽창(swelling)하면서 통증이 발생합니다. 중요한 건, 통증 부위가 어디인지에 따라 재현(reproduction)이 가능하다는 겁니다. 예를 들어, 신경근 소매가 압박받고 있다면 해당 부위를 눌러보거나 특정 자세를 취해봤을 때 통증이 다시 나타납니다. 이런 경우 해당 구조물에 문제가 있을 가능성이 높죠.

또 예를 들어, 목과 어깨 부위에서 통증이 발생하는 가슴문 증후군(thoracic outlet syndrome)의 경우, 팔을 들어 올려 일정 시간 유지하면 혈관이 압박되어 맥박이 소실(pulse loss)될 수 있습니다(그림 55). 이런 경우도 혈관벽에 압박이 지속적으로 가해지고 있는 거죠. 이렇게 척추 주변 통증의 원인이 확인되면, 먼저 염증(inflammation)을 줄여야 합니다. 이를 위해 자발적인 회복 과정(self-healing process)이 필요하고, 안정(rest) 상태를 만들어 주는 것도 중요합니다. 증상이 심하면 약물 치료(pharmacologic treatment)가 필요할 수 있고, 이 경우 의사의 진료와 처방을 받아야 합니다.

또한, 역학적 스트레스를 줄이는 것이 핵심입니다. 즉, 통증 유발 요인(pain-provoking factor)을 경감시키는 것이 치료 목적이 됩니다. 이를 위해 운동(exercise), 스트레칭(stretching), 올바른 자세(correct posture) 유지 등이 모두 포함됩니다. 예를 들어, 손가락 끝이나 어깨를 끝까지 당겨보면 당기는 느낌(tension)이 들고, 신경이 쭉 늘어나는(neural stretching) 느낌이 있습니다. 어느 정도 범위에서는 압박이 가해져도 괜찮지만, 범위를 넘어서면 통증이 나타납니다. 그런데 시간이 지나면 몸이 그 상태에 적응(adaptation)하기도 합니다. 문제는, 척추나 다른 관절에서도 이런 적응이 일어나면서 한쪽은 단축(shortening)되고, 다른 쪽은 늘어나는(lengthening) 불균형이 생긴다는 겁니다. 이때 단축된 쪽은 압박을 받기 쉽고, 늘어난 쪽은 신장이 과도해져 힘의 균형이 깨집니다.

물론 인체가 완벽하게 좌우 대칭으로 비율이 100:100일 수는 없습니다. 왜냐하면 우세한 팔(dominant arm)과 우세한 발(dominant leg)이 있고, 사용하는 쪽이 더 발달하면서 어느 정도 불균형이 생기기 때문이죠. 하지만 이 비율이 심하게 기울면 안 되고, 가능한 한 차이를 줄이는 방향으로 몸을 만들어야 합니다. 그렇지 못하고 이런 통증 발현과 적응 상태가 지속되면, 어느 순간 구조물이 손상되거나 무너질 수 있다는 겁니다.

자, 이번에는 손상된 몸통 근육과 자세 지지에 대한 내용을 첨부하여 말씀드리겠습니다. 앞에서는 역학적 스트레스의 영향을 설명드렸는데, 이번에는 그다음 단계입니다. 손상된 몸통 근육은 자세를 유지하는 데 큰 영향을 미칩니다. 왜냐하면 우리는 중력의 영향을 받으며, 두 발로 서서 생활하기 때문에 몸통이 기립 상태를 유지해야 하기 때문입니다. 몸통이 기립되면 척추에 전방력이 작용하기 시작하고, 이를 안정적으로 버티기 위해서는 주변의 튼튼한 몸통 근육 구조물이 지지해줘야 합니다.

효율적인 척추 기립 자세를 유지하려면 근육의 능동적 지지뿐만 아니라, 근육을 싸고 있는 인대, 관절주머니 등의 수동적 긴장 지지가 함께 필요합니다. 100% 근육의 활성도만으로는 기립이 어렵기 때문에, 능동적 지지와 수동적 지지가 균형을 이뤄야 합니다. 그러나 이러한 수동적 긴장 구조가 끝 범위에서 지속적으로 부하를 받으면 손상되어 약해질 수 있습니다. 이와 관련해 크립(creep)이라는 개념이 있습니다. 크립은 장시간의 장력으로 인해 조직이 변형되고, 그 변형이 쉽게 회복되지 않는 현상을 말합니다. 예를 들어, 나무 가지에 10kg의 추를 달아두면 처음에는 원래 위치로 돌아가지만, 몇 달 동안 계속 달아두면 추를 제거해도 가지가 처진 상태로 남게 됩니다. 인대나 관절주머니, 기타 물렁 조직도 이런 방식으로 늘어나 변형될 수 있으며, 그 결과 끝 범위에서 장력이 떨어지고 염좌가 발생하기 쉽습니다. 특히 허리 손상은 대부분 끝 범위 동작에서 발생합니다. 예를 들어, 허리를 깊게 숙인 상태에서 물건을 드는 순간, 척추 후방의 근육과 인대가 끝 범위에서 늘어나면서 디스크 섬유륜이 손상되거나 근육이 힘을 발휘하지 못해 염좌가 발생하는 경우가 많습니다. 따라서 평소에 운동과 스트레칭을 통해 끝 범위에서도 충분한 장력을 유지할 수 있도록 준비하는 것이 중요합니다.

다음은 습관적으로 신장되어 있는 자세의 문제입니다. 이런 경우에는 신장성 약화가 발생할 수 있습니다. 예를 들어, 한쪽 다리를 자주 꼬는 습관은 골반을 비틀어 엉덩관절 위치를 변화시키고, 주변 인대, 근육, 힘줄을 지속적으로 늘어난 상태로 만듭니다. 이렇게 늘어난 조직은 장력이 약해져 힘을 제대로 발휘하지 못하게 되는데, 이를 신장성 약화라고 합니다. 즉, 늘어나 있어서 약해진 상태입니다. 반대로 습관적으로 단축되어 있는 근육은 유연성이 저하됩니다. 대표적인 예가 엉덩허리근(iliopsoas muscle)입니다. 장시간 의자에 앉아 있으면 엉덩관절이 굽힘된 상태가 유지되어 엉덩허리근이 짧아집니다. 이렇게 단축된 근육은 그 상태에서는 강한 힘을 발휘하지만, 길이가 정상 범위 이상으로 늘어나면 급격히 약해집니다. 이를 긴장성 약화라고 합니다.

자, 그럼 계속해서 척추 자세로 인한 통증 중에서 손상된 근지구력(muscular endurance) 감소의 영향을 살펴보겠습니다. 우리가 흔히 말하는 척추 안정화(spinal stabilization), 또는 중심화(centralization), 그리고 코어 안정성(core stability) 등이 여기에 해당하죠. 척추가 안정적으로 유지되려면 반복적인 움직임과 다양한 활동을 조절할 수 있는 정상적인 근육의 활동(normal muscle activity)이 필요합니다. 이때 근육의 긴장도(muscle tone)는 과제 수행에 적절해야 하고, 특히 허리뼈(lumbar spine)를 지지하는 타입 I 근섬유(Type I muscle fibers) 즉, 항중력근(antigravity muscles)의 지구력과 안정성이 중요합니다. 반대로 타입 II 근섬유(Type II muscle fibers)는 폭발적인 힘을 내는 가동성 근육이라, 여기서는 주된 역할이 아닙니다. 만약 이런 안정화 근육들의 활동이 제대로 이루어지지 못하고, 통증을 피하거나 피로도가 쌓여서 근육의 활성도가 불균형해지면, 움직임 패턴이 변하게 됩니다.

근육 수축(muscle contraction)은 보통 길이의 중간 범위(mid-range)에서 가장 효율적입니다. 왜냐하면 이 구간이 액틴(actin)과 미오신(myosin) 필라멘트가 가장 잘 맞물려 있는 상태라서 장력이 최고로 발휘되기 때문이죠. 하지만 움직임의 끝범위(end range)에서는 근육의 장력(muscle tension)이 떨어집니다. 이때 척추를 지지하는 역할이 근육에서 비수축성 조직인(non-contractile tissues) 인대(ligaments), 관절주머니(joint capsule)와 같은 구조물이 힘을 버티게 됩니다. 문제는 이 비수축성 조직이 장기간 끝범위에서 부하를 받으면 크립(creep) 현상이 나타난다는 겁니다. 크립은 쉽게 말해, 조직이 지속적인 장력(stress)을 받으면서 길이가 변형되는 현상을 말한다고 하였습니다. 이런 변형은 결국 조직의 약화와 통증으로 이어집니다. 특히 약해지고 손상된 근육은 끝범위에서 장력을 제대로 발휘하지 못하고, 부하가 비수축성 조직으로 계속 이동하게 됩니다. 그 결과, 역학적 스트레스(mechanical stress)가 커지고, 장시간 작업이나 반복적인 움직임에서 손상이 자주 발생하게 되는 거죠.

결론적으로, 척추 안정화를 위해서는 코어 근육의 지구력과 장력 발휘 능력을 유지하는 것이 핵심입니다. 그렇지 않으면 비수축성 조직이 과부하를 받으면서 염좌(sprain)나 만성 통증으로 이어질 수 있습니다.

자, 자세 손상과 관련된 통증 증후군(postural syndrome)에 대해 더 이야기해 보도록 하겠습니다. 먼저 자세 결함(postural fault)이라는 개념부터 볼까요? 자세 결함이란 구조적인 손상(structural damage)이 없는 상태를 말합니다. 즉, 정상적인 정렬(alignment)에서 벗어나 있긴 하지만, 뼈나 관절, 디스크 등에 뚜렷한 병리적 이상은 없는 경우죠. 쉽게 말해 자세가 안 좋다는 얘기는 있지만, 통증이나 구조적으로는 큰 문제가 없는 상태를 뜻합니다. 하지만 자세 통증 증후군(postural pain syndrome)은 말 그대로 통증이 있는데, 원인이 다른 병리적 질환이 아니라 잘못된 자세에서 비롯된 경우를 말합니다(그림 56). 오랜 시간 잘못된 자세를 유지하면, 특정 부위에 역학적 스트레스(mechanical stress)가 지속적으로 가해집니다. 이로 인해 주변 조직에 부하(load)가 계속 누적되면서 통증이 생기는 거죠. 이런 통증은 특징이 있습니다. 바로, 활동을 하면 통증이 줄어든다는 겁니다. 예를 들어, 어깨가 좀 뻣뻣하다, 허리가 뻐근하다라고 느끼다가도, 간단히 스트레칭을 하거나 가벼운 운동을 하고 나면 통증이 완화됩니다. 이런 경우는 대부분 잘못된 자세로 인해 근육이나 물렁조직(soft tissue)이 압박되거나, 국소적인 혈액 순환(blood circulation)이 저하된 상태입니다. 그래서 몸을 움직여 열을 발생시키고 순환을 개선하면 증상이 완화되는 거죠. 하지만 주의할 점이 있습니다.

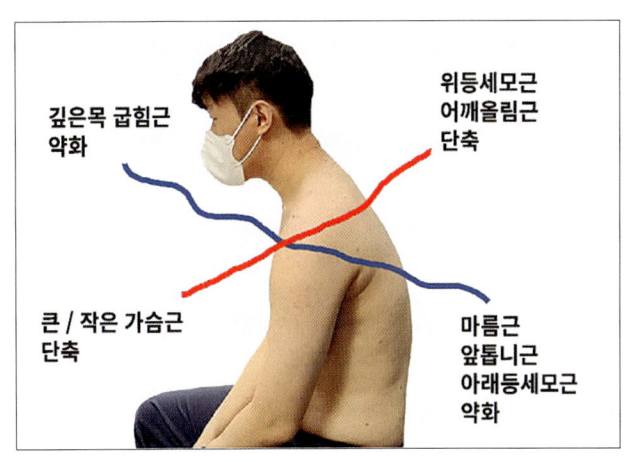

(그림 56) 오랜 시간 잘못된 자세를 유지하였을 때 근육 불균형으로 자세 통증 증후군(postural pain syndrome)이 나타날 수 있다.

운동 후 바로 좋아지는 게 아니라, 몇 시간 이상 혹은 하루 종일 통증이 지속되거나, 오히려 뻣뻣함이 심해진다면 단순 자세 문제를 넘어선 새로운 손상(new injury) 가능성을 고려해야 합니다.

이제 **자세 기능부전(postural dysfunction)**으로 넘어가겠습니다. 자세 기능부전은 자세 통증 증후군과 달리, 통증과 불편감뿐 아니라 근육 약화(muscle weakness)나 물렁조직 단축(soft tissue shortening)이 동반되는 상태입니다. 오랜 기간 잘못된 자세가 습관화되면, 단순한 통증을 넘어 기능 저하가 나타나기 때문에 기능부전이라는 표현을 씁니다. 또한, 수술이나 외상 이후 조직이 치유되는 동안 유착(adhesion)이나 구축(contracture)이 발생해 기능 제한이 나타나기도 합니다. 조직이 회복되는 과정에서 콜라겐(collagen) 재배열이 비정상적으로 이루어지거나, 염증 반응(inflammatory response)이 오래 지속되면 치유를 방해하고 기능 손상을 초래할 수 있습니다. 이런 상태에서 단축된 조직이 압박을 받으면, 통각 수용기(nociceptor)가 자극되어 통증이 생깁니다. 또, 흉터 조직(scar tissue)이나 섬유화된 조직이 늘어나거나 장력이 가해질 때도 통증이 유발될 수 있습니다. 근력(strength)과 유연성(flexibility) 사이의 불균형이 생기면 손상의 위험이 커집니다. 따라서 이런 기능부전은 단순 교정 운동을 넘어, 근력 강화와 유연성 회복을 함께 진행하는 재활 접근이 필요합니다.

마지막으로, 우리가 흔히 하는 습관적인 잘못된 자세가 있죠. 이건 결국 자세로 인한 통증(postural pain)을 말하는 거예요. 그럼 예방은 뭘까요? 바로 **좋은 자세, 흔히 good posture**라고 하죠. 예를 들어, 앉아 있을 때 허리를 곧게 펴고, 고개를 들고, 목을 바르게 세우고, 어깨를 편 상태를 유지하는 것. 이건 전부 중력(gravity)에 대항해서 기립(posture)을 유지하고, 몸통(trunk)의 움직임을 조절하는 거죠. 사람의 움직임은 먼저 인식(perception)에서 시작됩니다. 내가 지금 어떤 자세를 하고 있는지 인식하고, 그 인식이 반복되면서, 결국에는 자동화(automation)가 되어야 해요. 처음엔 의식적으로 아, 이렇게 해야겠다 하고 시작하지만, 반복적인 훈련(training)과 연습(practice)을 통해 나중엔 무의식적으로 바른 자세를 유지하게 되는 거죠.

이런 과정을 위해서는 교육(education)이 반드시 필요합니다. 치료 과정에서 문제를 해결하는 방법은 여러 가지가 있지만, 그중에서도 교육은 아주 중요한 위치를 차지해요. 특히 성장기 어린이는 뼈(bone), 근육(muscle), 물렁조직(soft tissue)이 발달하는 시기이기 때문에, 잘못된 자세나 비정상적인 스트레스(abnormal stress)를 피하는 게 최우선입니다. 그래서 성장기에는 안전한 자세 교육과 함께, 근육 활동성(muscle activity)과 가동성(mobility)을 충분히 발달시킬 수 있는 교육이 꼭 필요하죠. 이게 바로 자세 손상 관련 통증 증후군(postural dysfunction syndrome)에 대한 이야기였습니다.

지금까지 말씀드린 것처럼, 척추 주변에 통증이 생기는 건 단순히 질병(pathology)이나 구조적 손상 때문만이 아니라, 잘못된 자세나 근육 활동성 저하 같은 생활 습관에서 비롯되는 경우도 많습니다. 결국, 이런 부분이 근본적인 원인이 될 수 있다는 걸 기억하고, 비록 짧은 내용이지만 한 번 더 곱씹어보고 실천하는 게 필요하다고 보시면 되겠습니다.

10

척추 수술 후 재활 과정 이해하기

지금부터는 **수술 후 관리에 대한 일반적인 내용**을 살펴보겠습니다. 여기서 말하는 수술은 척추 관련 수술입니다. 주로 목 부위나 허리 부위에 통증이 있을 때 수술을 하게 되죠. 임상에서 가장 흔하게 접하는 수술 부위도 이 두 부위입니다. 수술의 목적은 디스크 질환이나 척수 및 신경병증의 원인을 해결하여 증상을 완화하는 데 있습니다. 우리가 흔히 접하는 경우는 디스크로 인해 통증이 나타나거나, 신경을 압박해 팔이나 다리로 방사통이 생기는 경우입니다. 이런 경우 수술을 고려하게 되는데, 여기서 다룰 내용은 치료적 접근이라기보다는 일반적인 관리 관점입니다. 임상에서 수술 후 관리 시 알아야 할 주의사항을 중심으로 살펴보겠습니다.

임상에서 가장 많이 듣는 질문이 이런 겁니다. 허리가 아프고 목이 아파요. 저리 느낌이 있고, 팔이나 다리로 방사통이 생겨요. 이럴 때 환자분들이 가장 많이 묻는 것이 수술을 해야 하나요?입니다. 결론부터 말하면, 수술 여부는 반드시 의료적 판단에 따라 결정됩니다. 그 근거는 다음과 같습니다. 객관적 영상 자료 (MRI, CT 등), 임상 증상, 과거력, 나이, 원인 병변의 특성, 이 모든 요소를 종합적으로 평가해야 합니다. 따라서 최종 판단은 의료진, 특히 담당 의사가 내리게 됩니다. 그런데 주변에서는 이런 이야기를 흔히 하죠. 수술하면 안 돼, 수술하면 더 나빠져, 참을 만큼 참았다가 하라. 하지만 이건 케이스마다 다릅니다. 원인이 심각하고 진행이 빠르면 늦기 전에 수술을 해야 할 수도 있고, 반대로 증상은 심하지만 병변은 경미한 경우도 있습니다. 또 증상은 심하지 않지만 병변이 매우 진행된 경우도 있죠. 따라서 객관적인 소견을 확인하고, 의료진과 충분히 상의한 후 예후와 관리 계획을 세워야 합니다. 단순히 참으면 된다, 무조건 하면 좋아진다 같은 생각은 위험합니다. 특히 척추와 신경 관련 수술은 잔존통증이 남는 경우도 많아 극적인 개선을 기대하기보다는 장기적인 관리 관점이 필요합니다.

대표적으로 가장 흔한 목 허리 통증 원인은 척추사이원반(디스크) 병변, 또는 손상입니다. 디스크의 퇴행이나 손상으로 인해 신경 뿌리(nerve root)를 압박하면 팔이나 다리로 방사통이 나타나는 신경병증(radiculopathy)이 발생합니다. 이때 대부분은 처음부터 수술을 하지 않습니다. 우선 보존적 치료를 시행합니다. 예를 들면 물리치료, 약물치료 (통증 완화를 위한 약물), 주사치료 (스테로이드 주사 등), 보통 3~6개월 정도 보존적 치료를 하면서 경과를 봅니다. 그런데도 통증 강도나 빈도가 유의미하게 줄지 않거나, 오히려 증상이 악화되는 경우, 그때 수술 적응증을 고려합니다. 하지만 예외가 있습니다. 감각 이상(무감각, 심한 이상감각), 손목이 올라가지 않거나 발목 처짐이 발생하는 운동기능 저하 등, 이런 신경학적 결손이 뚜렷한 경우는 오래 지켜볼 수 없고, 빠른 수술적 개입이 필요합니다. 결론적으로 수술 적응증은 보존적 치료에도 효과가 없을 때 또는 신경학적 손상이 심할 때 고려합니다. 다만, 우리가 의료진은 아니므로 세부적인 판단은 의사가 합니다. 여기서 다루는 내용은 어디서든 접할 수 있는 일반적인 원칙을 정리한 것이며, 실제 임상에서는 환자의 상태와 기타 수술적 위험 요소까지 종합적으로 고려한다는 점을 꼭 기억해야 합니다.

다음으로 **고립판 절제술(laminectomy)**(그림 57)에 대해 이야기해볼게요. 이걸 척추 후궁 절제술이라고도 부릅니다. 구조를 보면, 척추몸통(vertebral body)이 이렇게 있고, 그 뒤쪽으로 고립판(lamina)이 있어요. 고립판은 후궁(pedicle) 양쪽을 연결하면서 arch를 형성하죠. 이 고립판을 부분적으로 제거하는 경우도 있고, 완전히 잘라내는 경우도 있습니다. 완전히 잘라낸 다음에는 주변을 성형하는 경우가 있는데, 이런 걸 Plasty라고 합니다.

이 척추 고립판 절제술은 왜 하느냐? 척수(spinal cord)가 지나가는 척추관(spinal canal) 내에서 압박이 생길 때, 그 압박을 줄이기 위해서 합니다. 척수나 신경근을 압박하는 구조물이 있으면, 이걸 감압(decompression) 목적으로 제거하는 거죠. 원래는 척추관 내 종양이나 병변을 제거할 때 접근 경로를 만들기 위해 고립판을 완전히 열어야 하는데, 여기서는 그런 목적이 아니라 압박만 줄이는 목적이에요. 그래서 고립판 절제술(isolated laminectomy)이라고 부르는 겁니다. 이때 고립판을 일부만 제거할 수도 있고, 완전히 제거할 수도 있어요. 해부학적으로는 이 부위가 제거되면 안정성이 떨어지지만, 파셋 관절(facet joint)이 남아 있기 때문에 분절의 운동성은 어느 정도 유지됩니다.

다음으로 **척추 융합술(spinal fusion)**(그림 58), 흔히 퓨전(fusion)이라고 하죠. 말 그대로 고정하는 겁니다. 왜 고정하느냐? 척추 분절이 불안정하거나, 수직적 압박에 의한 통증(Axial Pain)이 심할 때, 또는 심한 관절 퇴행성 변화가 있을 때 이런 수술을 합니다. 예를 들어, 척추체가 앞으로 미끄러져 내려오는 척추 전방 전위증(spondylolisthesis) 같은 경우, 불안정성을 줄이기 위해 고정해야 하죠. 이때는 척추몸통(vertebral rody) 사이의 원반(intervertebral disc)에서 퇴행이 진행되어 디스크 높이가 줄어들고, MRI에서 까맣게 보이는 건 수분 함량이 감소했기 때문이에요. 이렇게 퇴행된 부위에 역학적 스트레스가 계속 가해지면 추가적인 손상이나 탈출이 생길 수 있어서, 고정하는 겁니다. 그래서 고정못(pedicle screw)을 박고, 금속 막대를 이용해 안정화시키죠. 그런데 이게 단점이 있습니다. 고정된 분절은 저가동성(hypomobility)이 되지만, 그 주변 분절은 과가동성(hypermobility)이 되면서 추가적인 퇴행성 변화를 유발할 수 있다는 거예요. 그래서 척추 융합술은 많이 하지만, 그만큼 신중해야 합니다.

　마지막으로 많이 보는 **수술이 척추사이원반 절제술(discectomy)(그림 59)**입니다. 보통은 후방 감압술(posterior decompression)이라고도 부르죠. 왜 감압을 하느냐? 압박이 통증의 원인입니다. 압박을 줄여야 통증이 완화되죠. 예를 들어, 척추관 협착증(spinal stenosis)이나 추간판 탈출증(Herniated Nucleus Pulposus, HNP) 같은 경우가 대표적이에요. 쉽게 말하면, 디스크가 뒤로 밀려서 신경근(nerve root)이나 척수를 압박하는 거죠. MRI에서 보면, 섬유륜(annulus fibrosus)이 찢어지면서 수핵(nucleus pulposus)이 탈출해 신경을 누르는 걸 볼 수 있습니다. 이걸 미세 현미경을 통해 미세하게 잘라내서 압박을 줄이는 겁니다. 그게 바로 추간판 절제술입니다.

　자, 그다음은 **척추체 성형술(VP, Vertebroplasty)(그림 60)**입니다. 예를 들어 압박골절(compression fracture)이 생겼을 때 주로 시행해요. 특히 골다공증성 압박골절 많이 들어보셨죠? 어르신들한테 흔히 나타납니다. 물론 젊은 사람도 교통사고나 낙상으로 생길 수 있어요. 척추 뼈, 즉 척추몸통(vertebral body)이 정상일 때는 네모나고 단단하게 생겼죠. 그런데 압박골절이 생기면 어떻습니까? 척추체가 주저앉듯이 무너져버립니다. 골절로 인해 뼈가 납작해진 상태죠. 이럴 때 방법은 이렇습니다. 척추체 안에 바늘 같은 특수 기구를 삽입하고, 그 안에 골 시멘트(bone cement)를 주입해요. 이 시멘트는 주입 후 빠르게 굳어서 뼈를 단단하게 지지합니다. 이렇게 하면 어떤 효과가 있냐? 첫째, 통증이 줄어듭니다, 둘째, 추가적인 압박을 예방합니다, 셋째, 추가 골절이나 변형을 막는 역할을 하죠. 사진에서 보시면, 위쪽은 정상 척추체, 아래쪽은 무너진 척추체입니다. 척추체 성형술 후에는 골 시멘트가 하얗게 보이는 걸 확인할 수 있어요. 이게 척추체를 다시 지탱해주는 겁니다. 이게 바로 척추체 성형술, VP입니다.

　자, 그다음은 **경막외강 감압 미세성형술(PEN, Percutaneous Epidural Neuroplasty)(그림 61)**입니다. 방법을 보면요, 꼬리뼈(caudal) 쪽으로 국소 마취를 한 뒤, 특수한 카테터를 경막외강으로 삽입합니다. 그런데 카테터를 그냥 넣는 게 아니고요, 의사 선생님이 c-arm 영상 장비를 보면서 정확한 위치를 찾아 들어갑니다. 왜 이걸 하느냐? 보통 디스크가 돌출되거나, 유착(scar adhesion)이 생겨서 신경을 압박하고 통증을 유발하는 경우가 있죠. 이런 경우에 염증 부위나 유착 부위에 약물을 주입해서 통증을 줄여주는 겁니다. 즉, PEN은 원인을 완전히 해결한다기보다, 증상을 완화하는 목적이 큽니다. 그래서 보통 다른 치료와 병행하기도 해요. 예를 들어, 척추체 성형술과 함께 시행하는 경우

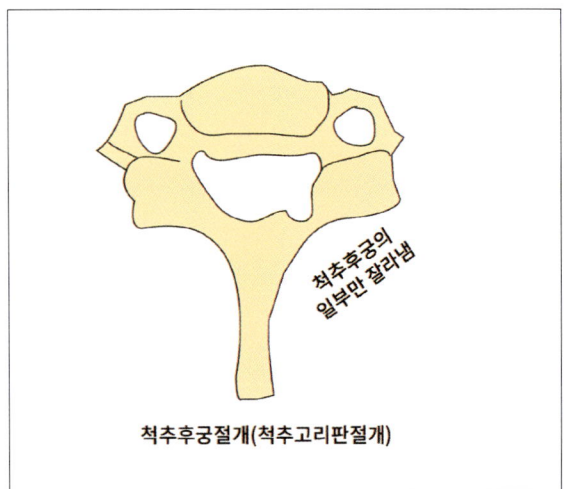

(그림 57) 고립판 절제술(laminectomy) 그림.

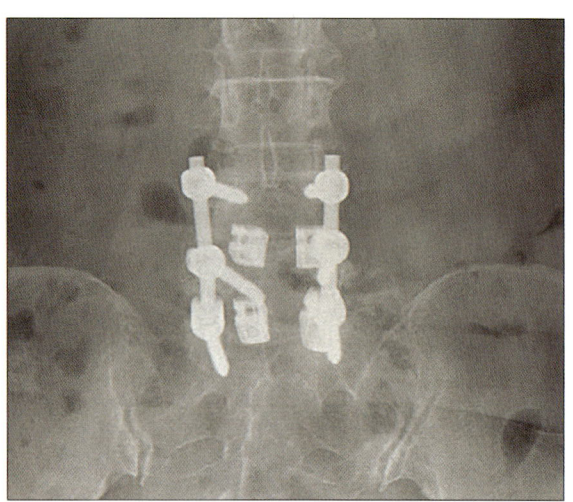

(그림 58) 허리 부위 척추 융합술(spinal fusion) X-ray 예시 사진.

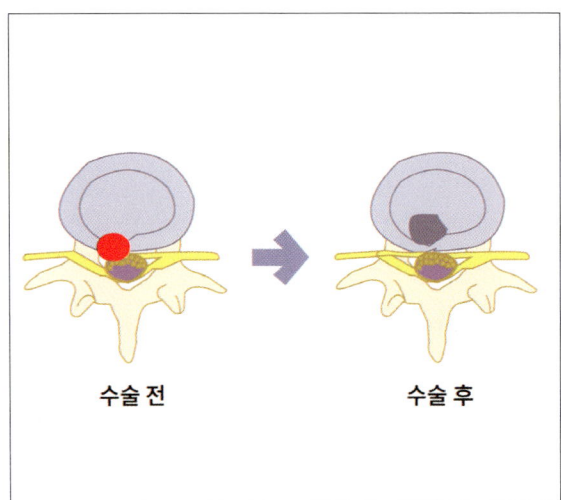

(그림 59) 척추사이원반 절제술(discectomy) 그림.

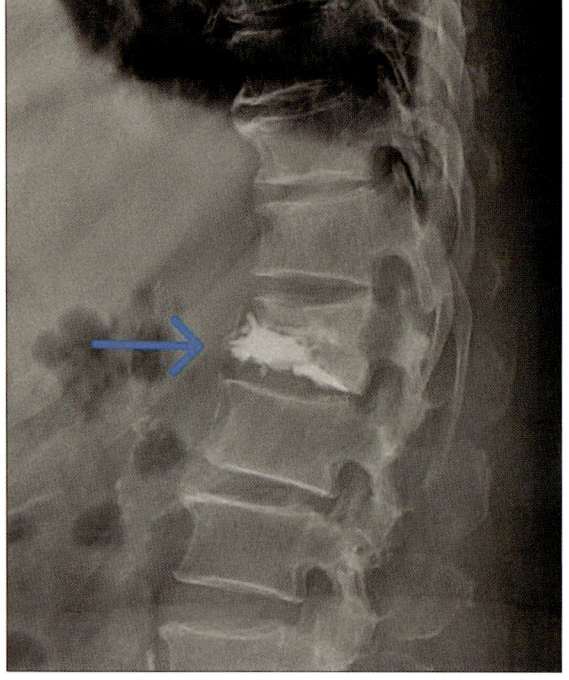

(그림 60) 등 부위 척추몸통 성형술(Vertebroplasty, VP) X-ray 예시 사진.

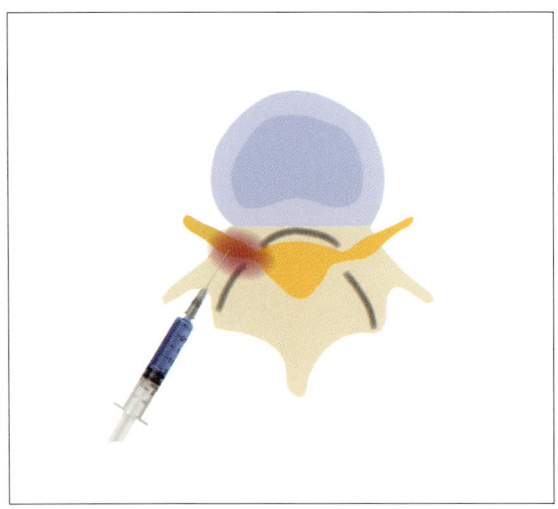

(그림 61) 경막외강 감압 미세성형술(Percutaneous Epidural Neuroplasty, PEN) 그림.

도 꽤 많습니다. 자, 여기까지가 일반적으로 시행되는 대표적인 시술들이고요. 척추체 성형술은 뼈를 지지하는 역할, PEN은 신경 유착이나 염증을 줄이는 역할 이렇게 구분하면 이해하기 쉽습니다.

자, 이제 **수술 후 관리 방법에서 일반적인 권고 사항**을 이야기해 볼게요. 우리가 치료 접근(treatment approach)만 무조건 먼저 하기보다, 어떤 환자가 주의가 필요한지, 어떤 점을 먼저 알아야 하는지가 중요합니다. 당연한 얘기지만, 이걸 먼저 이해하고 접근해야 합니다.

수술 후 활동 가능 여부는 수술 종류에 따라 다릅니다. 예를 들어 척추체 성형술(Vertebroplasty, VP) 같은 경우는 대부분 환자가 다음 날 퇴원하고, 바로 일상 활동을 합니다. 디스크 절제술(discectomy) 환자도 일반적으로 빠르게 활동 가능해요. 물론 케이스에 따라 며칠 동안 힘들어하는 분도 있지만, 대체로 자기 활동은 잘 합니다. 그런데 척추 융합술(spine fusion)을 했다면? 이런 환자는 다음 날 갑자기 잘 걸어 다닐 수 없죠. 회복이 오래 걸립니다. 고립판 절제술(laminectomy)도 마찬가지로 수술 범위와 병변 상태에 따라 활동 제한이 달라집니다. 정리하면 간단한 시술(예: VP)은 조기 활동 가능, Fusion처럼 큰 수술은 최대 보호 단계(maximum protection phase) 필요하다 라는 것입니다.

척수 수술 후 주의하여야 할 부분에 대해 설명하겠습니다. 조심하여야 할 보호 단계는 크게 두 가지 입니다. 먼저 설명할 게 **최대 보호 단계(maximum protection phase)**로서 주로 Fusion이나 광범 위 절제술처럼 큰 수술에서 필요합니다, 일반적으로 보조기는 최대 3개월간 유지합니다. 그리고 주의 해야 할 사항으로 물건 5kg 이상 들지 말 것, 몸통 회전(torsion, rotation) 금지, 수술 부위 안정성 확보가 최우선입니다. 왜 이렇게 조심해야 할까요? 운동을 빨리하고 근육을 키우는 것도 중요하지만, 일차적으로는 수술 부위의 안정적 치유가 가장 중요하기 때문이에요. 근육 손실, 활동성 저하 같은 부가적인 문제보다, 불안정한 상태에서 무리하는 게 훨씬 위험합니다.

하지만 모든 수술이 위와 같이 최대보호되어야 되는 상황은 아니겠죠. 그렇지 않은 **최소 보호 단계 (minimum protection phase)**를 설명하겠습니다. 척추성형술인 VP(Vertebral Plasty)나 경막외 강 미세성형술인 PEN(Percutaneous Endoscopic Nucleotomy) 같은 시술 후 환자 컨디션이 좋으면 빠르게 활동 가능합니다. 단, 절개 부위가 충분히 치유된 후 점진적으로 운동 시작을 할 수 있습니다.

자, 그다음으로 근 수행력, 즉 근 활동력(muscle performance)을 점진적으로 증가 시켜야겠 죠. 이 과정에서 중요한 건 분절 안정화 운동(segmental stabilization exercise)에서 시작해서 전신 안정화 운동(global stabilization exercise)으로 확장하는 겁니다. 처음부터 전신 운동을 막 시키는 게 아니에요. 국소적인(segmental) 부위에서 안정성을 먼저 확보한 다음, 점진적으

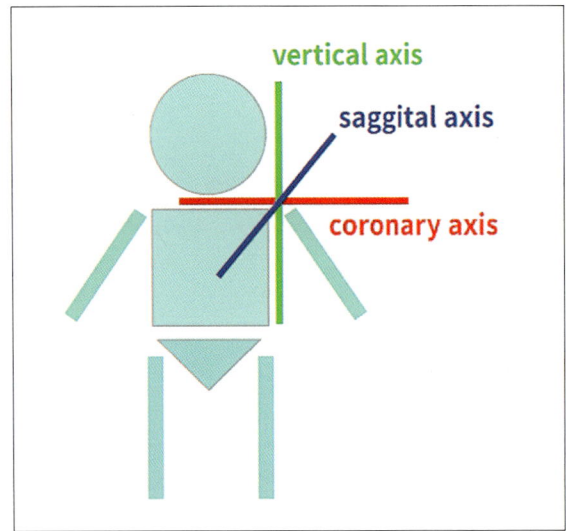

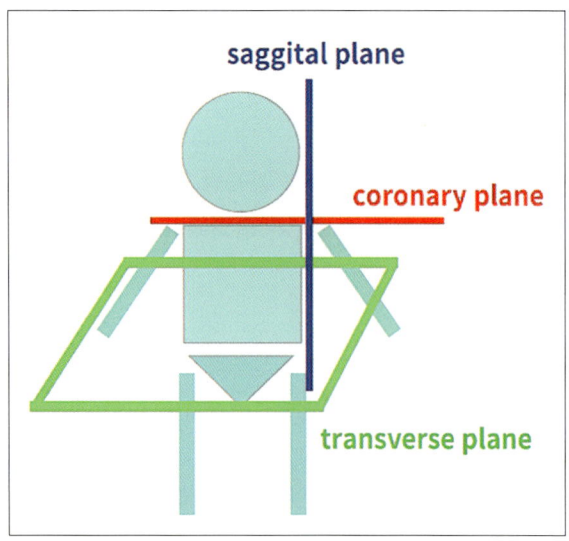

(그림 62) 인체 관절 움직임의 3가지 축(axis)을 보여 주는 그림.

(그림 63) 인체 관절 움직임의 3가지 면(plane)을 보여 주는 그림.

로 전신(global)으로 확대하는 겁니다. 그리고 운동을 시작할 때는 단일 면(single plane)에서 시작해서 복잡한 면(complex plane)으로, 점진적으로 진행해야 해요. 왜냐? 우리 몸의 움직임은 3차원(three-dimensional movement)이잖아요. 그래서 3개의 축(axis)과 3개의 면(plane)으로 이루어져 있습니다(그림 62), (그림 63). 3개의 축(sagittal axis, coronal axis, vertical axis)과 3개의 면sagittal plane, coronal plane,transverse plane)이 있으니까, 결국은 단순한 움직임에서 대각선 움직임(diagonal movement)까지 확장해야 해요. 즉, 단일 움직임(fexion, extension, abduction)에서 회전(rotation)을 포함한 복합 움직임으로 가야 한다는 거죠.

척추 수술 후 보조기 사용(brace application)(그림 64)은 매우 중요합니다. 보강 운동을 할 때는, 특히 수술 부위에 스트레스를 최소화하기 위해 보조기(brace) 사용을 권장하기도 합니다. 예를 들어 TLSO(Thoraco-Lumbo-Sacral Orthosis) 같은 보조기요. 하지만 오래 쓰는 건 권장하지 않아요. 왜냐? 오랫동안 보조기를 착용하면 의존(dependency)하게 되거든요. 그래서 점진적으로 제거하고, 본래의 움직임으로 복귀해야 합니다.

척추 수술 후에는 상대적 금기(relative contraindications)와 절대 금기(absolute contraindications)가 있습니다. 우리가 지금 이야기하는 건 일반적인 상황이에요. 하지만 환자마다 케이스가 다릅니다. 어떤 환자는 해도 되는 운동이, 다른 환자에게는 절대 하면 안 되는 운동일 수 있어요. 그래서 수술 상황, 회복 정도에 따라 점진적으로 진행해야지, 모든 환자를 똑같이 적용하면 안 됩니다. 결국 누가 최종 판단하느냐? 환자 주치의가 합니다. 수술 후 제한(postoperative restrictions)과 향후 계획을 의사에게 듣고, 팔로업(follow-up) 하면서 단계적으로 진행하는 거죠.

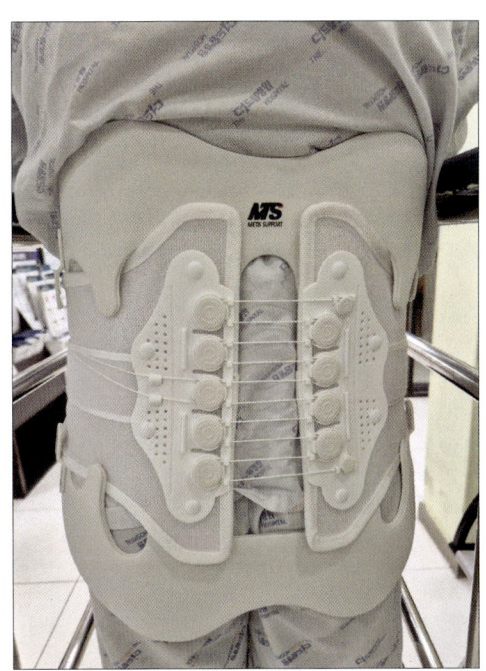

(그림 64) 허리 수술 후 척추 보조기(spine brace application) 착용 사진.

절대 금기(absolute contraindications) 사항을 먼저 말씀드리면, 척추 융합술(spinal fusion)을 한 환자에게 도수 교정(manual manipulation)은 절대 하면 안 됩니다. 왜? 분절을 묶어놨잖아요(fused segment). 이걸 억지로 움직이면 큰 문제 생겨요. 다만 수술 부위가 아닌 다른 부위 근육 통증 발현은 치료 자세와 환자 반응을 살펴보면서 조심스럽게 근육 통증에 대한 접근은 가능합니다.

고립판 절제술(laminectomy) 후 과도한 폄 운동(hyperextension)은 제한하여야 합니다. 물론 일반적으로 허리 통증 치료에서는 폄 운동(McKenzie exercise)이 좋다고 하죠. 하지만 이 경우는 해당 안 됩니다. 왜냐면 척추 후관절(facet joint) 움직임을 만들 수는 있지만, 융합술(fusion) 환자에게는 절대 해선 안 되거든요.

척추 수술 후 적극적인 재활 시작 시점(rehabilitation timing)에 대해서는 많은 분들이 궁금해하는 부분입니다. 허리 수술 후 재활은 언제부터 시작해야 하는지에 대해서는 연구마다 다 달라요. 예를 들어 척추 융합술(fusion surgery)을 한 환자에 대한 선행 연구를 살펴보면 너무 빠른 재활(early aggressive rehab)은 오히려 안 좋다는 보고가 있습니다. 6주(6 weeks)부터 시작하는 것보다 12주(12 weeks) 이후 시작했을 때 결과가 더 좋다는 연구도 있어요. 그렇다고 해서 아예 안 하는 건 아니에요. 소극적인 재활(passive/low-intensity rehab)은 바로 시작할 수 있습니다. 예를 들어 넙다리네갈래근 등척성 운동(quadriceps isometric exercise), 발목 펌핑 운동(ankle pumping exercise) 이런 건 수술 다음 날부터 가능합니다. 즉, 너무 급하게 적극적인 재활을 시작하는 게 문제지, 단계별 접근을 하면 바로 시작해도 돼요. 다른 유사 연구 논문들을 찾아보면 환자의 상태와 수술에 대한 위험도에 따라 더 일찍 적극적 재활을 할 수 도 있다는 다양한 연구가 있으니 환자 케이스별로 잘 살펴보아야 할 것입니다.

마지막으로 **척추 수술 후 재활에 대해 강조**할 점은 우리가 재활치료에 대한 깊은 관심을가지고 진행을 할 때 수술 자체를 할 수 있는 영역은 아니지만, 수술 후 회복과 재활에 대한 이해를 하는 것은 가장 중요한 부분일 것입니다. 그래서 수술의 병리적 이해(pathological understanding), 수술 후 제한 사항(postoperative restrictions), 환자의 상태별 접근법 이걸 명확히 알고 있어야, 환자에게 안전하고 효과적인 재활을 제공할 수 있습니다.

11

척추사이 원반 수술 후
재활 과정 이해하기

자, 우리가 흔히 말하는 **척추사이원반(intervertebral disc)**에 대해서 이야기를 해보겠습니다. 일반적으로는 디스크라고 많이 부르죠. 또는 섬유륜(annulus fibrosus)이라고 표현하기도 합니다. 오늘은 이 척추 사이 원반의 병리(pathology), 그리고 기능 손상에 대해 정리해보겠습니다. 가장 흔히 듣는 표현이 이런 거죠. 허리가 아파요, 목이 아파요. 디스크 아니에요? 혹은 병원 가서 디스크인지 한번 확인해봐야겠다 이렇게들 많이 얘기합니다. 우리가 말하는 디스크다라는 건 결국 척추 사이 원반(intervertebral disc)에 문제가 생겼다는 뜻이에요. 예를 들어, 원반이 터지거나(prolapse) 튀어나오거나(herniation), 혹은 퇴행(degeneration)이 진행된 경우를 의미합니다. 그렇다면 디스크에 이런 손상이 생겼을 때 기능적으로 어떤 문제가 나타날까? 여기에 대해 살펴보겠습니다.

보통 외상처럼 순간적으로 큰 힘이 허리나 목에 가해졌을 때 디스크 손상이 잘 생깁니다. 특히 몸이 굽혀진(flexion) 상태에서 충격을 받으면 손상이 더 쉽게 일어나죠. 하지만 꼭 외상만이 원인은 아닙니다. 정상적인 노화 과정, 즉 퇴행(degeneration)이 진행되면서도 디스크 변화가 나타납니다. 결국 디스크의 구조적 특성이 변하기 시작하는 거예요.

그럼 **척추사이원반이 가진 원래 특성**은 무엇일까요? 첫째, 수분 함량(water content)이 굉장히 높습니다. 그래서 체중에서 내려오는 압박(compression force)을 잘 분산시켜 주죠. 둘째, 척추의 분절(segmental) 움직임을 부드럽게 만들어 줍니다. 셋째, 뼈와 뼈 사이 공간(intervertebral space)을 확보해주어 신경공(neural foramen), 즉 신경이 지나가는 통로를 보존해 줍니다. 하지만 디스크가 퇴행되면, 척추 전체의 역학적 균형(spinal biomechanics)에도 영향을 미칩니다. 척추의 만곡

(curvature), 즉 우리가 말하는 척추 커브(spinal curve, lordotic curve)가 변형되기도 하죠. 그럼 이런 디스크 손상이나 퇴행이 생기면 병원에서는 어떻게 접근할까요? 치료 방법은 다양합니다. 보존적 치료(conservative treatment), 물리치료(physical therapy), 약물치료(pharmacologic treatment), 시술(intervention), 수술(surgery) 이런 단계별 접근이 환자 상태에 따라 시도됩니다.

이제 **디스크 구조**를 조금 더 들여다볼까요? 디스크는 바깥쪽에 섬유륜(annulus fibrosus)이 있고, 그 안쪽에 수핵(nucleus pulposus)이 있습니다. 그런데 문제는, 이 디스크 자체가 상대적으로 무혈관성(avascular tissue)이라는 점이에요. 즉, 혈관이 풍부하지 않다 보니 손상된 조직이 스스로 회복되기가 어렵습니다. 무혈성 조직의 대표적인 예가 무릎의 반월상연골(meniscus)입니다. 바깥쪽은 혈관이 어느 정도 있지만 안쪽으로 들어가면 무혈관 조직이 되죠. 그래서 바깥쪽 손상은 자연 회복의 가능성이 높지만, 안쪽 손상은 회복이 잘 안 되는 겁니다. 디스크도 마찬가지로 회복이 더딘 조직이에요. 따라서 손상이 생기면 섬유성 회복이 정상보다 훨씬 약할 수밖에 없습니다. 마지막으로 **디스크 손상은 여러 단계로 구분**하기도 합니다. 일반적으로는 다음 네 가지 용어로 정리하죠. 탈출(herniation)단계, 팽윤(bulging) 또는 돌출(protrusion)단계, 유출(extrusion)단계, 완전 분리(free sequestration)단계, 이렇게 단계별로 표현하면서 디스크 손상 정도를 설명합니다. 우리가 디스크 손상을 이야기할 때, 보통 위에 말한 네 가지 객관적 소견(objective findings)으로 구분을 한다고 했습니다. 그럼 이 내용에 대해 간단하게 설명을 해보도록 하겠습니다.

먼저, **탈출(그림 65)**이라고 하면 우리가 herniation이라고 말합니다. 척추뼈 사이에 있는 섬유륜(annulus fibrosus)과 그 안쪽의 수핵(nucleus pulposus)이 원래는 동그랗고 균일하게 있어야 하는데, 손상이 되면 수핵이 정상적인 섬유륜의 경계를 넘어서 불룩하게 밀려 나오게 됩니다. 이걸 우리가 탈출이라고 부릅니다.

이보다 그다음 단계를 **팽윤(bulging)** 또는 **돌출(protrusion)(그림 66)**이라고 하는데요. 이건 수핵이 섬유륜 안쪽에서 바깥층까지 밀려 나온 상태를 말합니다. 즉, 아직 완전히 섬유륜을 뚫고 나온 건 아니고, 경계 안에서 불룩하게 퍼져 있는 상태죠. 그래서 흔히 bulging이라고도 표현합니다. 부풀어 올라 있는 상태라고 이해하시면 돼요.

그다음 단계가 **유출(extrusion)(그림 67)**입니다. 이건 수핵 물질이 섬유륜 바깥까지 나와 있는 상태예요. 하지만 이 경우에도 여전히 원반과 연결은 남아 있습니다. 즉, 수핵이 바깥으로 삐져나오긴 했지만 원반 내부와 이어져 있는 상태라는 거죠.

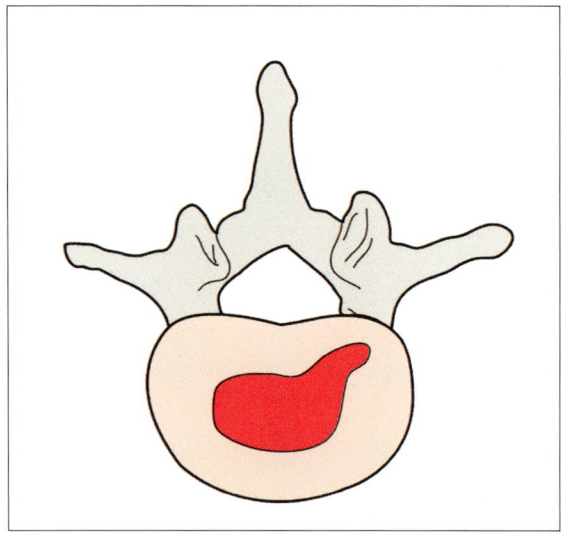

(그림 65) 척추사이원반 손상 단계에서 탈출 (herniation) 단계 그림.

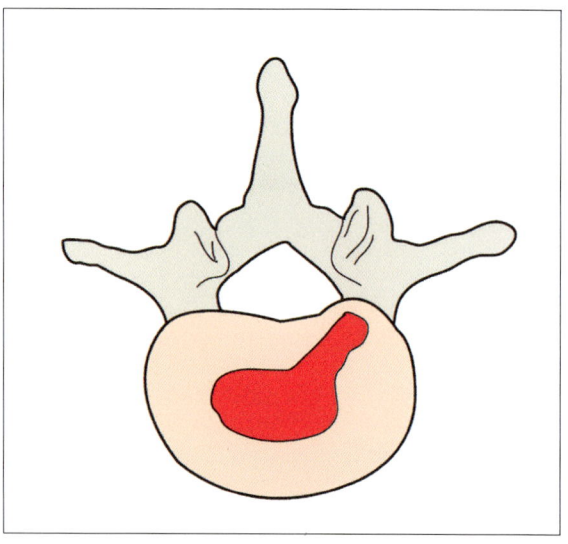

(그림 66) 척추사이원반 손상 단계에서 팽윤(bulging) 또는 돌출(protrusion) 단계 그림.

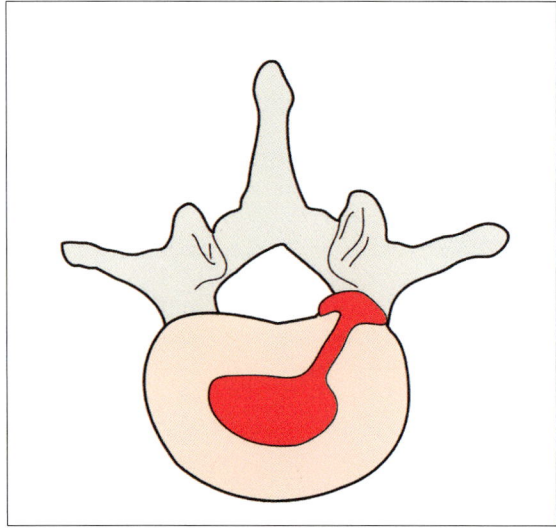

(그림 67) 척추사이원반 손상 단계에서 유출 (extrusion) 단계 그림.

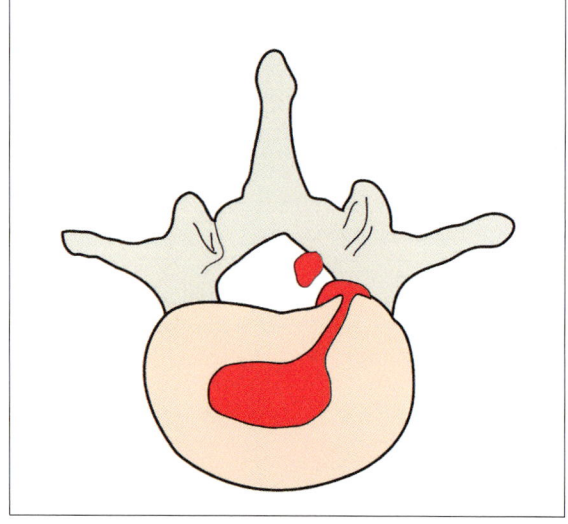

(그림 68) 척추사이원반 손상 단계에서 완전 분리(free sequestraion) 단계 그림.

마지막 단계가 **완전 유출(free sequestration)**(그림 68)입니다. 이건 수핵이 완전히 분리되어서 원반과 떨어져 나간 상태예요. 이렇게 되면 주변 신경이나 척수(spinal cord)를 직접 압박하거나 자극할 수 있습니다. 특히 중추신경계(CNS, central nervous system)에까지 영향을 주는 경우는 회복이 거의 불가능하다고 보셔야 합니다. 그래서 이 단계에서는 적극적인 의학적 처치가 필요합니다.

이 네 가지 손상 정도에 따라 치료 접근도 달라집니다. 팽윤(bulging), 돌출(protrusion) 단계에서는 보존적 치료(conservative treatment), 즉 물리치료(physical therapy)나 약물치료

(pharmacologic treatment)를 먼저 시도하는 경우가 많습니다. 시간이 지나면서 자연 회복이 되거나 통증이 완화되기도 하거든요. 하지만 유출(extrusion) 이상이 되어서 신경 손상(neural injury)이 나타나면 상황이 달라집니다. 신경이 압박을 받아서 변성(degeneration)이 시작되면 감각 이상이나 운동 기능 장애가 나타날 수 있는데, 이런 경우는 시간이 지나도 회복이 어렵습니다. 그래서 적극적인 시술(intervention)이나 수술(surgery)이 고려됩니다. 완전 분리(free sequestration) 상태라면 이미 수핵이 떨어져 나가서 척수 신경을 직접 건드릴 수 있기 때문에, 이 경우는 의학적으로 더 빠른 처치가 필요합니다.

그렇다면 이런 **척추사이원반 손상은 왜 생기는 걸까요?** 대표적으로 두 가지 원인이 있습니다. 바로 피로 파열(fatigue rupture, 누적성 손상)과 외상성 파열(traumatic rupture)입니다.

첫째, **피로 파열(fatigue breakdown or fatigue rupture)**은 누적성 손상이라고 부릅니다. 오랜 기간 동안 척추사이원반이 반복적으로 비틀림(torsional stress)이나 굽힘(flexion load) 같은 비대칭적인 스트레스를 받으면서 점차적으로 손상이 쌓이는 거죠. 예를 들어, 허리를 비트는 동작을 자주 하거나, 반복적으로 허리를 굽혀 무거운 물건을 들어 올리면 디스크에 과부하가 걸립니다. 이게 계속 누적되면 결국 섬유륜이 약해지고 파열이 생기게 되는 겁니다.

둘째, **외상성 파열(traumatic rupture)**은 갑작스럽게 큰 힘이 가해졌을 때 생깁니다. 예를 들어 운동 중에 예상치 못한 강한 충격이 허리에 가해지거나, 무거운 물건을 갑자기 들어 올릴 때 발생할 수 있죠. 특히 이미 섬유륜이 약해져 있는 상태라면 더 쉽게 손상이 일어나고, 심하면 응급으로 병원에 오시는 경우도 많습니다.

또한 축성 과부하(axial overload)로 인하여 디스크의 병변이 나타기도 합니다. 이것도 결국 기계적인 압박(mechanical compression)인데요. 쉽게 말하면, 위에서 아래로 곧장 누르는 힘이 디스크에 가해지는 겁니다. 우리 척추에는 만곡(curvature)이 있잖아요. 목 만곡(cervical curve)부터 등 만곡(thoracic curve), 허리 만곡(lumbar lordosis) 이렇게 곡선이 있어야 합니다. 이 곡선이 존재하는 이유는, 머리 무게나 상체에서 내려오는 하중(load)을 디스크에 고르게 분산시켜주기 위해서예요. 그런데 만약 이 곡선이 사라지고, 척추가 일자형(straight spine)이 되면 어떻게 될까요? 하중이 곡선을 타고 분산되지 못하고 그대로 수직으로 힘이 떨어지게 됩니다. 이게 바로 축성 과부하 상황이죠. 그러면 디스크와 척추몸통(vertebral body)이 직접적인 외력을 받으면서 손상이 일어나게 됩니다. 이런 축성 과부하는 척추뼈 자체에도 영향을 줍니다. 반복적으로 큰 압력이 작용하면 척추몸통 골절(vertebral body fracture)이 발생할 수 있어요. 특히 종판(end plate)이라고 부르는 척추몸통 위, 아래 경계 부위가 먼저 손상을 받게 되죠. 그 틈을 따라서 디스크 속에 있는 수핵(nucleus pulposus)이 흘러 들어가거나 밀려나올 수 있습니다. 이 현상을 바로 쉐어만병(Scheuermann's disease)(그림 69)이라고 부릅니다. 독일 의사 쉐어만(Scheuermann)이 1920년대에 처음 보고한 병으로, 디스크 수핵이 손상된 종판을 뚫고 위, 아래 방향으로 밀려나가는 특징이 있습니다. 특히 이런 상태에서 압박 골절(compression fracture)이 동반되면 문제가 더 심각해집니다. 허리를 굽힌 상태에서 계속 축성 과부하가 가해지니까, 허리 통증이 점점 심해지는 거죠. 그런데 많은 분들이 이런 압박 골절을 잘 모르고 단순히 허리를 삐끗했나 보다, 염좌(sprain)인가 보다 하고는 방치하곤 합니다. 진통제만 먹고 버티다가 통증이 점점 심해지면 결국 병원에 오시는데요. 사실 이런 경우는 반드시 X-ray 영상 검사(radiographic examination)로 확인해야 합니다. 영상에서 골절 여부를 보고, 전문의가 판단을 내려야 정확한 진단이 가능합니다.

정리하자면, 축성 과부하(axial overload)에 의한 손상은 단순히 근육이나 인대 문제가 아니라 척추체와 디스크 자체가 손상되는 게 본질이에요. 그래서 척추 몸통(vertebral body)의 손상이 디스크 손상으로 이어지는 대표적인 원인이 되는 거죠.

또 하나 중요한 요인은 바로 연령(age)입니다. 보통 30세에서 45세 사이, 즉 활동량이 많고 누적 손상이 쌓이기 쉬운 시기에 디스크 손상 위험이 가장 큽니다. 디스크는 바깥쪽의 섬유륜(annulus fibrosus)과 안쪽의 수핵(nucleus pulposus)으로 이루어져 있습니다. 섬유륜은(그림 70) 여러 겹의 섬유층이 교차하며 쌓여 있어서 한쪽 힘에는 강하지만, 전단력(shearing force)이나 비틀림(torsion stress), 견인력(traction) 같은 힘에는 상대적으로 약할 수 있습니다. 게다가 나이가 들면서 수핵이 가진 수분 흡수 능력(water absorption capacity)이 점점 떨어집니다. 젊을 때는 수핵의 수분 함량이 약 70%에 달하지만, 나이가 들면 60%에서 심하면 50%까지 줄어듭니다. 이렇게 되면

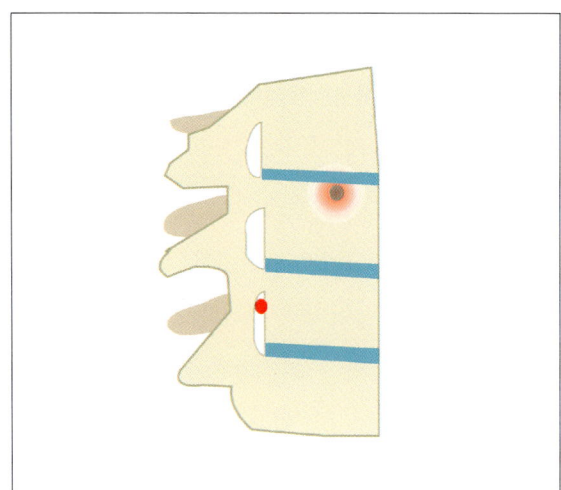

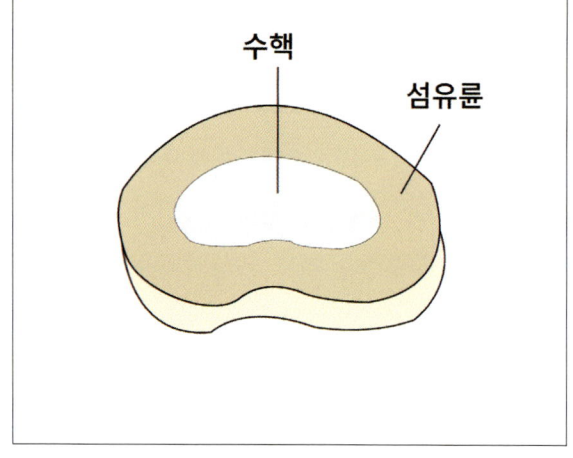

(그림 69) 쉐어만병(scheuermann's disease) 표시 그림.

(그림 70) 척추사이원반 섬유륜의 섬유층 교차 모습을 보여주는 그림.

디스크가 점점 납작해지고, 척추 간격이 좁아지면서 결국 키가 줄어드는 현상까지 나타납니다. 방사선 사진(X-ray)에서 디스크가 검게(black disc) 보이는 것도 바로 이 수분 감소 때문입니다. 그 결과, 디스크가 건조해지고 갈라지면서 섬유륜이 마치 사막 땅이 갈라지듯 균열이 생깁니다. 이 틈으로 수핵이 밀려나오면, 처음에 이야기했던 탈출(herniation), 돌출(protrusion), 유출(extrusion), 완전분리(free sequestration) 같은 단계로 진행하게 되는 겁니다.

자, 그다음에 우리가 많이 이야기하는 원인 중 하나가 바로 **퇴행(degeneration, degenerative change)**입니다. 디스크, 즉 척추사이원반(intervertebral disc)은 섬유륜(annulus fibrosus)과 속질핵(nucleus pulposus)으로 구성되어 있는데, 이 구조가 원래는 자기 역할을 충분히 하기 위해 완전성(integrity) 을 유지해야 합니다. 그런데 퇴행이 진행되면 수분 함유량이 떨어지고, 말라 비틀어지듯 틈새가 생기기 시작합니다. 회복도 더디고, 어떤 부위는 아예 회복이 되지 않기도 해요. 왜냐하면 디스크는 혈관 공급이 충분하지 않기 때문에 손상된 부분의 재생이 어렵거든요. 이런 과정을 통해 결국 퇴행성 변화(degenerative change)가 나타나게 됩니다. 속질핵은 원래 수분을 잘 머금고 있어야 하는데, 퇴행이 진행되면 점차 수분 함유량이 줄어듭니다. 이건 디스크만의 문제가 아니라 우리 몸의 모든 세포(cell)와 조직에도 공통적으로 나타나는 현상이에요. 세포는 세포 내부(intracellular fluid)와 외부(extracellular fluid) 환경이 균형을 이뤄야 항상성(homeostasis)이 유지되는데, 이 균형이 무너지면 세포가 쪼그라들거나 파열되기도 하죠. 결국 디스크 속질핵도 점점 쪼그라들고 크기가 줄어듭니다. 퇴행은 단순히 나이가 들어서만이 아니라, 세포의 합성보다 파괴가 더 많아지는 상태라고 정의할 수도 있어요.

그리고 중요한 점은, 젊은 사람들에게는 속질핵이 터져 흘러나오는(herniation) 급성 디스크 손상이 잘 나타나지만, 연세가 많은 어르신들에게서는 이런 급성 탈출이 드물다는 겁니다. 왜냐하면 이미 속질핵이 다 말라붙고, 고착화되어 있기 때문이죠. 물론 섬유륜 자체가 약해지면서 돌출(protrusion)은 생길 수 있습니다. 하지만 속질핵이 크게 흘러나오지 않아도, 나이 든 분들에게는 섬유륜 돌출만으로도 증상이 발생할 수 있습니다. 그래서 이런 경우에는 수술적 방법, 예를 들어 척추 성형술(vertebroplasty)이나, 돌출된 섬유륜을 미세하게 잘라내는 수술, 또는 경질막(epidural space)에 약물을 주입해 통증을 조절하는 시술 등이 선택되기도 합니다. 다만 지금 우리가 다루고 있는 부분은 치료법 자체보다는 디스크 손상과 퇴행의 일반적인 과정이니까, 관리 방법은 뒤에서 따로 정리하도록 하겠습니다.

마지막으로 얘기할 부분은 **척추 구조의 역학적 변화(biomechanical changes in spinal structure)**입니다. 우리가 지난번에 자세성 척추 통증(Postural spinal pain)에 대해 다룬 적이 있었죠. 그때 가장 많이 언급했던 것이 바로 스트레스(stress)와 관련된 역학적 구조 변화였습니다. 이런 척추 구조의 역학적 변화가 생기면 가장 먼저 척추 관절(spinal joint)의 불안정성이 초래됩니다. 여기서 말하는 불안정성은 척추 전체가 아니라 국소 분절(local segment)의 문제예요. 주로 문제가 되는 부위는 허리 부위(lumbar spine)의 L4-L5, L5-S1 이고, 목 부위(cervical spine)에서는 C4-C5, C5-C6 부위가 대표적입니다. 이렇게 특정 분절이 불안정해지면 척추 전체적으로 힘이 제대로 분산되지 못합니다. 원래 척추의 만곡(spinal curve)은 위에서 내려오는 축성(axial) 또는 수직(vertical) 힘을 고르게 분산 시켜주는데, 역학적 변화로 인해 분산이 잘 안 되는 거죠. 그 결과, 문제는 해당 분절에만 국한되지 않고 주변 지지 구조(supporting structures), 돌기사이관절(Facet joint), 관절주머니(joint capsule) 등에 비정상적인 힘(abnormal load)이 전달됩니다. 그래서 나타나는 게 바로 자세성 통증(postural pain), 자세 기능 부정(postural dysfunction), 그리고 주변 조직의 단축성(shortening)과 신장성(lengthening) 문제예요. 즉, 척추 구조의 역학적 변화로 인한 비정상적인 힘 전달은 통증, 자세 이상, 기능 장애로 이어지는 겁니다. 이 부분은 우리가 앞서 다뤘던 자세와 척추 통증 강의 내용에서 더 자세히 확인할 수 있을 겁니다.

손상된 **디스크의 병리적 변화(pathological changes)**는 결국 섬유륜(annulus fibrosus)의 손상에서 시작합니다. 그 결과 척추사이원반 탈출증(Hherniated intervertebral disc)이 나타나고, 내부에서 조직액의 정체(stasis of nucleus pulposus material)가 발생합니다. 이어서 통증과 염증(inflammation)으로 인해 팽윤(swelling, edema) 현상이 생기죠. 쉽게 말하면 디스크가 부어오르는 겁니다. 특히 초기 병리 단계에서는 허리 굽힘(flexion) 자세가 손상을 유발합니다. 그래서 반대로 허리를 펴는 동작(extension)을 해야 하는데, 초기에는 오히려 증상이 악화되는 경우가 많습니다. 하지만 이후 단계로 넘어가면서, 조심스럽게 폄(extension) 동작을 반복하다 보면 증상이 점차 완화됩니다. 그래서 디스크 병변(disc lesion)의 경우에는 폄 운동을 권장하고, 반대로 척추관협착증(Spinal stenosis)에서는 굴곡 운동을 유도합니다. 이는 임상운동학(clinical kinesiology)에서도 강조되는 부분으로, 척추사이구멍(intervertebral foramen)의 크기 변화와 관련이 있습니다. 결국 여러 연구와 임상 경험에서, 허리 디스크 병변은 비수술적 보존 치료(non-surgical conservative treatment), 특히 허리 폄 기반 운동치료에 반응이 좋은 것으로 보고되고 있습니다.

척추관절질환 치료를 한다고 하면 여러 방법이 있습니다. 수술적 요법(surgical treatment)도 있고요, 약물 요법(pharmacological treatment)도 있고, 그리고 지금 우리가 하고 있는 비수술적 보존 요법(non-surgical conservative treatment)도 있습니다. 일반적으로 물리치료(physical therapy)나 운동 처방(exercise prescription)이 이런 보존적 치료에 포함되죠. 특히 폄 운동(extension exercise), 즉 허리를 펴는 치료 방법을 많이 씁니다. 흔히 맥켄지 요법(McKenzie method)이라고 하죠. 반대로 굽힘 운동(flexion exercise)을 사용하는 방법은 윌리엄 운동(williams exercise)이라고 부릅니다. 그런데 굽힘 자세(flexion posture)가 지속되거나 반복적으로 누적되면, 혹은 장시간 유지되거나 외상으로 인해서 부하(load)가 계속 가해지면 척추 구조물(spinal structures)에 지속적인 스트레스가 발생합니다. 예를 들어 척추 뒤쪽에는 가시돌기(spinous process)를 싸고 있는 가시사이인대(interspinous ligament)가 있고, 척추몸통 뒤쪽에는 뒤세로인대(posterior longitudinal ligament)가 있습니다. 또 돌기사이관절(facet joint)들이 있고요. 이런 구조들이 반복적으로 긴장하게 되죠. 그뿐만 아니라 디스크(disc), 즉 추간사이원반(intervertebral disc)의 섬유륜(annulus fibrosus)이 늘어나면서 내압이 증가합니다. 특히 굴곡 자세에서는 디스크 뒤쪽 섬유가 늘어나고, 뒤세로인대도 긴장하면서 돌기사이관절 연골(cartilage of facet joint)에 압박이 가해집니다. 이런 관절은 활액관절(synovial joint)이기 때문에 압박과 스트레스가 반복되면 점차 손상이 생깁니다. 그 과정에서 크립(creep) 현상, 즉 조직이 반복적인 장력에 의해 서서히 늘어나는 현상이 발생합니다. 결국 한쪽으로 비대칭적인 압력이 가해지면 조직이 편향되게 이동(displacement)하기도 합니다. 그래서 척추 사이 원반(intervertebral disc)에 병리적 변화가 생기게 되죠. 이 상태에서 갑작스럽게 폄(extension)을 시도하면 어떨까요? 초기에는 오히려 통증이 심해질 수 있습니다. 왜냐하면 이미 손상과 염증으로 인해 조직이 부어올라 있는데, 이를 강하게 폄 시키면 이차적 손상(secondary injury)이 발생할 수 있기 때문입니다. 따라서 초기 단계에서는 무리하게 폄 운동을 하는 것보다 안정(stability)과 보호가 중요합니다. 시간이 지나면서 조심스럽게, 작은 가동범위(Range Of Motion, ROM)부터 반복적인 폄 움직임을 해 주면 점차 통증이 줄고 조직이 회복됩니다.

여기서 중요한 건 조심스럽게라는 점이에요. 처음부터 과도한 관절가동범위를 만들면 오히려 해롭습니다. 아주 작은 범위부터 시작하는 것이 원칙입니다. 척추사이원반을 옆에서 보면, 안에 수핵(nucleus pulposus)이 있고 바깥에는 섬유륜(annulus fibrosus)이 있습니다. 섬유륜이 부어오르는 걸 팽윤(bulging)이라고 하고, 더 나아가 돌출되면(protrusion) 주변 구조물들, 예를 들어 인대(ligaments), 경질막(dura mater), 신경뿌리(nerve root), 혈관(vessels)을 자극할 수 있습니다. 이때 자극은 단순한 기계적 압박(mechanical compression)뿐 아니라 화학적 자극(chemical irritation)도 포함됩니다. 이런 화학적 자극이 통각 수용기(nociceptor)를 자극하면서 통증이 발생하죠.

섬유륜 자체가 단순히 부어오르는 것만으로는 통증을 잘 일으키지 않습니다. 하지만 섬유륜이 찢어지거나(tear) 손상되면, 그로 인해 주변 신경이나 혈관이 자극을 받아 통증이 발생하게 됩니다. 이런 경우를 척추사이원반성 통증(discogenic pain)이라고 부릅니다(그림 71). 이때 폄 운동(extension exercise)을 권장하는 이유는, 폄이 척추 내압(intradiscal pressure)을 줄이고 섬유륜을 모아 주는 효과가 있기 때문입니다. 피부 상처를 예로 들면, 벌어진 상처에 밴드를 붙여 모아주면 회복이 잘 되듯, 폄은 섬유륜이 서로 잘 붙어 회복되도록 돕는 원리입니다. 만약 척추사이원반 탈출이 신경학적 증상(neurological symptoms)을 일으키면 근력 약화(muscle weakness, myotome)나 감각 이상(sensory change, dermatome)이 생길 수 있습니다. 이런 경우는 더 주의 깊게 접근해야 합니다.

그다음에 우리가 자주 이야기하는 게 바로 염증(inflammation)입니다. 속질핵(nucleus pulposus)이 신경관(neural canal) 쪽으로 침범하게 되면 당연히 염증 반응이 생깁니다. 이런 염증 반응이 생기면 주변에 있는 경질막(dura mater)이나 신경뿌리(nerve root), 그리고 신경뿌리의 가지(nerve root branch)들이 과민(hypersensitive)해집니다. 이렇게 되면 우리가 흔히 말하는 신경학적 통증(neuropathic pain)이 나타나는 거죠.

여기서 꼭 이해해야 하는 게 있습니다. **신경학적 증상이 장기간 계속된다는 건 신경에 변성 (neuropathic degeneration)이 생겼다는 의미**예요. 즉, 신경이 손상되고 변성이 오면 염증 약(anti-inflammatory drugs)을 먹거나 주사(injection therapy)를 맞아서 원인을 제거한다 하더라도, 증상은 완전히 없어지지 않고 잔존 통증이 꽤 오래 남습니다. 그 이유는 바로 신경 자체가 변성됐기 때문이에요. 그래서 환자분들이 약도 먹고 주사도 맞았는데, 많이 좋아졌지만 아직도 남아 있어요 라고 하시는 경우가 많습니다. 이게 바로 잔존 통증이고, 시간이 좀 지나야 서서히 회복되는 경우가 많습니다. 그런데 더 중요한 건, 이런 염증 자극이 제대로 해결되지 않고 오래 지속될 때입니다. 의료 진이 지금 더 나빠지기 전에 조치를 취해야 한다고 말씀하시는 이유가 바로 여기에 있습니다. 왜냐 하면 이 상태가 오래가면 신경에 섬유화(fibrosis) 반응이 나타나고, 그렇게 되면 회복이 점점 더 어

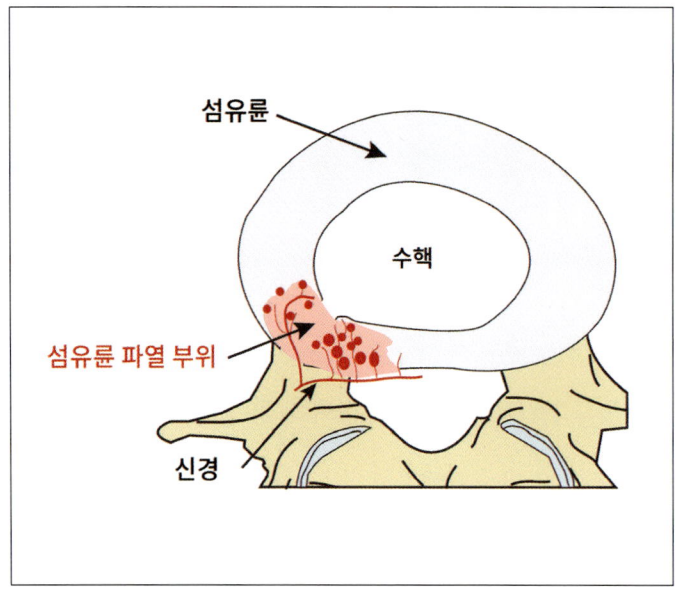

(그림 71) 척추사이원반성 통증(discogenic pain)의 원인이 되는 디스크 손상 그림.

려워지기 때문이죠. 또 신경의 가동성(nerve mobility)이 손상되거나, 만성통증(chronic pain)이 발현되기도 합니다. 게다가 신경의 운동성(motor function)이 떨어지고, 감각(sensation) 변화가 심해지면 회복 속도는 점점 더 느려지게 됩니다. 따라서 이런 경우에는 반드시 항염증 치료(anti-inflammatory treatment)나 초기 의학적 중재(medical intervention)가 필요합니다. 단순히 시간이 지나면 낫겠지라거나 운동만으로 버텨야겠다라는 식으로 접근하면 신경 변성이 계속 진행될 수 있고, 그러면 회복이 점점 더 어려워집니다. 특히 통증이 잘 좋아지지 않거나 오히려 악화된다든지, 또는 운동 기능(motor function)의 변화나 감각 변화(sensory change)가 계속 동반되고 있다면, 이건 분명히 전문적인 의학적 평가(clinical evaluation)가 필요하다는 신호입니다. 그러니까 이런 경우에는 반드시 의료진의 진료와 판단을 받아 보고, 그 판단을 바탕으로 적절한 치료 방법을 찾는 게 중요합니다.

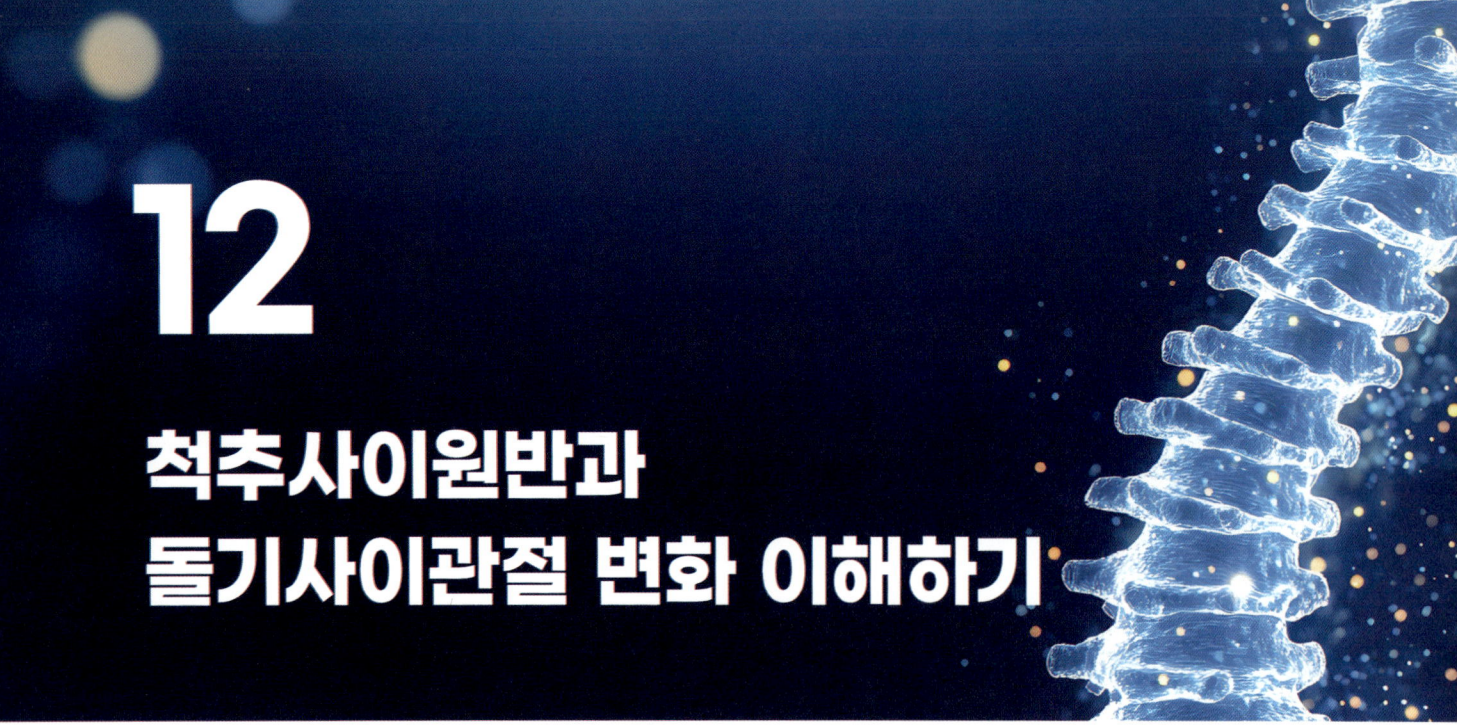

12 척추사이원반과 돌기사이관절 변화 이해하기

안녕하세요. 이번 시간에는 척추 병변 중에서, 우리가 계속 이야기해왔던 **척추사이원반 (intervertebral disc)에 대해** 이어서 살펴보겠습니다. 그리고 후반부에서는 **돌기사이관절(facet joint, apophyseal joint)의 병리적 관계**까지 함께 정리해 보겠습니다.

먼저 기본적인 해부학적 구조를 복습(그림 72)해 보겠습니다. 척추를 옆에서 보면, 앞쪽에는 척추몸통 (vertebral body)이 있고, 뒤쪽에는 가시돌기(spinous process), 양옆에는 가로돌기(transverse process)가 있습니다. 그리고 하단부로 내려가면 돌기사이관절(facet joint)이 형성되어 있죠. 척추몸통 사이에는 척추사이원반(intervertebral disc)이 자리 잡고 있고, 그 안에는 수핵(nucleus pulposus)이 들어 있습니다. 그리고 디스크 옆쪽에는 척추사이구멍(intervertebral foramen)이 있어서, 이곳을 통해 신경뿌리(nerve root)가 빠져나옵니다. 신경근은 신경 소매(nerve sleeve)에 싸여 나오는 형태를 하고 있죠. 만약 위에서 본다면, 가운데에는 척수(spinal cord)가 지나가고, 양옆에는 척추사이구멍이 있어서 신경이 분지되어 나오는 걸 볼 수 있습니다. 이것이 척추의 기본적인 해부 구조입니다.

그럼 오늘 우리가 보려는 핵심은 뭐냐면요. **척추 디스크의 병리적 변화가 돌기사이관절(facet joint) 에 어떤 영향을 주는가, 그리고 척추사이구멍(intervertebral foramen) 부위에서 신경근에 어떤 영향 을 미치는가 하는 부분**입니다. 이 관계가 깨지면 어떻게 되느냐? 바로 신경이 눌리거나 포착되면서 통증과 신경학적 증상이 나타납니다. 그래서 환자분들이 흔히 허리가 아파요, 목이 아파요, 다리가 저려요라고 얘기하는데, 이런 표현 속에 이미 디스크 병리와 신경 증상이 연결되어 있다는 걸 알 수 있

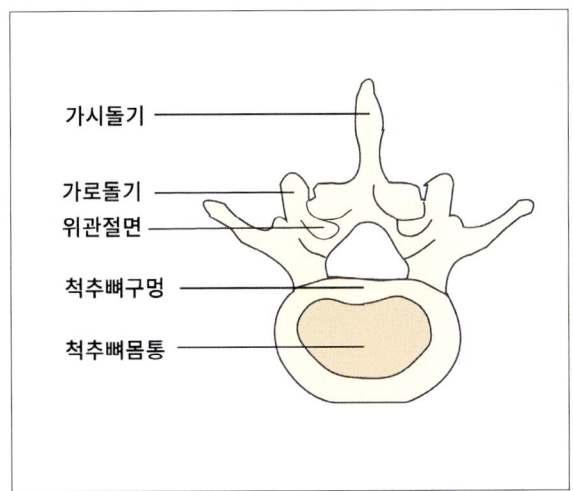

(그림 72) 척추 기본 구조 그림

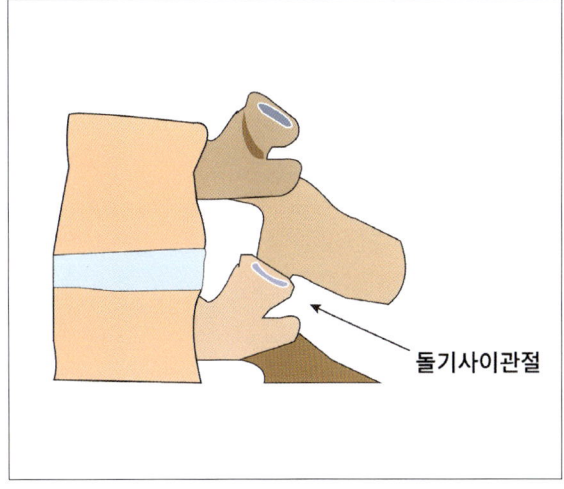

(그림 73) 척추 돌기사이 관절(facet joint) 기본 구조 그림

습니다. 물론 모든 경우에 다 저림 같은 신경학적 증상이 나타나는 건 아닙니다. 저린 증상이 없다고 해서 신경 손상이 전혀 없다고 단정할 수도 없죠. 하지만 중요한 건, 신경 증상이 없더라도 디스크 자체의 병리 변화만으로도 국소 통증(local pain)이 충분히 나타날 수 있다는 겁니다. 예를 들어, 수핵(nucleus pulposus)이 크게 튀어나오지 않았더라도, 디스크 주변의 인대(ligament)나 혈관(vessel), 그리고 관절과 연결된 주변 조직들이 자극을 받아 민감해집니다. 이때는 단순히 기계적 압박 때문이 아니라, 염증 매개물질(inflammatory mediators)에 의해 조직이 예민해지고, 그 결과 통증 반응이 나타나게 됩니다. 우리가 이전에 디스크 병리를 다룰 때 이런 부분을 이미 살펴봤었죠.

자, 그러면 이제 **비대칭적인 척추사이원반 손상(asymmetrical intervertebral disc injury)**에 대해 이야기해보겠습니다. 비대칭적인 디스크 손상이란 결국, 척추에 수직으로 압력(vertical load)이나 스트레스(stress)가 가해지면서, 그 힘이 균일하지 않게 분포하는 걸 말합니다. 그러다 보니 특정 부위의 척추사이원반(intervertebral disc), 흔히 디스크라고 말하는 부분이 손상을 받게 되고, 그 결과 한쪽 방향으로 비대칭적인 압력이 증가하게 되는 겁니다. 디스크는 척추몸통(vertebral body) 사이를 감싸고 있는데, 그 일부가 손상을 받으면 수분 함유량이 점점 떨어지기 시작합니다. 수분이 줄어들면 디스크의 탄력성이 저하되고, 앞뒤나 좌우에서 받는 스트레스가 달라져 결국 한쪽에 더 큰 압력이 집중되게 되죠. 그러면 척추몸통과 돌기사이관절(Facet joint)의 움직임도 비대칭적으로 변하게 됩니다. 즉, 정상적으로는 척추몸통과 돌기사이관절이 균형을 유지해야 하는데, 디스크 손상으로 인해 한쪽은 벌어지고 한쪽은 더 압박을 받으면서, 돌기사이관절(Facet joint)의 관절면에도 비정상적인 스트레스(abnormal stress)가 가해지게 되는 겁니다.

이 과정이 반복되면 어떤 일이 생길까요? 관절 연골(cartilage)에 퇴행성 변화가 나타나고, 관절 운동학(joint kinematics) 자체가 비대칭적으로 흐트러집니다. 그래서 결국 디스크는 점차 퇴행성 변화로 이어지게 됩니다. 수분 함유량이 줄고, 추간사이원반 높이(disc height)가 감소하면서, 척추 몸통 간격이 좁아지죠. 이런 변화는 방사선 영상(X-ray finding)에서도 확인할 수 있습니다. 정상적인 디스크는 수분이 많아서 영상에서 하얗게 보이는데, 퇴행이 진행된 디스크는 까맣게 보입니다. 즉, 수분이 줄었다는 뜻이죠. 원반 높이가 줄어들면 척추사이공간(Intervertebral foramen)의 공간도 좁아지고, 신경근이 지나가는 길이 점점 협소해지게 됩니다. 이런 상태를 의학적으로 **퇴행성 디스크 질환(Degenerative Disc Disease, DDD)**이라고 합니다. 그래서 환자 차트에는 DDD at L4-L5 이렇게 기록되기도 하죠. 즉, 허리 4번과 5번 사이 디스크가 퇴행되었다는 의미입니다.

그럼 이런 퇴행성 변화가 생기면 돌기사이관절에도 어떤 영향을 줄까요? 초기에는 돌기사이관절(그림 73)의 **관절면이 자극을 받아 팽윤(edema)**이 생깁니다. 돌기사이관절도 일반 관절처럼 관절주머니(joint capsule)에 싸여 있는데, 이 관절주머니가 두꺼워지고 변형되기 시작합니다. 우리가 무릎이나 발목을 다쳤을 때 부종이 생기듯, 돌기사이관절에서도 똑같이 일어나는 겁니다.

그런데 여기에는 중요한 점이 있습니다. 관절 주위에는 **관절 수용기(joint receptor)**라는 **고유수용기(proprioceptor)가 분포**합니다. 이 수용기들은 관절의 위치(position), 움직임의 변화, 그리고 변화 속도까지 감지하죠. 그런데 관절이 손상되고 부종이 생기면, 이 관절 수용기의 기능이 떨어집니다. 관절 수용기가 제대로 작동하지 않으면 어떤 문제가 생길까요? 바로 척추 안정화에 관여하는 근육들, 특히 척추 심부근육(deep spinal muscles)의 활성에 영향을 줍니다. 즉, 돌기사이관절 안정성(facet joint stability)을 유지해야 할 근육들의 회복과 활동이 방해를 받는 겁니다.

이로 인해 **운동 단위(motor unit)의 동원 패턴(recruitment pattern)이 감소**하게 됩니다. 동원 패턴이란, 근육이 활성화되기 위해 얼마나 효율적으로 운동 단위가 동원되는지를 말하죠. 한 개의 알파 운동신경(α-motor neuron)이 여러 근섬유(muscle fibers)를 지배하면서 근육을 수축시키는데, 이 패턴이 깨지면 근육의 피로도가 빨라지고, 경직이 오며, 결국 근성 통증(myofascial pain)이 나타납니다. 결과적으로 디스크 손상이 단순히 디스크에만 국한되지 않고, 후관절(facet joint), 관절 수용기(joint receptor), 척추 안정화 심부 근육(deep spinal stabilizers muscle), 그리고 근육 동원 패턴(motor unit recruitment)까지 연쇄적으로 영향을 주면서, 결국 통증이 다양하게 발현되는 거죠. 나중에는 신장성 통증(eccentric pain)이나 단축성 통증(concentric pain)도 나타날 수 있습니다.

자, 특히 돌기사이관절면(facet joint surface)에 변화를 보시면요. 아까 말씀드린 것처럼 **관절면에서 팽윤(edema)과 경직(stiffness)이 발생**하면서 점차적인 변화가 시작됩니다. 이런 변화가 결국 퇴행성 질환(degenerative disese)의 밑바탕이 되는 거예요. 그러다 보니까 척추에는 전단력(shearing force)이 증가하게 됩니다. 전단력이 뭐냐면, 척추몸통과 척추사이원반이 있을 때 단순히 수직 압박력(vertical force)만 작용하는 게 아니라, 회전하면서 미끄러지는 힘이 발생하는 거죠. 즉, 압박력만 아니라 회전력도 같이 작용한다는 겁니다. 여기에다 우리가 부적절한 자세, 반복되는 스트레스, 불균형한 하중이 더해지면 척추 분절(segment)에 과가동성(hypermobility)이나 불안정성(instability)이 생깁니다. 이 불안정성은 척추의 중립 자세(neutral position)에서 정상적으로 조절돼야 하는 움직임이 과도하게 발생한다는 의미예요. 쉽게 말하면, 척추뼈가 정상 정렬을 유지하지 못하고 앞쪽으로 밀려 내려오는 상태, 우리가 흔히 말하는 **척추 전방전위증(spondylolisthesis)**이 되는 겁니다. 옆에서 보면 위아래 척추체가 일직선으로 정렬돼 있어야 하는데, 위 척추체가 아래 척추체에 비해 앞으로 밀려 내려온 상태죠. 이렇게 되면 돌기사이관절(facet joint)에도 비정상적인 움직임이 생깁니다. 전방으로 밀려난 만큼 관절의 이동량이 증가하고, 심한 경우에는 후방 고정술(Posterior Lumbar Interbody Fusion, PLIF) 같은 척추 고정술(spinal fusion)이 필요할 수도 있습니다. 물론 이는 의학적 판단에 따라 결정되는 수술적 치료이죠.

그런데 문제는, 이런 **불안정성이 반복되면 인대(ligament) 구조에도 스트레스가 가해진다는 겁니다.** 척추에는 앞쪽의 앞세로인대(Anterior Longitudinal Ligament, ALL), 뒤쪽의 뒤세로인대(Posterior Longitudinal Ligament, PLL), 그리고 척추몸통 사이에 황색인대(ligamentum flavum)가 있는데요. 이런 인대들이 지속적으로 스트레스를 받으면 점점 비후(thickening)해지게 되죠. 뼈 역시 기계적 스트레스를 반복적으로 받으면 증식(bone proliferation) 반응을 보이는데, 우리가 흔히 **골극(osteophyte)** 또는 **뼈돌기(spur)**(그림 74)라고 부르는 게 이런 변화입니다. 결국 이렇게 불안정한 기전이 반복되면 척추 돌기사이관절과 척추몸통 가장자리에서 퇴행성 변화가 진행되고, 이를 우리는 퇴행성 관절염(degenerative arthritis) 혹은 척추 관절증(spondyloarthropathy)으로 부릅니다. 특히, 척추몸통 가장자리에 형성되는 뼈돌기(osteophyte)가 점점 커지면서 척추의 가동성이 떨어지고, 저가동성(hypomobility)이 발생하는 거죠.

여기서 중요한 건, 어떤 분절은 저가동성이 되면 그 **위와 아래 분절이 보상적으로 과가동성**이 된다는 겁니다. 예를 들어, L4-L5 사이 디스크가 퇴행으로 저가동성이 되면, 위쪽(L3-L4)이나 아래쪽(L5-S1) 분절은 더 많이 움직이게 돼요. 정상적으로는 10도 움직여야 하는데, 저가동성 부위는 2~4도밖에 안 움직이고, 그 보상으로 옆 분절이 12도, 14도씩 과도하게 움직이게 되는 겁니다. 이렇게 과가동성이 생기면 주변 조직에 과부하가 걸리고, 인대와 근육이 자기 역할을 넘어서는 신장을 반복하게 됩니다. 그 결과 손상 위험이 증가하고, 통증이나 기능 장애로 이어지는 거죠. 요약해보면, 돌기사이관절면 변화는 전단력 증가, 불안정성 및 척추 전방전위증, 인대 비후 및 골극 형성, 저가동성과 과가동성의 불균형, 주변 조직 손상 및 통증으로 이어질 수 있다는 것이죠.

결국 이렇게 변화가 반복되면요, 아까 말씀드렸던 것처럼 척추몸통 사이 공간, 즉 척추사이공간(intervertebral foramen)과 척추 통로(spinal canal)가 점점 좁아지게 됩니다. 이 공간이 좁아지고, 주변 구조물들이 두꺼워지고, 거칠어지고, 뒤틀리면서 변화가 진행되는 거예요. 척추몸통을 옆에서 봤을 때, 척추사이공간의 직경은 일반적으로 약 1.8mm 정도인데요. 그런데 주변 구조물들이 두꺼워지고, 특히 **황색인대(ligamentum flavum)가 비후(thickening)**되고, 또 척추사이원반(intervertebral disc)이 후방으로 밀려 나오면 척추사이 공간이 점점 더 좁아집니다.

디스크의 섬유륜(annulus fibrosus)은 나이가 들면서 수분 함량이 떨어지고, 디스크 높이가 낮아지기 때문에 압박력이 집중되고, 그 결과 척추사이공간이 더 쉽게 좁아지게 되는 겁니다. 그래서 이런 현상들이 결국 척추관 협착증(spinal stenosis)을 만드는 거예요. 협착증이 심해지면 신경이 눌리고, 신경학적 증상까지 나타나게 되는 거죠.

자, **수술 치료적인 접근**을 보시면요, 목부위(cervical spine)같은 경우는 인공 디스크(artificial disc replacement)(그림 75)를 사용해서 수술적 처리를 한 다음, 공간을 확보해 주기도 합니다. 인공 디스크를 넣어서 간격을 높여주는 방식이죠. 반면 허리(lumbar spine)같은 경우에는 MLD(Micro Lumbar Discectomy)라고 해서, 현미경적 요추 추간판 절제술(그림 76)을 통해 주변 돌출된 디스크를 깎아내기도 합니다. 이런 수술적 접근은 결국 공간을 다시 넓혀주기 위해서 하는 거예요. 정리하면, 왜 인공디스크를 쓰느냐, 왜 절제술을 하느냐, 결국은 퇴행성 변화로 인해 좁아진 공간을 다시 확보해 주기 위한 목적이라는 겁니다.

이제 **돌기사이관절(facet joint, zygapophyseal joint)**을 보겠습니다. 발음하기 좀 어렵지만, 우리가 흔히 파셋 조인트(facet joint)라고 부르는 이 관절은, 기본적으로 인대(ligament)로 지지되고, 관절주머니(capsule)로 둘러싸여 있습니다. 즉, 명백한 윤활액 관절(synovial joint)이에요. 윤활액 관절이기 때문에 외상(trauma)이나 퇴행성 관절염(degenerative arthritis)에 의한 변화를 쉽게 받습니다. 그리고 관절주머니 주위에는 윤활막(synovial membrane)이 존재하는데, 이 윤활막에는 혈관과 지방 조직이 포함되어 있습니다. 바로 이 구조를 통해 관절 연골(cartilage)이 영양을 공급받는 거예요.

그런데 돌기사이관절이 반복적으로 압박을 받거나 불안정성이 생기면, 관절주머니가 손상되고, 점차 섬유화(fibrosis)가 진행됩니다. 즉, 원래의 정상 조직이 섬유 조직으로 대체되면서 점점 뻣뻣해지고, 관절주머니가 신장되고 늘어나게 되죠. 그러면서 충돌이 반복되면 통증이 발생하고, 주름 부위에

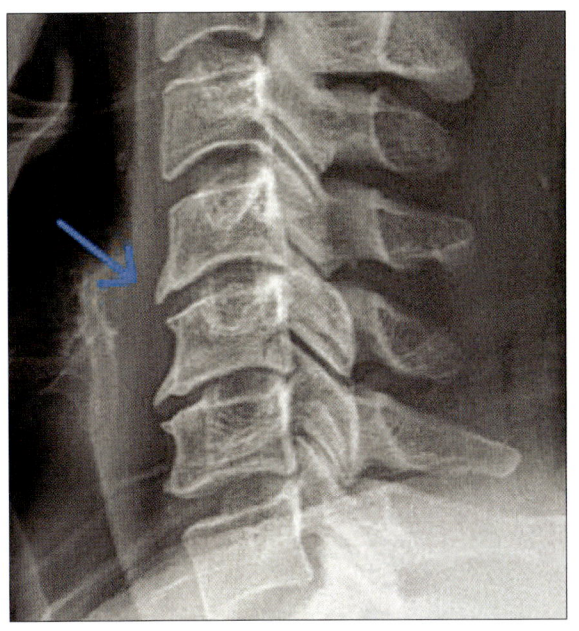

(그림 74) 목 부위 뼈돌기(spur) X-ray 예시 사진.

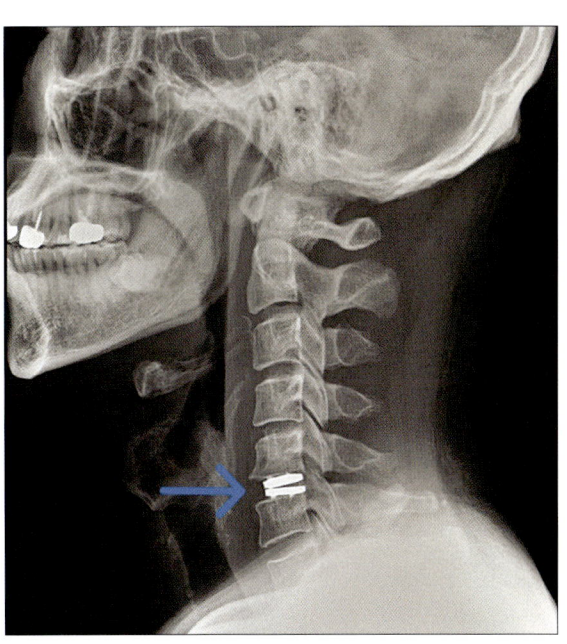

(그림 75) 목 부위 인공디스크 삽입(Artificial Disc Replacement, ADR) X-ray 예시 사진.

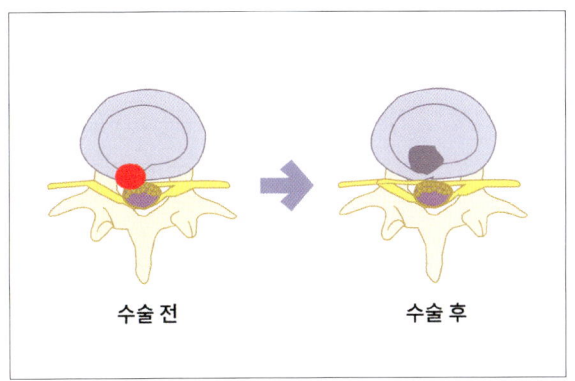

(그림 76) 허리 부위 척추사이원반 현미경적 최소 절제술 그림.

서는 유착(adhesion) 현상까지 생길 수 있습니다. 이걸 우리가 흔히 돌기사이관절 잠김(facet joint locking)이라고 부릅니다. 이 잠김 현상을 풀기 위해서 카이로프랙틱(chiropractic)이나 스러스트(thrust) 테크닉 같은 수기치료를 사용하는 경우가 있습니다. 빠른 속도로 충격을 줘서 관절을 풀어주는 방식인데요. 물론 이런 접근이 즉각적으로 효과가 있을 수도 있습니다. 하지만 문제는, 이미 섬유화가 진행되고, 관절주머니가 늘어나 있고, 수분이 빠져 불안정해진 조직이라면, 과도한 스트레스가 오히려 위험할 수도 있다는 거예요. 따라서 무조건 잠김 현상에는 강한 스러스트를 해야 한다고 단정하기보다는, 환자의 조직 상태가 어떤지, 불안정성이 있는지, 퇴행이 어느 정도 진행됐는지에 따라 신중하게 접근해야 한다는 겁니다.

또 **돌기사이관절에는 염좌(sprain)나 관절주머니 손상(capsular injury)이 동반**될 수도 있습니다. 이렇게 되면 관절가동범위가 제한되고, 관절 주위에 팽윤(edema)이 발생해서 척추사이구멍 협착이나 신경 증상을 더 악화시키기도 합니다. 결국 관절이 부어오르면 뻣뻣해지고, 움직임이 제한되는 거예요. 쉽게 말해서 무릎 관절염을 떠올리시면 됩니다. 무릎이 붓고 뻣뻣해지면 잘 안 움직여지잖아요. 그래서 가장 먼저 하는 게 휴식(rest)과 염증 조절이에요. 척추 돌기사이관절도 마찬가지입니다. 충분한 휴식과 부종을 줄여주는 치료적 접근이 먼저라는 겁니다. 정리하자면, 척추사이공간과 척추관이 협착되면 디스크 변화, 인대 비후, 협착증 발생하고 이럴 때 수술적 접근은 인공디스크, 현미경적 추간판 절제술 등을 진행하며, 보존적 치료를 위해 이해하여야 할 부분은 돌기사이관절은 윤활액 관절로 반복 스트레스 시 섬유화, 유착, 잠김 현상이 생길 수 있어 도수치료 등이 가능하지만 조직 상태 고려 필요가 있어 염좌와 부종 시 먼저 휴식과 염증 조절이 필요하다고 말씀드릴 수 있습니다.

자, 이제 돌기사이관절의 염좌(facet joint sprain)에 대해서 조금 더 정리해 보겠습니다. 이 염좌라는 건 결국 관절주머니(joint capsule)의 손상에서 시작하는 거죠. 외상이나 손상, 그리고 그에 따른 팽윤(edema)때문에 관절 가동범위가 제한됩니다. 이런 경우 척추에서는 단순한 통증을 넘어서 척추관협착증(spinal stenosis)이나 신경학적 증상(neurological symptoms)으로 연결될 수도 있습니다. 이 정도 개념만 먼저 잡아두시면 충분합니다.

그다음으로 우리가 흔히 이야기하는 **척추증(spondylosis)**에 대해 보겠습니다. 예를 들어 무릎에서 OA라고 해서 Osteoarthritis를 자주 이야기하지만, 사실 이건 모든 윤활액관절(synovial joint)에서 나타날 수 있는 변화입니다. 척추에서도 마찬가지예요. 특히 척추에서는 퇴행성 디스크 질환(Degenerative Disc Disease, DDD)과 돌기사이관절(facet joint)의 변화가 함께 오면서, 척추관협착증(spinal stenosis), 골관절염(osteoarthritis), 퇴행성 돌기사이관절병(degenerative facet arthropathy) 이런 것들이 서로 연결된 병리학적 변화로 나타나게 됩니다. 즉, 각각이 완전히 같은 건 아니지만, 임상적으로는 거의 동의어처럼 쓰인다고 보시면 됩니다.

이런 퇴행성 변화는 크게 두 가지 경우에서 잘 나타나요. 잘못된 자세(postural stress)가 오랫동안 지속될 때와 외상(trauma) 이후 장기간 고정(immobilization)이 되었을 때 이럴 때 척추몸통과 돌기사이관절에서 병리적 변화가 생기고, 관절 주변의 인대(ligaments), 혈관(vessels), 신경(nerves)이 민감해져서 통증이 발생합니다. 특히 이런 변화들이 진행되면 골극(osteophyte, bone spur) 이 형성됩니다. 뼈 가장자리에서 자라나는 뼈가시 같은 거죠. 이런 골극은 척추몸통이나 돌기사이관절 주변에서 자라나면서 점점 척추사이통로(intervertebral foramen)를 좁히게 됩니다. 그러면 어떤 문제가 생기느냐. 점진적으로 저가동성(hypomobility) 상태가 옵니다. 즉, 관절이 뻣뻣해지고 잘 안 움직이는 거예요. 반대로 어떤 구간은 보상적으로 과운동성(hypermobility)을 보일 수도 있습니다. 예를 들어, 허리를 뒤로 젖히는 동작(extension)이나 옆으로 굽히는 동작(lateral bending)을 할 때 통증이 심해지는 이유가 바로 여기 있습니다. 척추사이통로나 신경통로가 더 좁아지면서 신경을 압박하기 때문이죠. 그리고 돌기사이관절이 손상되거나 부종이 있으면, 관절은 경직(stiffness)이 오고 뻣뻣해집니다. 이때 억지로 움직이거나 늘어나면 관절 주변 조직이 더 신장(stretch)되면서 통증을 유발하게 돼요. 즉, 퇴행성 변화(degeneration), 관절 주위 부종(edema),

염증 반응(inflammation), 그리고 골극(osteophyte), 이 네 가지가 합쳐져서 결국 환자가 움직일 때마다 통증이 생기고, 점점 가동성이 제한되는 겁니다.

정리하면, 척추증(spondylosis), 골관절염(OA), 퇴행성 관절질환(DJD) 같은 변화들이 돌기사이관절에 생기고, 이로 인해 저가동성(hypomobility)과 통증(p ain)이 나타납니다. 그리고 이런 통증은 단순히 관절 자체 때문이 아니라, 주변 신경, 혈관, 인대까지 자극하면서 더 복합적으로 발생하는 거죠.

자, 이제 이런 **퇴행성 관절(degenerative joint)** 얘기를 좀 해보겠습니다. 여기서 말하는 건 척추에 있는 돌기사이관절, 즉 파셋 관절(facet joint) 이죠. 이 파셋 관절이 퇴행성 변화를 겪게 되면, 흔히 돌기사이관절 찍힘(facet impingement) 혹은 돌기사이관절 충돌(facet impingement)이라고 표현합니다. 관절이 원래는 부드럽게 미끄러지듯 움직여야 하는데, 관절면에서 조직들이 같이 끼이면서 찍히는 현상이 발생하는 거예요. 또 주변 인대(ligament)에서는 삠 현상(sprain)이 생길 수 있고, 이런 변화들이 결국 염증 반응(inflammatory response)을 일으키기 쉽습니다. 사실 이건 당연한 거예요. 무릎 관절만 봐도 관절염(osteoarthritis)이 생기면 관절 안쪽에 염증이 생기고, 주변 인대들, 예를 들어 MCL(Medial Collateral Ligament)이나 LCL(Lateral Collateral Ligament)에도 삠 현상이 나타날 수 있잖아요. 척추도 똑같습니다. 그런데 문제는 관절 내부에서 이런 찍힘이나 충돌이 생기면 연골(cartilage)이 마모되고, 무릎의 경우라면 반월상 연골(meniscus)까지 손상될 수 있는 거죠. 그러니까 척추의 퇴행성 관절도 비슷한 패턴을 보이는 겁니다. 이런 퇴행성 관절은 건강하지 못한 관절에서 더 쉽게 나타납니다. 특히 갑작스러운 외상(trauma)이나 갑작스러운 힘, 특히 회전력(rotational force)이 가해질 때 이런 문제가 더 잘 발생하죠. 그래서 환자들은 불편감을 느끼게 됩니다.

여기서 중요한 건 환자마다 반응이 조금 다를 수 있다는 거예요. 어떤 환자는 움직임을 주면 증상이 완화되기도 합니다. 허리에 폄(extension) 운동이나 굽힘(flexion) 운동, 혹은 스트레칭을 해주면 허리가 좀 부드러워졌다라고 하는 경우가 있어요. 하지만 반대로, 똑같은 운동을 했는데 어떤 환자는 통증이 오히려 심해지기도 합니다. 왜냐하면, 그 움직임이 관절을 자극해서 통증을 증가시키는 경우도 있기 때문이죠. 그걸 어떻게 알 수 있냐면, 운동 직후에는 약간 불편할 수 있지만 시간이 지나면서 통증이 줄어들어야 정상이에요. 그런데도 통증이 줄지 않고 4시간 이상 지속되거나, 오히려 더 심해진다? 그러면 이건 관절에 과도한 자극(overstimulation)이 간 거라고 볼 수 있습니다. 더 중요한 건 24시간이 지나도 통증이 가라앉지 않는다는 경우예요. 이건 단순한 지연성 근육통(Delayed Onset Muscle Soreness, DOMS)과는 다릅니다. DOMS는 주로 안 하던 운동, 특히 신장성 운동(eccentric exercise)을 하고 나서 24시간쯤 지나면 근육이 뻣뻣해지고 붓는 듯한 통증이 생기고, 보통 72시간이 지나면 완화되는 패턴을 보이죠. 하지만 퇴행성 관절에서 나타나는 통증은 운동 직후 바로 자극이 들어오고, 그 통증이 24시간이 지나도 가라앉지 않고 오히려 더 뻣뻣해지거나 강해지는 경우가 많습니다. 이건 과도한 자극이 있었다라는 신호로 이해하시면 됩니다.

자, 그다음에 우리가 살펴볼 건 바로 **류마티스 관절염(Rheumatoid Arthritis, RA)**입니다. 류마티스 관절염이 발생하는 부위는 결국 우리가 윤활막관절(synovial joint)이라고 부르는 곳이죠. 즉, 윤활막 관절에 염증이 생기는 겁니다. 이런 관절에 문제가 생기면 당연히 부종과 통증이 나타날 수 있습니다. 왜냐하면 이 윤활막관절의 구조에는 신경(nerve), 혈관(blood vessel), 관절주머니(capsule)가 모두 둘러싸고 있어서, 작은 화학적 자극에도 민감하게 반응할 수 있기 때문입니다. 그래서 주변 조직에 부종, 통증이 잘 나타나게 되죠. 이렇게 류마티스성 변화가 생기면 관절 자체가 손상되는데, 예를 들어 척추 돌기사이관절(facet joint)이 손상된다면 골다공증(osteoporosis)이나 뼈의 침식(erosion), 그리고 인대성 괴사(ligamentous necrosis)가 일어날 수 있습니다. 이때 주로 문제가 되는 인대가 바로 앞세로인대(Anterior Longitudinal Ligament, ALL), 뒤세로인대(Posterior Longitudinal Ligament, PLL), 황색인대(Ligamentum Flavum, LF), 이런 구조들이 손상을 잘 받습니다. 특히 목부위(cervical spine)에 류마티스 관절염이 생기면 굉장히 위험합니다. 환추-축추 사이 불안정성(atlantoaxial subluxation or dislocation)같은 문제가 생기는데, 이건 추골동맥(vertebral artery)을 압박할 수 있고, 더 심하면 척수(spinal cord)에 손상이 생겨 전신 마비까지 이어질 수 있습니다. 만약 C3 레벨까지 영향을 주면, 호흡근(respiratory muscle) 마비가 올 수 있기 때문에 매우 위험하죠. 그래서 목 부위는 항상 안정적으로, 신중하게 접근해야 합니다. 즉, 류마티스 환자에게 무분별하게 도수치료(manual therapy)나 빠르고 강한 스러스트 교정(yhrust manipulation)을 한다면, 작은 확률이라도 큰 위험을 초래할 수 있습니다. 한 명이라도 척수 손상이 발생한다면, 그건 결코 가벼운 부작용이 아니겠죠. 이건 마치 약물도 마찬가지입니다. 아무리 좋은 약이라도 생명을 위협하는 부작용(life-threatening adverse effect)이 있다면, 용량이나 기간을 조절하면서 예방적으로 접근해야 하듯이 말이죠. 따라서 **류마티스 환자의 교정치료는 상대적 금기(relative contraindication) 혹은 절대적 금기(absolute contraindication)에 해당**될 수 있습니다. **반드시 주의가 필요**하다는 겁니다.

자, 이제 류마티스성 질환 전반을 조금 더 정리해 보면요. 류마티스 관절염은 사실 특정 질환 이름이 아니라 자가면역질환(autoimmune disease)으로 인해 윤활막 관절 주변 결합조직(connective tissue)에 염증과 통증이 생기는 상태를 통틀어 류마티스성이라고 합니다. 흔히 류마티스하면 바로 류마티스 관절염(RA)만 떠올리지만, 사실은 더 넓은 개념이에요. 예를 들어 이런 것들이 모두 류마티스성 질환(rheumatic diseases) 에 포함됩니다. 전신홍반루푸스(Systemic Lupus Erythematosus, SLE), 류마티스 관절염(Rheumatoid Arthritis, RA), 혈관염(vasculitis), 강직성 척추염(Ankylosing Spondylitis, AS), 쇼그렌 증후군(sjögren's syndrome), 전신경화증

(systemic sclerosis), 섬유근통(fibromyalgia), 다발근육통(polymyalgia rheumatica), 이 질환들의 공통점은 만성적(chronic)으로 진행하고, 잘 낫지 않으며, 지속적인 통증이 동반되고 치료 기간이 길다는 점입니다.

이중 오늘 간단히 이야기해 볼것은 **강직성 척추염(Ankylosing Spondylitis, AS)**인데요, 이건 인대(ligament)에 만성 염증이 생기는 대표적인 류마티스 질환입니다. 주로 척추 주변 인대에 염증이 생겨서 점진적으로 뻣뻣해집니다. 그러다 보니 허리에서 시작된 통증이 엉치, 등, 목으로 점점 올라가게 되고, 척추의 분절 운동(segmental motion)이 제한됩니다. X-ray를 찍어보면 척추가 마치 대나무 척추(bamboo spine)처럼 보입니다. 왜냐하면 앞쪽 앞세로인대(ALL)같은 구조들이 뼈와 융합되면서, 뼈가 마디마디 이어진 것처럼 보이기 때문이죠. 그래서 몸이 점점 뻣뻣해지고, 결국 똑바로 서기도 힘들어지며, 수면 장애까지 유발할 수 있습니다. 또, 뒤세로인대(PLL)가 두꺼워지고 딱딱해지는 뒤세로인대 골화증(Ossification of Posterior Longitudinal Ligament, OPLL)같은 문제도 생길 수 있습니다. 이런 경우 역시 척수 압박 위험이 크죠.

정리해 보면 지금까지 우리가 다룬 내용은 결국 디스크(Disc, intervertebral disc)와 돌기사이관절(facet joint), 그리고 그 주변 인대들의 병리학적 관계(pathological relationship)에 대한 겁니다. 이걸 잘 이해해야만, 환자가 퇴행성(degenerative) 문제인지, 외상성(traumatic) 문제인지 감별할 수 있고, 도수치료나 운동치료 적용 시 적응증(indication), 상대적 금기(relative contraindication), 절대적 금기(absolute contraindication)를 구분할 수 있게 됩니다.

13

목 부위 긴장성 통증 이해하기

자, 이번 시간에는 **두통(headache)**에 대해서 이야기해 보겠습니다. 우리 치료사 선생님들께서 임상에서 자주 접하는 부분 중 하나죠. 특히, 두통 중에서도 **긴장성 두통(tension-type headache)**에 대해 이야기할 건데요. 그중에서도 **목 부위(cervical region)와 관련된 두통**을 중심으로 살펴보겠습니다.

일단 두통을 크게 나누면 여러 가지가 있죠. **뇌혈관성 두통(cerebrovascular headache)** 같은 심각한 두통도 있지만, 오늘은 그 부분은 빼고, 일반적으로 흔히 접하는 유형을 볼게요. 먼저 **편두통(migraine)**, 즉 **혈관성 두통(vascular headache)**이 있습니다. 그리고 염증성 두통(inflammatory headache)도 있는데요, 예를 들어 종양(tumor)이라든가, 눈, 코, 인후 질환과 관련된 두통이 있어요. 특히 비강(nasal cavity) 내부의 비염(Rhinitis)같은 염증이 생기면 두통이 동반되는 경우가 많습니다.

그런데 우리와 가장 관련이 깊은 건 바로 목에서 기인하는 긴장성 두통(tension-type headache)입니다. 목 부위 손상이나 주변 물렁조직(soft tissue) 문제로 생기는 두통이죠. 예를 들어 인대 손상(ligament injury) 같은 것들이 있구요, 턱관절 장애, 즉 턱관절(TMJ, Temporomandibular Joint) 기능장애가 있는 경우에도 목 기원성 두통과 연결될 수 있습니다. 이런 상황이 되면 주로 어떤 특징이 나타나냐면, 뒤통수 부위(occipital region)나 목(cervical spine) 주변 근육의 긴장이 많아져요. 특히 위 등세모근(upper trapezius), 앞쪽의 목빗근(Sternocleidomastoid, SCM) 같은 근육이 긴장하면서 통증을 유발하게 됩니다(그림 77). 또, 뒤통수(occipital bone) 라인, 즉 머리뼈 바닥에 부착되는 목덜미 근육(suboccipital muscles) 부위도 자주 문제를 일으켜요. 이런 부위의 긴장은 머리 뒤쪽, 옆쪽, 심지어는 정수리까지 방사통(radiating pain)을 일으키기도 합니다. 또 하나 중요한 포인트는 목과 등의 연결 부위, 즉 C7-T1 부위예요. 이 부위가 과운동성(hypermobility)이나 불안정성(instability)을 보이는 경우, 통증이 목을 넘어 머리로 확산될 수 있습니다. 그래서 흔히 말하는 거북목(forward head posture)과 관련된 두통이 여기에 해당합니다.

자, 이렇게 보면 결국 **긴장성 두통의 원인은 정말 다양해요.** 수십, 수백 가지가 있죠. 하지만 공통적으로 많이 나타나는 건 목 주변의 물렁조직 손상(soft tissue injury)입니다. 예를 들어 교통사고 후 채찍질 손상(whiplash injury) 같은 경우죠. 갑작스러운 충격으로 목이 꺾이면서 근육과 인대가 손상되면 두통이 발생할 수 있어요. 또, 일상에서 흔하게 생기는 경우로는, 머리를 감고 세게 털다가 딱 하고 순간적으로 통증이 오는 경우도 있죠. 이런 것도 미세 손상으로 이어질 수 있습니다. 그리고 잘못된 자세를 오래 유지하는 것, 예를 들어 VDT 증후군(video display terminal syndrome)처럼 오랫동안 컴퓨터 앞에 앉아 있는 경우에도 긴장성 두통이 생깁니다. 왜냐하면, 이렇게 근육이 지속적으로 긴장하면 혈류(blood flow)가 방해돼요. 근육이 긴장하면 압박(compression)이 생기고, 그러면 혈액이 잘 안 통해서 저산소 상태(Hypoxia)가 일어나죠. 이걸 에너지 크리시스(energy crisis)라고 해요. 그러면 통증 유발 물질이 분비되고, 이게 통증을 더 악화시킵니다. 그래서 우리가 마사지나 도수치료로 혈류를 개선해주면, 잠깐은 편안해지지만, 근본 원인이 해결되지 않으면 다시 증상이 나타납니다. 특히 어깨올림근(levator scapulae), 등세모근(trapezius) 같은 부위가 대표적인 발통점(trigger point)입니다. 이런 부위는 근섬유가 뭉치면서 순환 장애가 심해지고, 결국 두통으로 이어져요.

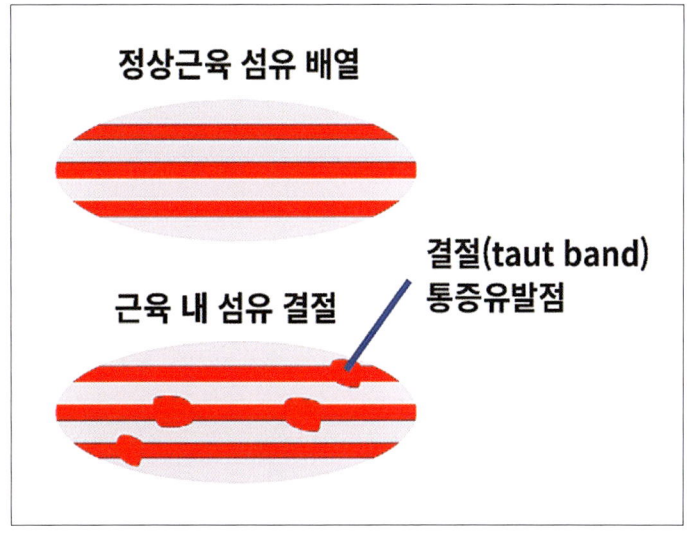

(그림 77) 근육 내 섬유 결절(taut band)로 인한 통증 유발점 그림.

그리고 또 하나, 목 부위 손상으로 인대(ligament)나 관절(joint)에 염증이 생기면, 그게 신경을 자극해서 두통이 발생합니다. 또한 뇌신경(cranial nerve) 부위들의 영향도 있어요. 삼차신경(trigeminal nerve, CN V), 얼굴신경(facial nerve, CN VII), 혀인두신경(glossopharyngeal nerve, CN IX), 미주신경(Vagus nerve, CN X) 등이 염증으로 영향을 받으면, 단순 두통뿐 아니라 어지럼증(dizziness), 현기증(vertigo)까지 나타날 수 있어요. 또, 비강sinus)쪽 문제, 즉 코곁굴염(sinusitis)이 있어도 긴장성 두통이 동반될 수 있습니다. 그리고 아까 말했던 턱관절 장애(TMJ dysfunction)나 코곁굴(sinus) 염증 같은 경우도 마찬가지죠.

정리해보자면 **긴장성 두통(tension-type headache)의 주요 원인**은 대표적으로 목 부위 근육 긴장(특히 SCM, upper trapezius, levator scapulae)과 물렁조직 손상(whiplash injury 등), 잘못된 자세(VDT syndrome), 인대나 관절 손상 후 염증, 턱관절(TMJ) 장애, 코곁굴염 등으로 동반 질환이 생겼을 때 발생할 수 있습니다.

자, 그다음에 혈관성 두통이 있고요. 아까 얘기했던 자율신경계성 편두통도 있습니다. 그러니까 우리가 두통이 있다고 해서 무조건 긴장성 두통만 있는 건 아니죠. 혈관성 두통도 굉장히 많습니다. 특히, 편두통(혈관성)을 가지고 있는 경우가 많이 있어요. 우리가 잘 아시다시피, 약물로는 아세트아미노펜(acetaminophen) 계열이나, 해열 작용이 있는 이부프로펜(ibuprofen) 계열 약물이 있죠. 시중에 나와 있는 두통약들도 대부분 이런 약물들이에요. 이런 약을 먹으면 어떻게 되죠? 혈관성 두통에 작용해서 편두통 증상을 완화하는 거죠. 그래서 그쪽 두통이 해결되는 겁니다.

자, 그다음으로는요. 아까 말씀드렸던 C7과 T1, 그리고 **등뼈에서의 저가동성(hypomobility)으로 인해 목 부위에서 긴장성 두통**이 생긴다고 봅니다. 결국 척추 분절의 가동성이 떨어지는 거죠. 그러다 보니까 어떤 경우에는, 두통이 너무 심한데 약을 먹어도 잘 안 듣는 거예요. 그리고 근육이 뭉쳤다, 긴장했다 이런 얘기를 하죠. 속 근육, 예를 들어 목갈비근(scalene muscle), 못빗근(sternocleidomastoid, SCM), 겉쪽의 SCM, 그 안쪽의 목갈비근, 뒤쪽에는 뒤통수밑근육(suboccipital muscles), 그리고 널판근(splenius muscle), 머리널판근(splenius capitis), 반가시근(semispinalis capitis) 이런 근육들이 있습니다. 이런 근육들을 풀어주고 스트레칭을 해줘도 두통이 잘 안 나을 때가 있어요. 그런데 우연히 등뼈, 그러니까 날개뼈 안쪽을 가동성 있게 움직여 주면, 즉 척추 분절의 움직임을 회복시켜 줬을 때, 긴장성 두통이 좀 나아지는 경우가 있습니다. 이건 뭐냐면, 위쪽 목 근육의 긴장이 등뼈 쪽의 움직임 저하로 인해 더 심해졌다는 거죠. 이렇게 보시면 됩니다.

물론 원인은 굉장히 다양합니다. 하지만 위에서 이야기한 것처럼, 이런 일반적인 통증은 근육의 수축, 순환 감소와 동반되면서 주변 관절과 물렁조직에 손상을 줄 수 있어요. 이 말은, 이런 통증 자체가 주변 관절과 물렁조직에 잠재적 손상을 만들 수 있다는 겁니다. 그러면서 순환이 떨어지고, 아까 말했던 허혈 상태(ischemia)가 계속 이어지게 됩니다. 즉, 저산소 상태(hypoxia)를 보여주는 거죠. 이렇게 근육이 계속 경직되면, 우리가 흔히 말하는 정말 뻣뻣해 이런 느낌이 나타나죠. 그러다 보면 목 주변이나 근육 주변 조직에 손상을 줄 수 있습니다.

자, 그다음은 **목 부위에서 기인하는 두통**입니다. 목 부위에서 문제가 생겼을 때, 이전에 얘기한 것처럼 관절, 특히 파셋 관절(facet joint)이 있죠. 파셋 관절도 윤활액 관절(synovial joint)이기 때문에 관절주머니와 주변 인대, 그리고 관절 내에서의 윤활액 움직임이 있습니다. 이런 관절이 손상되면 당연히 통증과 움직임 제한이 나타납니다. 그런데 주변에 근육이 뭉쳤다? 정말 근육 때문인지, 아니면 관절 손상 때문인지, 이런 부분은 구분할 필요가 있어요.

그다음에 근수행력 손상입니다. 긴장성 자세를 오래 유지하거나, 깊은 목 굴곡근(deep cervical flexor muscles)의 지구력이 떨어지거나, 척추 부위의 뭇갈래근(multifidus muscle), 그리고 아까 말했던 뒤통수밑근육(suboccipital muscles) 같은 부위가 손상되면 두통이 생깁니다. 그래서 이런 얘기를 많이 하죠. 두통이 있는데 목을 치료했더니 좋아진다. 목 스트레칭을 해주거나, 허혈 부위를 자극해주면 편안해지는 이유가 그겁니다. 특히 뒤통수 라인(olccipital line) 쪽은 긴장이 심해지고 피로가 많이 쌓이는 부위예요. 이런 부위를 모빌라이제이션(mobilization) 해주거나 움직임을 개선시켜주면 편안해지죠. 머리도 가벼워지고, 두통도 줄어들고, 심지어 안압까지 내려가는 경우가 있습니다. 왜 그러냐? 큰뒤통수신경(greater occipital nerve)을 압박하는 요인이 해결됐기 때문이에요. 단순히 근육을 풀어서 좋아진 게 아니라, 근육을 풀어줌으로써 이 **신경 압박 요인이 사라진 겁니다.**

그리고 근육 불균형으로 인한 문제도 있습니다. 특히 어깨 복합체(shoulder complex)나 허리 자세 손상 때문인데요. 어깨가 말려 있고, 즉 라운드 숄더(rounded shoulder)가 되면 어떻게 되죠? 날개뼈(scapula)와 위팔뼈(humerus) 위치가 전방으로 말리면서 어깨가 움츠러든 자세가 됩니다. 그러다 보면 근육 불균형이 생기죠. 이걸 우리가 위 교차 증후군(upper cross syndrome)이라고 해요. 목은 앞으로 나와 있고, 큰가슴근(pectoralis major)은 짧아지고, 앞쪽 근육은 단축돼 있고, 반대로 등 뒤 근육은 늘어나면서 약해집니다. 이렇게 근육이 짧아지면 강력한 힘을 가지지만, 늘어나는 과정에서는 힘이 약해져요. 이게 위 교차 증후군(그림 78)입니다.

마지막으로, 목 부위에서 기인한 통증은 염증이나 압력으로 인한 신경 손상과도 관련이 있습니다. 예를 들어 삼차신경(trigeminal nerve, CN V), 안면신경(facial nerve, CN VII), 미주신경(vagus nerve, CN X) 같은 뇌신경이 손상되거나, 운동 조절 기능이 손상되거나, 또는 등뼈의 가동성이 감소되면 근수행력과 긴장성이 더 악화될 수 있습니다. 이렇게 보시면 될 것 같아요.

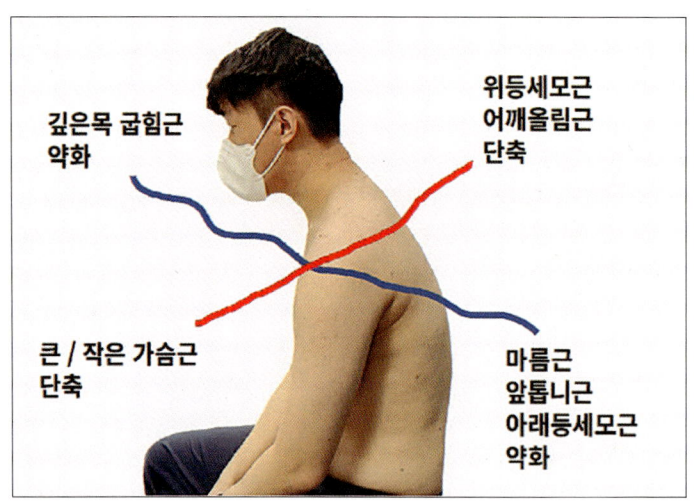

(그림 78) 위 교차 증후군(upper cross syndrome)으로 인한 근육 불균형을 나타내는 사진.

자, 이제 **일반적인 관리 지침**입니다. 지금까지 말씀드렸던 내용은 아, 두통이 어떤 원인으로 생길 수 있을까? 그중에서도 우리가 치료사 입장에서 많이 다루는 건 긴장성 두통(tension-type headache)이나 목 주변 손상으로 인한 두통이죠. 이런 것들을 구분할 수 있다면, 그다음 단계는 관리 지침, 즉 치료적 접근을 택하는 겁니다.

가장 중요한 건 이런 손상을 회복할 수 있다는 데 주안점을 두는 겁니다. 그래서 **자세 교정 (postural correction)**이 첫 번째예요. 자세 교정을 하려면, 아까 말씀드렸던 신장되어 있는 부분 (lengthened muscles), 단축된 부분(shortened muscles), 그리고 발통점(trigger point)을 해결해 줘야 합니다. 그런 다음 자세 교정을 하고요. 그다음은 **스트레스 관리(stress management)** 입니다. 정서적 긴장(emotional tension), 심리적 긴장(psychological tension)을 줄이는 거예요. 그리고 환경적 요인도 중요하죠. 예를 들어, 찬 바람, 특히 에어컨 바람을 오래 쐬는 건 피해야겠죠. 또한 **자세 교육(postural education)**, 그리고 **손상 예방 교육(injury prevention education)** 도 필요합니다. **예방 교육에서 핵심은 운동(exercise)**이에요. 이 운동은 뭘 위해서죠? 운동 내성 (exercise tolerance)을 높이는 겁니다. 쉽게 말해, 조금 웅크리고 있어도 금방 통증이 생기지 않고, 근육이 긴장되거나 피로가 심해지지 않도록 하는 거죠. 즉, 피로에 대한 저항성(fatigue resistance)을 키우는 겁니다. 그리고 치료사 입장에서 사용하는 기법 중 하나가 물렁조직 가동술(soft tissue mobilization)이에요. 거기에 근막 이완(myofascial release), 발통점 이완(trigger point release)도 있습니다. 이때는 심부조직 마찰 마사지(depp tissue friction massage)도 많이 쓰죠. 의료진에서는 주사 요법(injection therapy)도 사용해요. 예를 들어 리도카인(lidocaine) 같은 국소마취제나, 심한 경우는 스테로이드(steroid)를 씁니다. 그리고 한의사는 침 치료(acupuncture)도 가능하죠.

그다음은 **국소 근육 운동(local muscle exercise)**이나 **전신 운동(whole-body exercise)**으로 넘어갑니다. 결국 **목표는 운동 내성을 기르는 것**이에요. 그러려면 근육 불균형을 해결해 주고, 그 후에는 스스로 자세 조절(self-postural control)이 가능해야 합니다. 이게 바로 운동 학습(motor learning)입니다. 예를 들어, 한 연구에서 심부 목 굽힘근(deep cervical flexors, 예: longus colli), 심부 목 폄근(deep cervical extensors), 앞톱니근(serratus anterior), 그리고 아래 등세모근(lower trapezius) 같은 근육들을 조화롭게 강화하고 지구력 훈련을 12개월 동안 꾸준히 했더니 두통의 빈도와 강도가 감소했고, 재발도 없었다는 결과가 있습니다. 즉, 단기간이 아니라 지속적인 운동이 필요하고, 처음에는 등척성 운동(isometric exercise)으로 시작해서, 점차 저항 운동(resistance exercise)으로 진행해 나가는 것이 좋습니다.

특히 중요한 건 **자세성 스트레스(postural stress)를 교정**하는 거예요. 왜냐하면 역학적인 불균형이 바뀌었는데, 그 상태에서 무조건 운동부터 시키면 효과가 떨어집니다. 처음에는 근육의 점탄성(viscoelasticity)을 개선해야 해요. 근육은 점탄성을 가진 조직이기 때문에, 조금씩 흔들어주고 늘려주고, 온도를 높여서 준비한 후에 운동을 시켜야 합니다. 그렇지 않고 바로 운동을 시키면, 반사적 수축(reflex contraction)이 강해져서 오히려 긴장이 심해집니다. 따라서 첫 단계는 움직임에 대한 인식(cognition)을 회복하고, 자세 학습(postural learning)을 충분히 한 다음, 스트레스 교정을 위한 운동을 진행하는 게 이상적입니다. 이게 되지 않으면, 무조건 운동을 해도 특정 근육에 과부하가 걸릴 가능성이 있습니다. 그래서 케이스별 접근(case-by-case approach)이 필요합니다.

그리고 자세 유지근(postural muscles)에 대한 근력과 길이의 균형(strength and length balance)도 중요합니다. 잘못된 움직임을 줄이기 위해서는 홈 프로그램(home exercise program) 교육까지 포함돼야 하고, 예방 차원에서도 꼭 필요합니다.

하지만, 모든 두통이 긴장성 두통이나 혈관성 두통만 있는 건 아닙니다. 만약 환자가 태어나서 처음 느껴보는 극심한 두통, 깨지는 듯한 통증, 시야 이상(visual disturbance), 오랜 시간 지속되는 두통, 점점 짧아지는 두통 주기, 진통제에도 반응 없는 두통, 심한 스트레스와 혼미감을 호소한다면, 반드시 의료진의 평가(medical evaluation)와 영상 검사가 필요합니다. 이런 경우는 중추신경계(CNS) 문제나 심각한 합병증일 가능성이 있습니다. 이럴 땐 치료사가 아닌, 의사의 진료를 받도록 안내하는 것이 안전합니다.

이렇게 해서 오늘은 목 부위에서 기인하는 긴장성 두통에 대해 정리했습니다. 발통점을 찾고, 근육 불균형을 해결하고, 자세 교정을 학습하고, 꾸준히 운동하면 두통 재발을 예방할 수 있습니다.

14
스트레칭 이해하기

　자, 우리 물리치료 전공자 입장에서 보면요, 신체의 유연성(flexibility)을 강화하기 위한 운동, 정말 흔하게 접하는 주제죠. 머리로는 스트레칭(stretching)에 대한 모든 내용을 다 알고 있다고 생각하지만, 현실에서는 어때요? 막상 스스로 규칙적으로 스트레칭을 실천하는 건 쉽지 않다는 거, 여러분도 느끼실 겁니다.

　저도 어느 순간 보니까 하루 종일 책상에 앉아있고, 환자 치료에 집중하다 보니 정작 제 몸을 돌보지 못하는 시간이 많아졌더라고요. 그러다 보니 유연성 부족으로 몸이 뻣뻣해지고, 건강하지 못한 제 몸 상태가 부끄럽게 느껴지는 순간이 오더라고요. 그래서 머리로만 아는 걸 내 몸도 이해하게 해보자 이런 생각이 들었고, 그때부터 스트레칭을 규칙적으로 해봤습니다. 그 결과, 일상생활이 훨씬 편해졌다는 걸 느꼈어요. 왜냐하면 관절(joint)과 주변 근육(muscle)이 유연해지면서 움직임의 범위, 즉 관절가동범위(Range Of Motion, ROM)가 넓어지고, 어깨 통증(shoulder pain), 허리 통증(low back pain)도 점점 줄어드는 경험을 했거든요. 그때 다시 한번 깨달았죠. 우리 몸은 적당한 시기에, 적당한 강도로, 적절히 움직여야 한다는 것. 그리고 매일 스트레칭하면서 천천히 호흡(breathing)에 집중하고, 내 몸을 인지하는 시간을 가지니까 잠깐이나마 여유를 느낄 수 있었어요. 물론 바쁘고 퍽퍽한 삶이지만, 그 속에서 나 자신을 위한 시간을 갖는 건 정말 중요한 것 같습니다.

　그럼 **스트레칭을 꼭 해야 하는 대상자는 누구일까요? 사실 신체 손상 환자부터 건강한 노인(senior)까지 그 범위가 정말 넓습니다.** 특히 손상 이후 관절가동범위 제한이 나타나는 이유는 여러 가지인데요. 예를 들어, 관절 내 외상(intra-articular trauma), 섬유성 조직 증식(fibrous tissue proliferation), 추간사이원반 탈출증(herniated intervertebral disc), 어깨 돌림근띠 파열(rotator cuff tear) 등 이런 **기질적 변화**뿐 아니라, 근육(muscle), 관절주머니(joint capsule), 인대(ligament), 근막(fascia) 같은 결합조직(connective tissue)의 유연성(flexibility)과 점탄성(Viscoelasticity) 저하, 또는 근육강직(Spasticity) 같은 **기능적 변화** 때문에 스트레칭이 필요해지는 경우가 많습니다.

　그럼 스트레칭을 하면 어떤 효과가 있을까요? 가장 많이 이야기하는 키워드가 바로, **근육 경직 완화(muscle stiffness reduction), 관절가동범위 증가, 관절 안정성 향상(joint stability improvement), 그리고 만성 근성 통증(chronic myofascial pain)**이 있는 분들은 통증이 완화되는 걸 느낄 수 있어요. 또, 스트레칭은 민첩성(agility), 근력(strength), 지구력(endurance) 같은 **운동능력 향상을 위한 기초**를 다져줍니다. 준비운동으로 스트레칭을 하면 지연성 근육통(DOMS, Delayed Onset Muscle Soreness)을 예방하고, 근육과 인대의 염좌(sprain)나 좌상(strain)을 방지할 수 있어요. 혈액순환(blood circulation) 개선 효과도 보고되고 있어요. 스트레칭 시간이 길어질수록 혈류량이 늘어나고, 운동 후 피부 온도 상승에도 관여한다고 합니다. 노인분들한테는 **균형감각 향상(balance improvement)**에도 도움이 되고요. 현대인에게는 신체적 효과뿐만 아니라 **심리적 안정, 불안감 감소, 우울감 완화**에도 긍정적 영향을 줍니다.

　대표적인 스트레칭 방법으로는 **정적 스트레칭(static stretching)**이 있습니다. 약간 불편하다고 느끼는 지점까지 근육을 늘린 상태로 15~30초 유지합니다. 만약 만성질환이 있거나 고령자라면, 30~60초 정도 호흡을 유지하며 무리하지 않고 진행하세요. **동적 스트레칭(dynamic stretching)**은 조절된 속도로 관절을 움직이는 방식이에요. 주로 운동선수나 피트니스 트레이너가 많이 사용합니다. 일반인도 가능하지만, 강도가 높으니 정적 스트레칭만으로도 충분한 효과를 볼 수 있어요. 권장 횟수는 한 세트당 약 10회 반복입니다. 발리스틱 스트레칭(ballistic stretching)은 반동을 이용하는 방식인데, 근육 손상 위험이 높아서 현재는 권장하지 않습니다. 고유수용성신경근 촉진법(Proprioceptive Neuromuscular Facilitation, PNF)은 재활치료에서 많이 사용되는 특수 기법이에요. 수축-이완 기법(contract-relax technique)을 가장 많이 씁니다. 주로 등척성 수축(isometric contraction)과 정적 스트레칭을 혼합해서 사용합니다. 자가근막이완(self-myofascial release)은 엄격히 말하면 스트레칭은 아니지만, 관절가동범위 증가에 도움을 줍니다. 폼롤러(foam roller)나 마사지 볼(massage ball)을 활용해 근막을 이완시켜 근육을 부드럽게 만들어주는 방식이에요. 30~60초 정도 체중을 실어 가벼운 압박을 주면서 움직입니다. 단, 통증이 심하거나 날카롭게 느껴지면 즉시 중단하세요.

　　스트레칭할 때 **호흡(breathing)은 정말 중요**합니다. 코로 천천히, 규칙적으로 마시고 내쉬면서 복식호흡(diaphragmatic breathing)을 유지하세요. 만약 호흡이 짧아지거나 참게 된다면 강도가 너무 높은 거예요. 강도를 낮추세요. 발살바 호흡(valsalva maneuver)은 고중량 운동에서 척추 안정성(spinal stability)을 위해 필요하지만, 혈압 상승이나 어지럼증 위험이 있습니다. 반면, 스트레칭에서는 호기 시 복부압 조절법(abdominal pressure control during exhalation)을 권장합니다. 호흡을 내쉬면서 복부를 당기고 횡격막(diaphragm)과 복횡근(transversus abdominis)을 조절하는 방식이에요. 핵심은 복부 내압(intra-abdominal pressure)을 높여 척추를 지지하는 거예요. 이때 가로막(diaphragm), 배가로근막(transverse abdominius), 뭇갈래근(multifidus), 골반저근(pelvic floor muscle)이 함께 작동합니다.

　　스트레칭 시 주의사항이 있습니다. 매일 규칙적으로 진행할 것, 핵심 근육군(core muscle groups) 모두 스트레칭할 것, 손상 후에는 특정 부위 집중 관리할 것, 올바른 자세(start & end position) 유지할 것, 통증 유발 시 중단할 것, 또한 남보다 잘하려는 경쟁심은 금물입니다. 가벼운 불편감까지는 괜찮지만, 강한 통증이 오면 멈춰야 합니다.

　　실전에서 사용할 수 있는 루틴을 소개합니다. 현실적으로 사무실이나 경기 전, 누워서 하는 스트레칭은 어려울 때가 많죠. 그래서 서서 또는 앉아서 할 수 있는 기본 루틴을 추천드립니다. 이 루틴은 특정 부위에 집중하기보다는 전신적으로 골고루 스트레칭을 이어가는 데 초점이 있습니다.

어깨올림근 스트레칭

준비자세

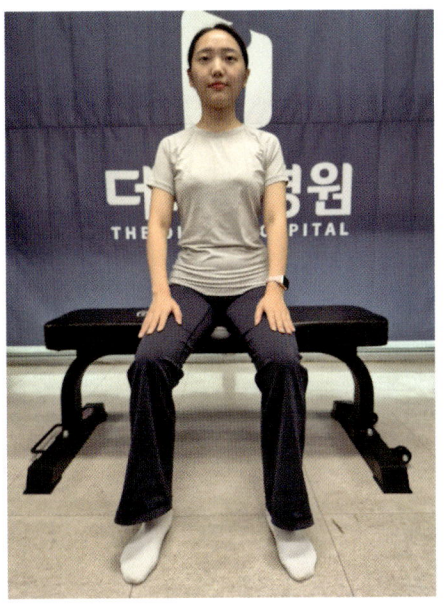

의자에 앉아 어깨를 이완하고 시선은 정면을 향하며, 척추는 곧게 편다. 양손은 다리위에 가지런히 놓는다.

스트레칭 자세

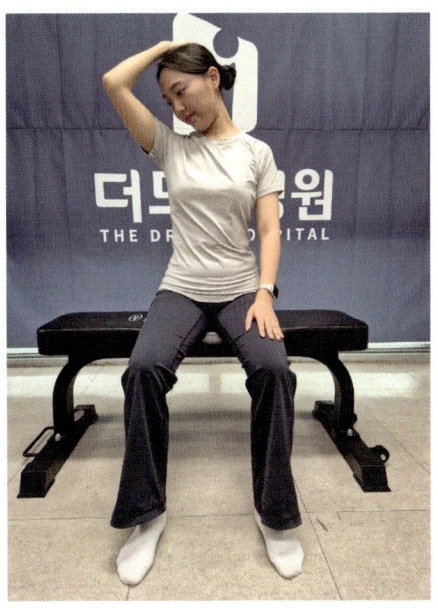

머리와 목을 오른쪽 또는 왼쪽으로 약간 돌려 겨드랑이쪽을 바라본다. 돌린 머리 방향의 손을 들어 반대쪽 옆통수 부위에 대고 시선 방향으로 서서히 당겨준다. 등과 허리는 중립을 유지한다.

목빗근 스트레칭

준비자세

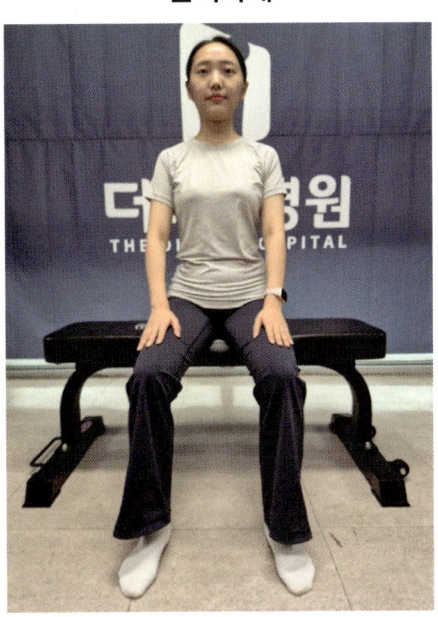

의자에 앉아 어깨를 이완하고 시선은 정면을 향하며, 척추는 곧게 편다. 양손은 다리위에 가지런히 놓는다.

스트레칭 자세

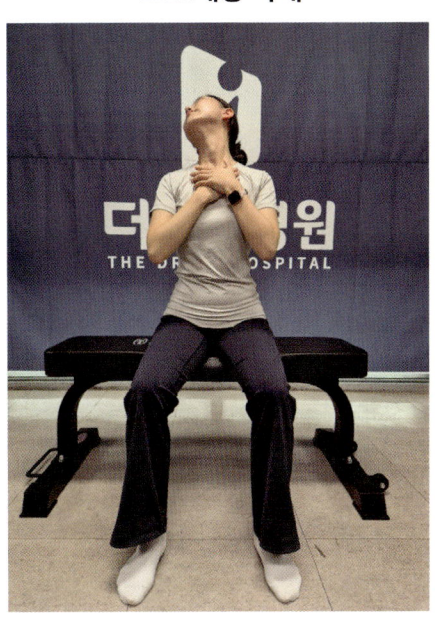

양손바닥을 빗장뼈 위에 올려 몸통을 고정한다. 턱을 위로 들고 목을 약간 편 상태에서 머리와 목을 외측으로 기울이며 반대를 바라본다. 반대편도 동일하게 시행한다.

허리네모근 스트레칭

준비자세

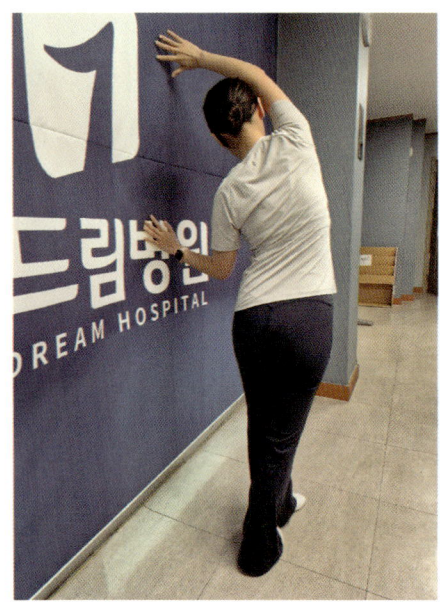

벽에 기대어 왼쪽 다리와 오른쪽 다리를 교차시킨다. 오른손을 머리 위로 올려 벽을 잡고 왼손은 그대로 벽을 잡는다. 정면을 바라본다.

스트레칭 자세

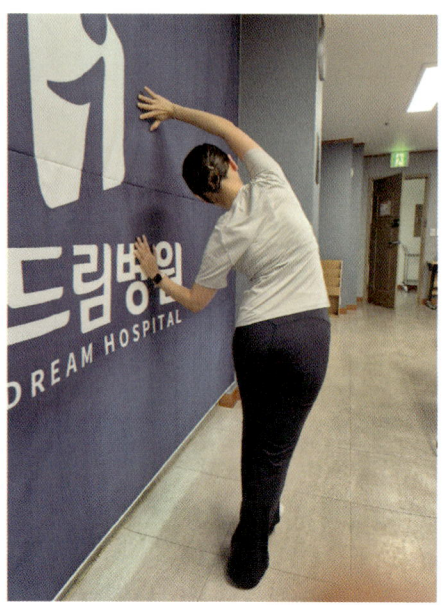

양손으로 벽을 짚은 상태에서 엉덩이를 벽쪽에서 오른쪽으로 민다. 이때 양발은 고정하고 척추는 살짝 둥글게 굽혀준다.

등 부위 스트레칭

준비자세

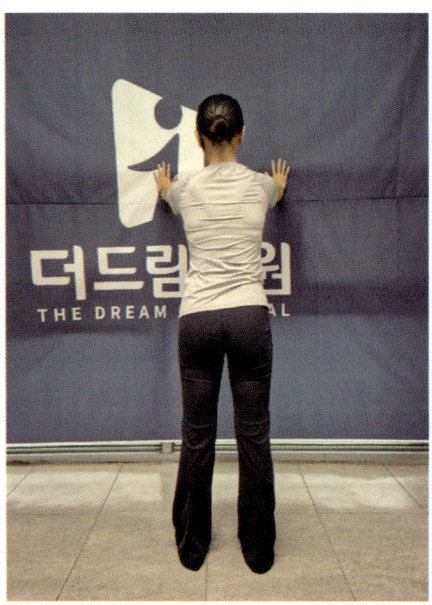

벽에 앞쪽으로 기대어 어깨 높이만큼 두 팔을 뻗어 지탱한다. 허리는 곧은 자세를 유지한다.

스트레칭 자세

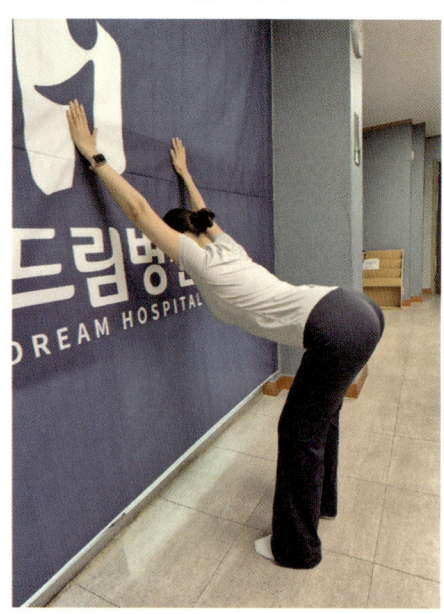

양손으로 벽을 짚고 허리를 숙여 엉덩이를 뒤로 밀면서 가슴이 바닥을 향하도록 한다. 손바닥은 떨어지지 않도록 한다.

가슴 근육 스트레칭

준비자세

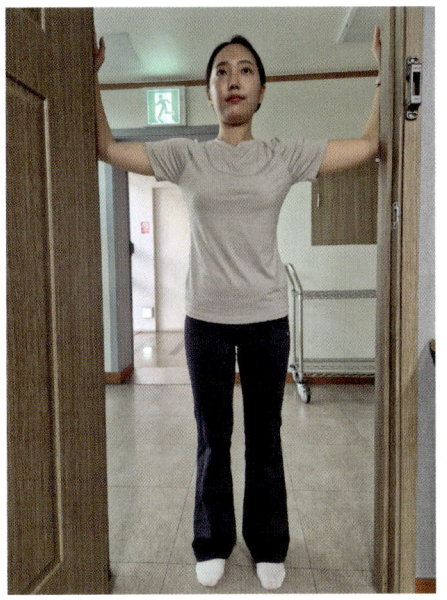

어깨 높이로 양손을 올려 양측 기둥 사이에 위치하고 다리는 교차시켜 체중 이동 시 안정성을 줄 수 있도록 한다.

스트레칭 자세

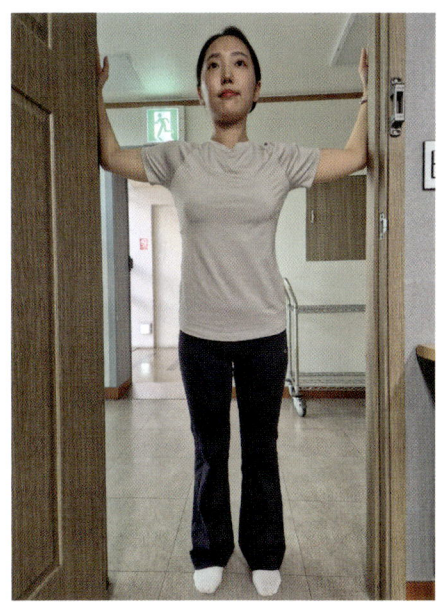

양측 어깨 높이를 유지하면서 가슴과 어깨 전체가 늘어 나는 느낌으로 몸통을 앞으로 내민다. 이때 발은 떨어지 지 않는다.

손목 스트레칭

준비자세

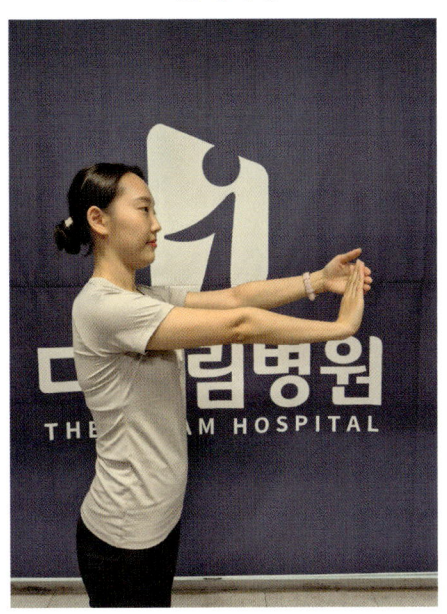

손목 펴기 자세는 한팔을 앞으로 쭉 펴고 손등을 몸쪽으 로 한 상태에서 반대쪽 손으로 손가락을 감싸준다. 손목 굽히기 자세는 같은 자세에서 손등을 앞으로 보이게 구 부리고 반대쪽 손으로 손등을 감싸준다.

스트레칭 자세

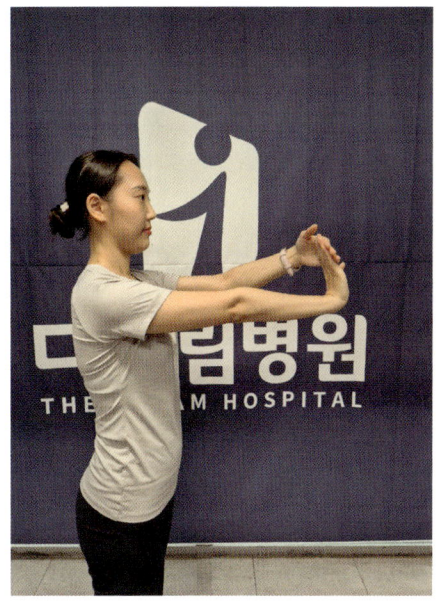

감싸준 손을 몸 방향으로 부드럽게 당겨준다. 좀 더 강하 게 하기 위해서는 펴기 자세는 시계방향으로, 구부리기 자세는 시계 반대 방향으로 살짝 돌려준다.

손바닥 근육 스트레칭

준비자세

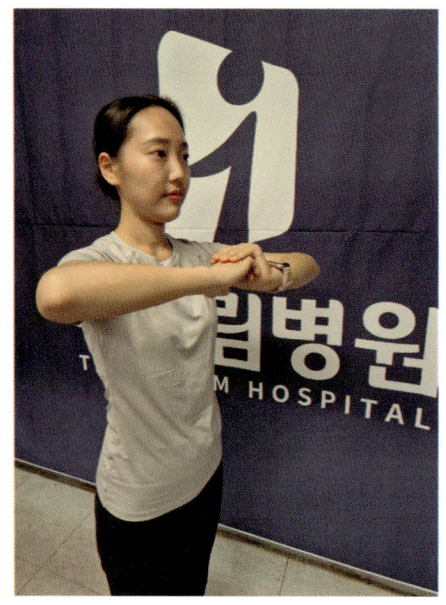

왼손의 손바닥 근육을 스트레칭 하기 위해 오른손으로 왼손 손가락과 주먹 윗부분을 감싸준다.

스트레칭 자세

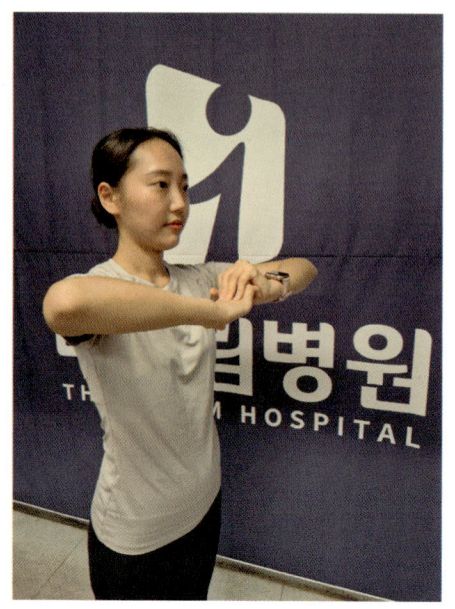

오른손으로 주먹 윗부분을 눌러내리면서 손등을 윗방향으로 올려준다.

스쿼트 자세 근육 스트레칭

준비자세

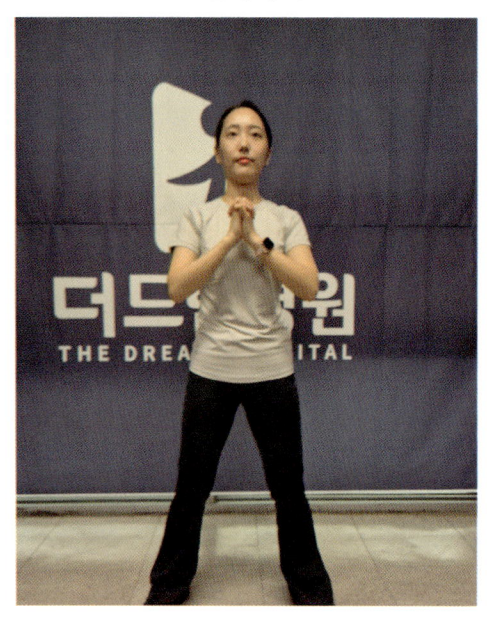

양발은 어깨 넓이 보다 약간 더 넓게 벌린 채 서서 양발 발끝은 조금 바깥쪽으로 향하게 벌린다.

스트레칭 자세

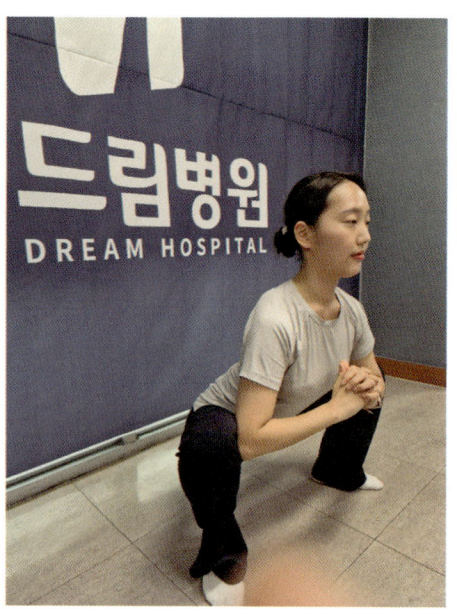

몸을 낮춰 깊은 스쿼트 자세를 취한다. 이때 팔꿈치는 양무릎 안쪽에 대고 시행하여 무릎이 모아지지 않도록 한다. 무릎이나 엉덩관절 통증 시 얕은 스쿼트 자세를 취하도록 한다.

엉덩관절 벌림 근육 스트레칭

준비자세

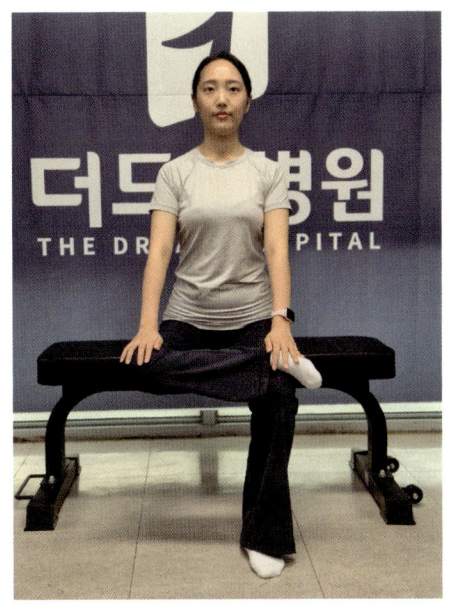

의자에 앉아서 왼쪽 부위를 스트레칭 하기 위해 오른쪽 무릎 위에 올린 후 양손은 왼쪽 무릎과 발목을 살며시 잡고, 정면을 바라본다.

스트레칭 자세

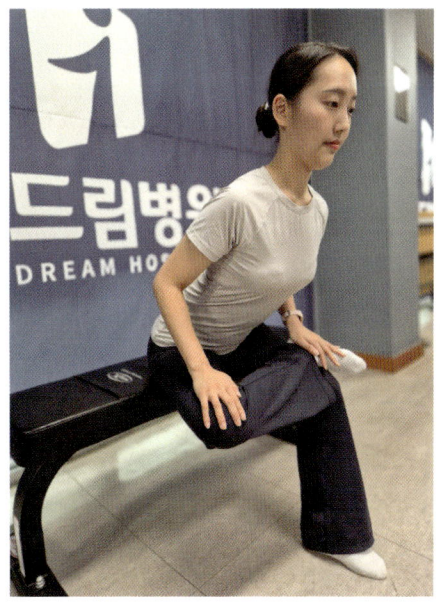

척추를 똑바로 세운 채 몸통 부위를 앞으로 숙이면서 왼쪽 엉덩이 부위를 스트레칭 한다.

엉덩관절 굽힘 근육 스트레칭

준비자세

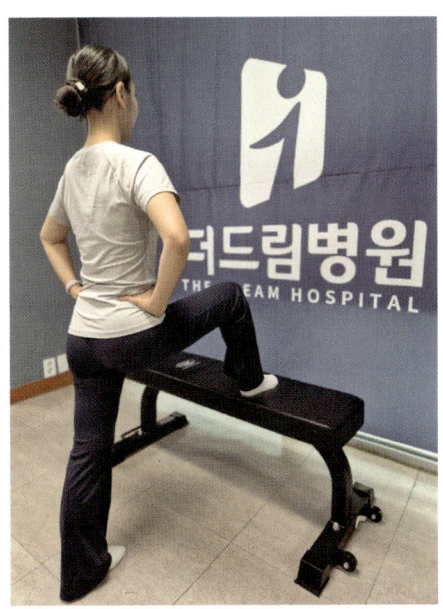

왼쪽 엉덩관절 굽힘근을 스트레칭 하기 위해 오른쪽 다리를 들어 의자에 올린 후 정면을 바라보고 똑바로 선다.

스트레칭 자세

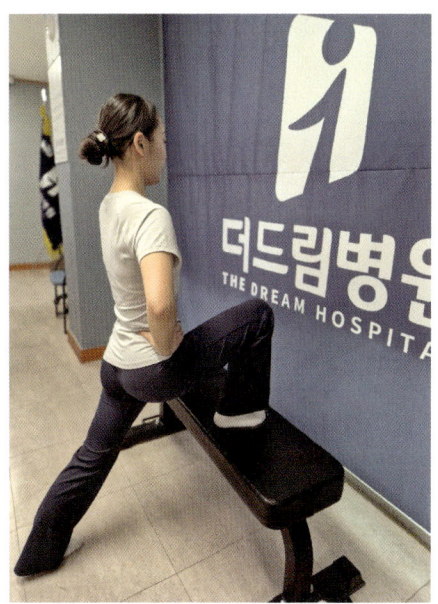

왼쪽 다리가 완전히 펴진 상태로 골반은 중립자세를 유지하면서 몸무게 중심이 앞으로 이동하면서 왼쪽 엉덩관절 굽힘근을 스트레칭 하도록 한다.

엉덩관절 모음근 근육 스트레칭

준비자세

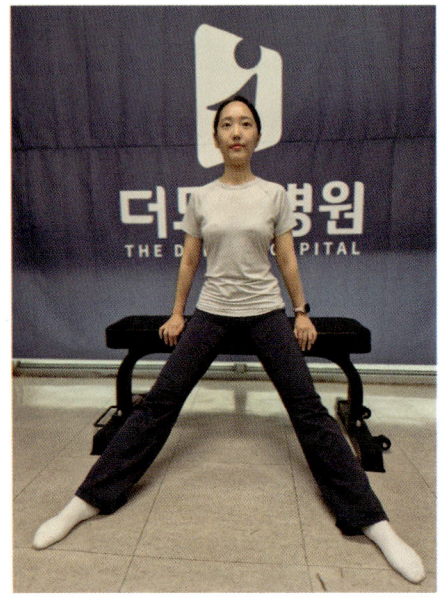

스트레칭 자세

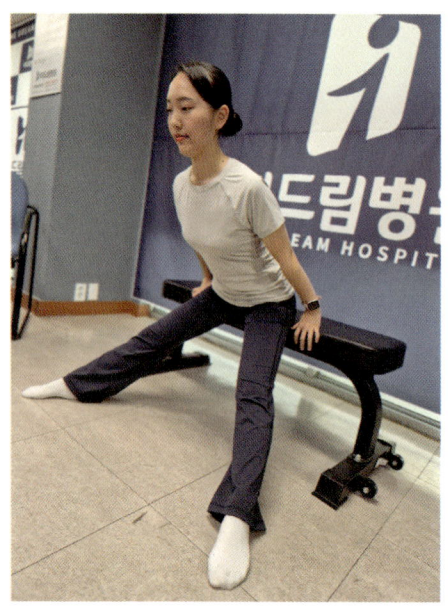

의자에 앉아 양다리 무릎을 펴고 편안하게 느끼는 지점 까지 벌린 후 두 손으로는 의자를 잡고 정면을 바라본다.

허리를 곧게 유지한 채 몸통을 앞으로 숙인다. 두 다리는 바닥에 붙인채로 엉덩관절 모음근을 스트레칭 한다.

햄스트링 근육 스트레칭

준비자세

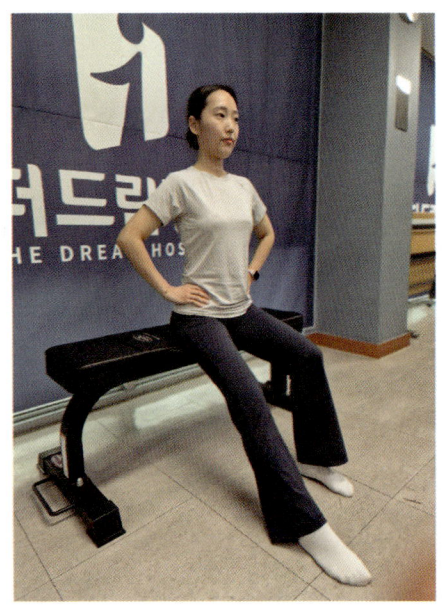

스트레칭 자세

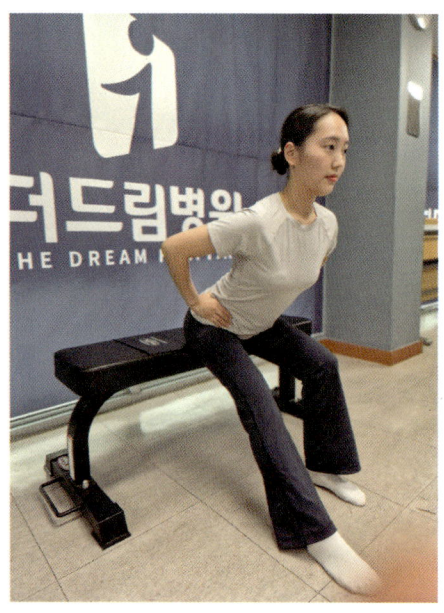

의자 가장자리에 걸쳐 앉아 스트레칭하고 자 하는 왼쪽 다리를 무릎을 살짝 구부리면서 뻗어 발바닥을 바닥에 붙인다. 반대쪽 다리는 무릎을 90도 구부린다. 시선은 정면을 바라보고 양손은 골반에 붙인다.

몸통을 앞으로 구부리면서 척추는 곧게 유지하도록 한다. 반대쪽 다리도 동일하게 진행한다.

가자미 근육 스트레칭

준비자세

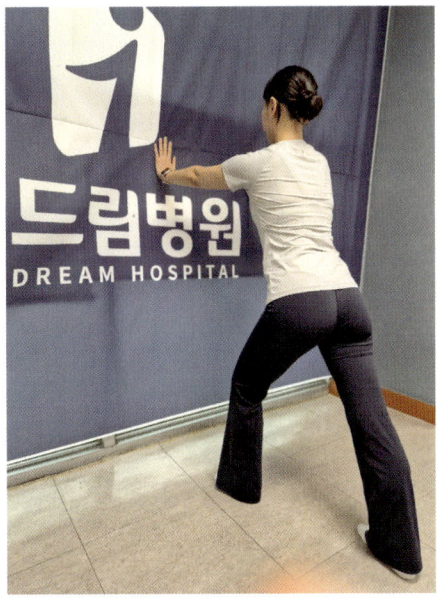

스트레칭 자세

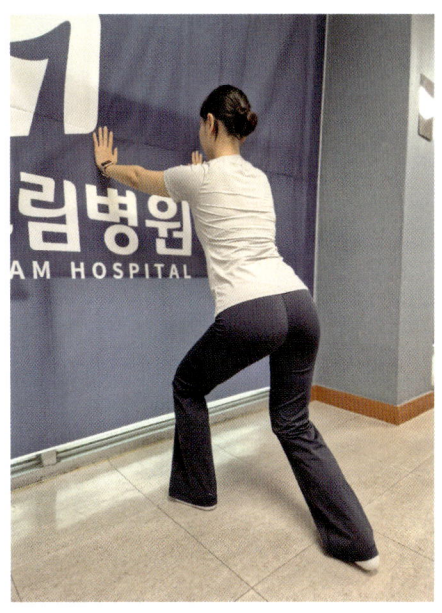

오른쪽 가자미 근육을 스트레칭 하기 위해서 왼쪽 다리를 앞에 놓고 양 다리를 편안히 벌린 후 양손으로 벽을 짚는다.

허리를 곧게 유지한 채 몸통을 앞으로 숙인다. 두 다리는 바닥에 붙인채로 엉덩관절 모음근을 스트레칭 한다.

신경가동술 (radial nerve)

준비자세

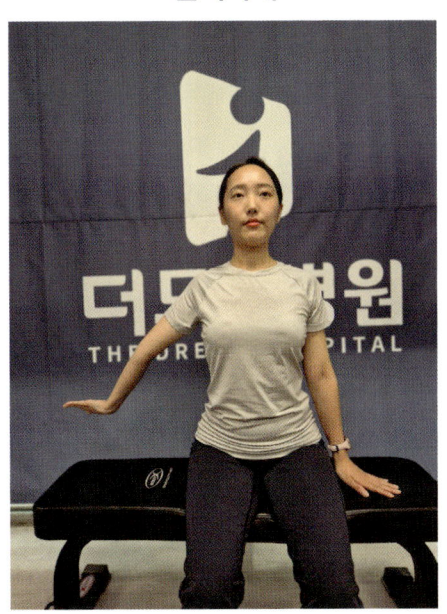

스트레칭 자세

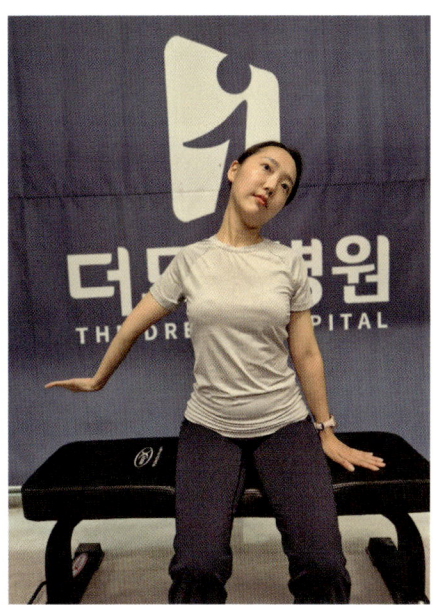

편안한 자세에서 팔을 안쪽으로 돌리면서 손바닥을 하늘을 보게 한다. 이때 손목은 구부리도록 한다.

준비 자세에서 목을 반대쪽으로 기울이면서 스트레칭을 진행한다.

신경가동술 (median nerve)

준비자세

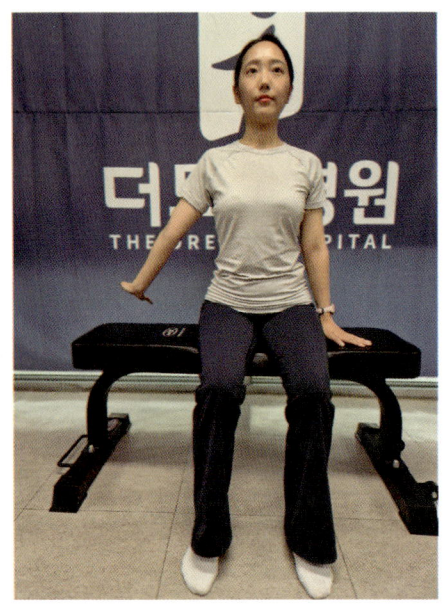

편안한 자세에서 손바닥은 앞을 보게 한 후 살짝 뒤로 젖혀준 자세에서 시작한다.

스트레칭 자세

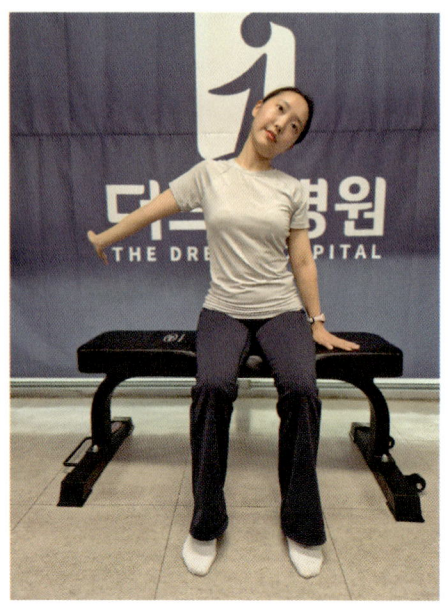

준비된 자세에서 팔을 옆으로 벌리면서 머리 방향은 반대로 기울여 스트레칭을 진행한다.

신경가동술 (ulnar nerve)

준비자세

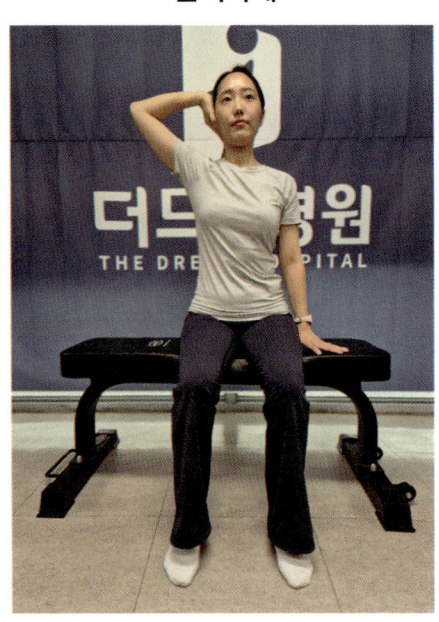

팔을 들어 손가락이 아래로 향하게 한 후 귀를 덮어준다. 팔꿈치는 귀 방향과 평행하게하되 무리하게 하지는 않도록 한다.

스트레칭 자세

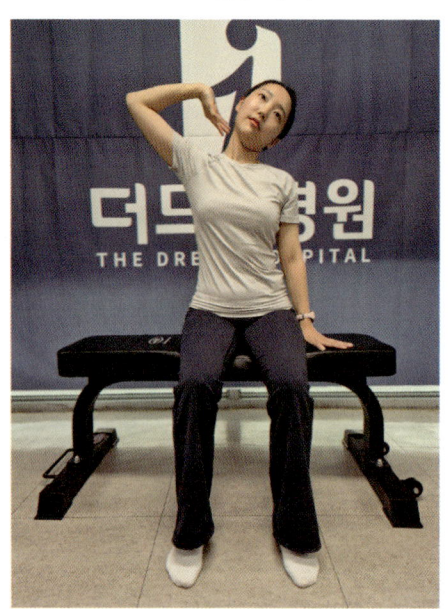

귀에 붙여진 손바닥은 떼어지면서 자연스럽게 머리를 반대 방향으로 기울여 스트레칭을 진행한다. 이때 팔의 위치는 유지한다.

참고문헌

- 건강운동관리사를 위한 운동상해. 한미의학. 2023년. 김용권 외

- 근골격계 물리치료 중재학 2판. 현문사. 2018년. 근골격계 물리치료 중재학 편찬위원회

- 근골격계 질환의 통증 해부학. 신흥메디싸이언스. 2013년. 이종하, 전진만 번역

- 근막경선 해부학. 현문사. 2003년. 송윤경 외 번역

- 근막 스트레칭. 도어북. 2016년. 한은미 번역

- 근육뼈대계의 구조와 기능, 임상운동학 및 기능해부학. 현문사. 2019년. 채윤원 외

- 과학적으로 올바른 최강의 근육 트레이닝. 싸이프레스. 2019년. 조해선 번역

- 물리치료사와 작업치료사를 위한 신경해부 생리학. 정담미디어. 2009년. 김종만 외

- 신경계 질환 물리치료 중재학. 현문사. 2018년. 신경계질환 물리치료 편찬위원회

- 심부조직 마사지. 군자출판사. 2005년. 허진강 외 번역

- 스트레칭 수기요법. 신흥메디싸이언스. 2011년. 김희상, 윤동환 번역

- 스트레칭의 과학. 사이언스 북스. 2024년. 리다말렉. 번역 권기호

- 알기쉬운 병리학. 고문사. 2020년. 차병헌 외

- 운동손상 증후군의 진단과 치료. 정담미디어. 2005년. 권오윤 외 번역

- 운동조절 (연구를 임상 실행으로 전환) 개정 5판. 영문출판사. 2019년. 강순희 외 번역

- 얀다(janda)의 근육 불균형의 평가와 치료 제2판. 영문출판사. 2020년. 유승현 외 번역

- 인체생리학. 고문사. 2014년. 김용운 외

- 질환으로 배우는 병리학. 고문사. 2021년. 권미지 외

- 정형도수 물리치료학 총론 제 2판. 현문사. 2017년. 김명준 외

- 정형도수 진단학 6판. ELSEVIER. 2014년. David J. Magee. 대한정형도수물리치료학회 옮김

- 죽기전까지 병원 갈 일 없는 스트레칭. 동양북스. 2016년. 박서령 번역

- 최신 신경계 운동치료학. 도서출판 하늘뜨락. 2012년. 강권영 외

- 최신 인체해부학. 대한나래출판사. 2020년. 안창식 외

- 키스너, 콜비, 보르스타드 운동치료 총론 개정 7판. 영문출판사. 2020년. 안창식 외 번역

- 통증 물리치료학. 퍼시픽북스. 2008년. 고태성 외

- 휴먼 퍼포먼스와 운동생리학. 대경북스. 2023년. 정일규

- 해부생리학. 현문사. 2012년. 한국해부생리학교수협의회

- Control of Human Voulutary Movement(second edition). CHAPMAN & HALL. 1994. John Rothwell

- Know The Body : muscle, bone and palpation essential. ELSEVIER. 2012. Joseph E. Muscolino

- Kandel 신경과학의 원리 5판. 범문에듀케이션. 2014년. 강봉균 외

- The Neuroscience of Human Movement. Mosby. 1998. Charles T. Leonard

외상·척추·관절 수술 후 재활 접근 이해하기

유영열 著

초판 1쇄 인쇄	2025년 10월 20일
초판 1쇄 발행	2025년 10월 30일

발행인	유영열
발행처	첼브스 운동 아카데미
출판등록	제2023-000014호(2023. 3. 16)
주소	인천광역시 서구 청라한내로 132
전자우편	ypnff@hanmail.net

유튜브	첼브스 운동 아카데미
인스타그램	celbs_you_pd_
네이버카페	https://cafe.naver.com/celbs
카카오톡 채널	첼브스 운동 아카데미 고객 소통 채널

이 책에 실린 모든 내용의 무단 전재와 복제를 금합니다. 이 책의 전부 또는 일부를 재사용하려면 저자와 출판사 양측의 동의를 받아야 합니다.

책값: 48,000원. 잘못된 책은 바꾸어 드립니다.

ISBN 979-11-983004-1-6 (93510)